DE LA

PROSTATECTOMIE PÉRINÉALE

DANS L'HYPERTROPHIE SIMPLE DE LA PROSTATE

Technique opératoire et résultats cliniques

PAR

Le Docteur Jean PETIT

ANCIEN INTERNE EN MÉDECINE ET EN CHIRURGIE DES HOPITAUX DE PARIS
ANCIEN INTERNE DE LA MATERNITÉ DE L'HOPITAL TENON
ET DE LA CLINIQUE DES MALADIES DES VOIES URINAIRES (HOPITAL NECKER)

Préface du Dr J. ALBARRAN

PROFESSEUR AGRÉGÉ A LA FACULTÉ DE MÉDECINE DE PARIS

PARIS
G. STEINHEIL, ÉDITEUR
2, RUE CASIMIR-DELAVIGNE, 2

1902

DE LA PROSTATECTOMIE PÉRINÉALE

DANS L'HYPERTROPHIE SIMPLE DE LA PROSTATE

DU MÊME AUTEUR

Kyste rétro-cæcal. *Bull. de la Soc. anat.*, 1898, p. 300.

Arthrite à pneumocoque parapneumonique. *Médecine moderne*, 1898, n° 93, p. 740.

Gangrène des organes génitaux externes de l'homme. (En collaboration avec PROSPER MERKLEN.) *Gazette des hôpitaux*, 12 août 1899, n° 91, p. 837.

Éclampsie puerpérale et accouchement accéléré. *Journal des praticiens*, 1899, n° 40, p. 625.

Bronchite albuminurique. Diagnostic clinique avec la tuberculose pulmonaire. In thèse SICHÈRE, Paris, 1899, p. 41.

Sarcome hématode développé dans le muscle vaste-interne. (En collab. avec LECÈNE.) *Bull. de la Soc. anat.*, 1900, p. 544.

Greffes d'un kyste hydatique de la rate dans le tissu cellulaire souscutané consécutives à l'ouverture chirurgicale de ce kyste. *Bull. de la Soc. anat.*, 1900, p. 713.

Cancer développé simultanément dans les deux seins. (En collab. avec LECÈNE.) *Bull. de la Soc. anat.*, 1900, p. 922.

Tuberculose du testicule (sauf le traitement). *Traité de chirurgie* de MM. LE DENTU et PIERRE DELBET, t. X, pp. 146-188, Paris, 1901.

Syphilis du testicule. *Traité de chirurgie* de MM. LE DENTU et PIERRE DELBET, t. X, p. 195-220, Paris, 1901.

Tuberculose kystique du rein sans pyonéphrose. (En collaboration avec M. LORENZO). *Bull. de la Soc. anat.*, 1901, p. 616.

Des sténoses cicatricielles du pylore consécutives à l'ingestion des liquides caustiques. (En collab. avec M. QUÉNU). *Revue de chirurgie*, 1902, n° 1, pp. 51-67, et n° 2, pp. 176-195.

Suites éloignées de l'intervention chirurgicale dans trois cas de déchirures traumatiques de l'urèthre. (Leçon clinique de M. le professeur Guyon recueillie et rédigée en collaboration avec ISELIN.) *Ann. des malad. des org. génito-urin.*, n° 1, p. 1, Paris, 1902.

DE LA

PROSTATECTOMIE PÉRINÉALE

DANS L'HYPERTROPHIE SIMPLE DE LA PROSTATE

Technique opératoire et résultats cliniques

PAR

Le Docteur Jean PETIT

ANCIEN INTERNE EN MÉDECINE ET EN CHIRURGIE DES HOPITAUX DE PARIS
ANCIEN INTERNE DE LA MATERNITÉ DE L'HOPITAL TENON
ET DE LA CLINIQUE DES MALADIES DES VOIES URINAIRES (HOPITAL NECKER)

Préface du Dr J. ALBARRAN

PROFESSEUR AGRÉGÉ A LA FACULTÉ DE MÉDECINE DE PARIS

PARIS
G. STEINHEIL, ÉDITEUR
2, RUE CASIMIR-DELAVIGNE, 2

1902

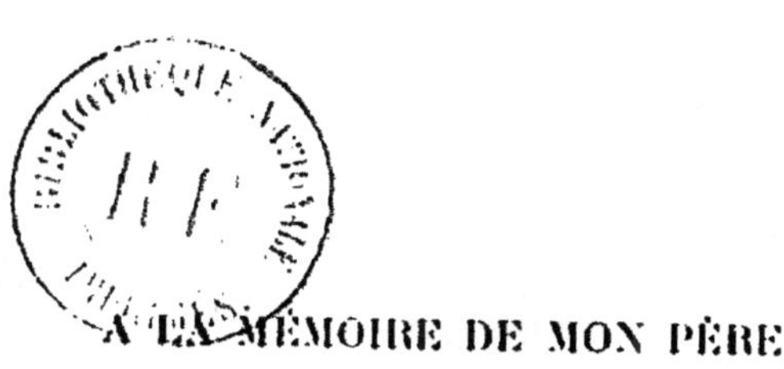

A LA MÉMOIRE DE MON PÈRE

A MA MÈRE

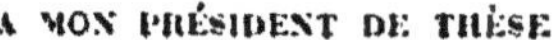

A MON PRÉSIDENT DE THÈSE

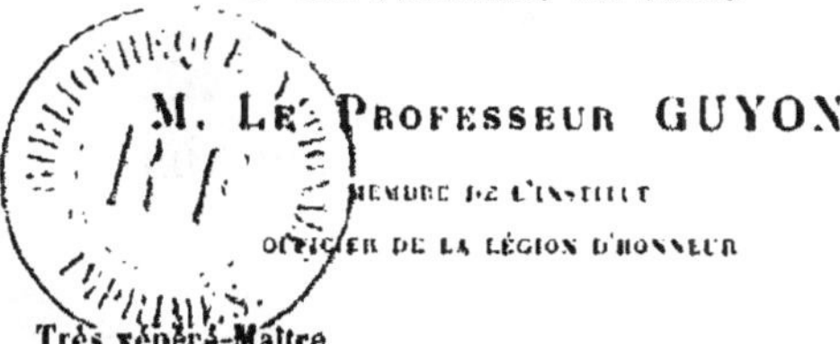

M. LE PROFESSEUR GUYON

MEMBRE DE L'INSTITUT

OFFICIER DE LA LÉGION D'HONNEUR

Très vénéré Maître,

Je vous prie d'agréer la dédicace de ce travail comme un faible hommage de ma profonde reconnaissance pour l'honneur que vous m'avez fait en m'acceptant comme interne dans cette merveilleuse clinique de l'hôpital Necker, et pour les marques de paternelle sollicitude, si chère à tous vos élèves, que vous avez bien voulu me témoigner.

A M. LE PROFESSEUR AGRÉGÉ ALBARRAN

Mon cher Maître,

Ce travail est votre œuvre. En me choisissant comme assistant de vos opérations de prostatectomie, vous m'avez donné l'occasion d'observer, et l'observation a entraîné ma conviction. Si je défends mal vos idées, j'aurai du moins l'excuse de rapporter des faits qui suppléeront sans peine, j'en suis sûr, à l'insuffisance de ma discussion.

Permettez-moi de vous remercier de votre confiance et de vous témoigner ma reconnaissance la plus vive pour l'intérêt dont vous n'avez cessé de me donner tant de preuves bienveillantes et affectueuses.

Je tiens à assurer mon cousin SEBILEAU, *professeur agrégé, chirurgien de l'hôpital Lariboisière, de mes sentiments de plus vive reconnaissance et de plus profonde amitié. C'est à lui que je dois l'orientation de ma vie et il a été mon premier maître. Après avoir reçu de lui, depuis 10 ans, tant de marques d'une sollicitude affectueuse et dévouée, après avoir été guidé par lui, pendant le cours de mes études, d'une manière aussi bienveillante et aussi sûre, l'expression de mes remerciements ne saurait, aujourd'hui, compenser les services qu'il m'a rendus. Je le prie, seulement, de me considérer, toujours, comme l'un de ses amis les plus fidèles et les plus dévoués.*

Je conserve pour mon maître QUÉNU *de la reconnaissance et de l'admiration. Je me réjouis d'avoir fait mon éducation chirurgicale dans ce pavillon Pasteur, premier exemple de la conception moderne des services chirurgicaux et qui reste un modèle, aujourd'hui encore.*

A MES MAITRES DANS LES HOPITAUX

Externat

1894-1895. — M. le Dr FAISANS, médecin de l'Hôtel-Dieu.

1895-1896. — M. le professeur agrégé QUÉNU, chirurgien de l'hôpital Cochin.

1896-1897. — M. le professeur GILBERT, médecin de l'hôpital Broussais.

Internat provisoire

1897-1898. — M. le professeur agrégé QUÉNU, chirurgien de l'hôpital Cochin.

Internat

1898-1899. — M. le Dr GIRAUDEAU, médecin de l'hôpital Tenon.

1899-1900. — Premier semestre : M. le Dr BOISSARD, accoucheur de la Maternité de l'hôpital Tenon.

Second semestre : M. le professeur agrégé BRUN, chirurgien de l'hôpital des Enfants-Malades.

1900-1901. — M. le professeur agrégé QUÉNU, chirurgien de l'hôpital Cochin.

1901-1902. — M. le professeur GUYON, professeur de la clinique des maladies des voies urinaires à l'hôpital Necker, membre de l'Institut.

MM. les professeurs agrégés ALBARRAN et LEGUEU, professeurs suppléants de la clinique des maladies des voies urinaires.

A MES AUTRES MAITRES

MM. les Drs LAUNAY, MORESTIN, MICHON, chirurgiens des Hôpitaux.

M. le Dr LUC, qui a bien voulu me permettre de travailler dans sa clinique des maladies de l'oreille, du nez et du larynx.

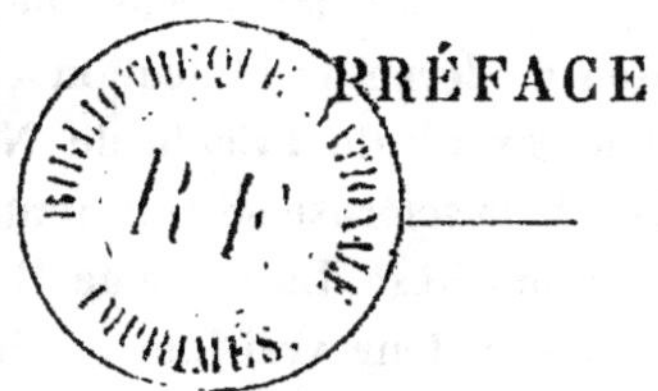

PRÉFACE

L'ouvrage du Dr Petit tiendra une place importante dans la série de travaux consacrés par M. Guyon et ses élèves à l'étude de l'hypertrophie de la prostate.

De la conception pathogénique de la maladie devait être logiquement déduite l'action chirurgicale.

La discussion ouverte depuis le milieu du dernier siècle entre le rôle respectif de l'impuissance primitive de la vessie et de l'augmentation de volume de la prostate, s'est poursuivie jusqu'à nos jours et n'a été close que par les travaux de ces dernières années dans lesquels l'École de Necker a joué un rôle prépondérant. M. Guyon démontra d'abord que l'impuissance de la vessie est secondaire à l'augmentation de volume de la glande, et par là il ouvrait la voie aux tentatives ultérieures de traitement radical. Leur époque n'était pas encore venue et l'action thérapeutique se borna, pendant de longues années, au perfectionnement du traitement palliatif, poussé à un si haut point par notre maître qu'aucun de nous n'a rien pu ajouter à ce qu'il nous avait appris.

Les travaux de Launois sur la sclérose généralisée de l'appareil urinaire, prostate, vessie et reins, eurent l'avantage et le résultat heureux, alors qu'on ne regardait que la prostate grossie, de mieux faire voir l'ensemble du malade, mais ils arrêtèrent, pour un temps, les tentatives opératoires directes sur la glande, d'autant plus que l'infection urinaire n'était alors connue que par ses désastreux effets. Bientôt, d'ailleurs, la conception moderne de l'infection chez les urinaires naquit avec les travaux de l'École de Necker, et la théorie trop généralisée de la sclérose se trouva entamée, en ce qui regarde les reins, par ma thèse. La thèse de Bohdanoyicz, élève de Guyon, montra sous leur vrai jour les lésions vésicales, et les travaux de Casper, en Allemagne, ceux de Motz, de Hallé, les nôtres, en France, nous ont conduit à la conception actuelle qui justifie l'intervention active et rend légitime l'espoir d'une guérison radicale de l'hypertrophie de la prostate.

Entre temps, les différentes opérations proposées contre l'hypertrophie de la prostate furent essayées consciencieusement, à Necker, par Guyon et ses élèves : ainsi de la prostatectomie sus-pubienne, des interventions sur l'appareil génital, de l'opération de Bottini et, enfin, de la prostatectomie périnéale. Cette dernière opération, la prostatectomie périnéale, est le sujet de ce travail, et il est légitime de dire que, si l'opération est née à l'étranger avec Dittel, Nicoll Macias et Gonzalez, Pyle et Alexander, l'École de Necker a joué un rôle important dans son développement : je citerai le premier travail de technique opératoire de Gosset et Proust, la thèse de Proust et mes propres travaux.

Actuellement encore, la prostatectomie périnéale est loin d'être généralement acceptée. Ce livre traite la question en toute impartialité : s'il essaye de convaincre, c'est en accumulant des faits, non en développant d'ingénieuses considérations. C'est une œuvre de science et de conscience : l'auteur ne parle que de ce qu'il a vu, et on peut dire, à sa louange, que jamais d'observations plus précises ni plus détaillées ne furent publiées sur ce sujet.

J'ai la conviction que ce travail contribuera grandement à répandre une opération bienfaisante et au progrès de la science, car le progrès scientifique consiste surtout à transformer en vérités courantes et banales des idées qui furent, à leur heure, originales et presque téméraires.

J. Albarran.

Paris, 5 mai 1902.

DE LA PROSTATECTOMIE PÉRINÉALE

AVANT-PROPOS

Ce travail a pour but de démontrer, cliniquement, que la prostatectomie périnéale, dirigée contre l'hypertrophie simple de la prostate, est une opération réglée, bénigne et dont les résultats sont vraiment remarquables.

Peu connue, en France, jusqu'à ces dernières années, l'extirpation périnéale de la prostate avait été l'objet d'assez nombreuses tentatives de la part des chirurgiens américains, lorsque parurent, en 1900, les recherches cadavériques de Gosset et de Proust (1). Il y a deux ans, ces auteurs ont eu le mérite de démontrer que la prostatectomie périnéale était anatomiquement possible et d'en tracer un manuel opératoire précis. Quelque temps après, Proust (2), dans sa thèse, donnait un nouveau procédé d'extirpation totale de la glande avec résection de l'urèthre et anastomose vésico-uréthrale.

Jusqu'à cette époque, la prostatectomie périnéale avait été pratiquée sur le vivant, en France, par Baudet (3) et par le professeur Tédenat (4). Encore l'opération de Baudet, d'ailleurs très bien réglée, concernait-elle une hypertrophie de nature douteuse qui dégénéra plus tard en cancer. Delagénière (5) (du Mans), en 1899, avait aussi

(1) Gosset et Proust, *Annales des maladies des organes génito-urinaires*, janvier 1900.

(2) Proust, *De la prostatectomie périnéale totale*. Thèse Paris, 1900.

(3) Baudet, Hypertrophie suspecte. Guérison. *Gazette hebd. de méd. et de chir.* 6 août 1899.

(4) Tédenat, *Leçons de clinique chir. faites à l'hôpital de Montpellier*. Montpellier, 1900, p. 408.

(5) Délagénière, *Arch. prov. de chir.*, 1er août 1899.

décrit une technique très précise mise en pratique une fois par lui chez un rétentionniste prostatique porteur d'un cancer du rectum.

En 1900, Albarran (1) opéra deux prostatiques en utilisant, une fois le procédé modifié du chirurgien anglais Nicoll, une autre fois la technique décrite par Baudet. La même année, Jaboulay (2) extirpa une fois la prostate hypertrophiée par la voie transméso-rectale.

En 1901, Adenot (3) et Roux (4) (de Brignoles) à la Société de chirurgie, Albarran et Proust (5), à la Société anatomique, ont rapporté 3 nouvelles opérations de prostatectomie périnéale.

Il semble donc que, jusqu'à l'année dernière, l'extirpation périnéale de la prostate hypertrophiée n'ait pas réuni beaucoup d'adeptes parmi les chirurgiens français. Et cependant les premiers résultats publiés paraissaient encourageants. Mais il s'agissait de faits isolés, dont quelques-uns avaient été opérés sans technique précise. Leur nombre était insuffisant pour entraîner la conviction.

L'ère de la prostatectomie périnéale date, véritablement, en France, de la communication faite par mon maître Albarran (6) à la dernière session de l'Association française d'urologie (octobre 1901).

Albarran, apportant alors les résultats de ses 14 premières opérations, démontrait que la prostatectomie périnéale pouvait être considérée, à juste titre, comme une méthode bénigne et curatrice de l'hypertrophie prostatique. Un mois plus tard, à la Société de chirurgie (7), il soutenait encore cette thèse.

D'octobre 1901 à janvier 1902, M. Albarran a opéré 16 nouveaux prostatiques.

J'ai assisté à 28 de ces opérations et j'ai pu suivre, moi-même, 23 opérés sur 30.

En publiant ces 30 observations dont les résultats opératoires et cliniques ont été scrupuleusement notés, il est permis de dire,

(1) Albarran, *Traité de chir.* de MM. Le Dentu et Pierre Delbet, t. IX, p. 661 et 662. Paris, 1900.

(2) Jaboulay, *Lyon médical*, 15 juillet 1900, n° 23, p. 361-363.

(3) Adenot, *Bull. de la Soc. de chir.* de Paris, 1901, p. 952.

(4) Roux (de Brignoles), *Bull. de la Soc. de chir.* de Paris, 1901, p. 496.

(5) Albarran et Proust, *Bull. de la Soc. anat.*, 1901.

(6) Albarran, *Association française d'urologie*, 5e session, 1901, p. 334.

(7) *Bulletin de la Société de chirurgie de Paris*, 1901.

aujourd'hui, comment la prostate peut être extirpée, sans danger, par le périnée, quels soins il convient de donner aux malades après l'opération et quels résultats on est en droit d'attendre de la prostatectomie périnéale comme traitement radical de l'hypertrophie prostatique.

Les résultats fournis par ces 30 faits autorisent à penser que la prostatectomie périnéale devra prendre rang, désormais, dans la thérapeutique de l'hypertrophie, et ils permettent d'envisager, sous de meilleurs auspices, l'avenir de nombreux malades pour lesquels l'usage de la sonde constituait, jusqu'ici, un remède supportable mais une infirmité.

Il y avait lieu de supposer, en outre, que cette longue série de faits serait pleine d'enseignements sur la physiologie pathologique de la vessie et sur la physiologie propre de la prostate.

Or, en ce qui concerne la physiologie pathologique de la vessie, l'extirpation périnéale de la prostate est loin de nous avoir pleinement éclairés. La prostate hypertrophiée agit-elle uniquement comme obstacle mécanique à l'écoulement de l'urine ? Le travail de prolifération glandulaire de l'hypertrophie est-il capable d'inhiber la contractilité vésicale, d'ailleurs affaiblie chez un certain nombre de malades ? La suppression de la glande supprime-t-elle un obstacle véritable, ou bien réveille-t-elle un réflexe momentanément inhibé ? Dans cette hypothèse, que vaudra ultérieurement la vessie des opérés et combien de temps durera le réveil du réflexe ? Autant de questions qui se soulèvent aujourd'hui et dont la réponse pourrait peut-être nous permettre d'établir la pathogénie véritable de la rétention chez les prostatiques.

Ce qui semble certain, c'est que l'opération modifie l'hydraulique de la vessie chez les prostatiques. En abaissant l'orifice du col, en régularisant et en assouplissant la traversée prostatique, elle permet à la vessie d'utiliser avec fruit l'effort musculaire dont celle-ci est encore capable.

Quel que soit le mode d'action de la prostatectomie, la vérité est que, d'une manière générale, les rétentionnistes prostatectomisés urinent spontanément et qu'ils vident complètement leur vessie.

A ce point de vue, la physiologie pathologique de la vessie chez les prostatiques s'éclaire d'un fait nouveau, mais dont l'interprétation reste certainement encore dans l'ombre.

En ce qui concerne la physiologie propre de la prostate, la suppression de la glande a fourni des résultats contradictoires sur les modifications apportées à la fonction génitale. Les érections et les éjaculations ont été conservées par quelques opérés; chez quelques autres elles ont manifestement disparu. C'est là un point de physiologie intéressant, mais qui ne saurait être tranché à l'heure actuelle d'une manière définitive.

Ces considérations de physiologie pathologique et de physiologie normale demanderont de nouvelles études. La prostatectomie, en supprimant complètement un organe, réalise les conditions d'une véritable expérimentation. Et cette expérimentation a, néanmoins, donné des résultats généraux qui demeurent, jusqu'ici, de très beaux succès.

CHAPITRE PREMIER

DE LA LÉGITIMITÉ DE LA PROSTATECTOMIE PÉRINÉALE

Au début d'un travail qui a pour but de démontrer, cliniquement, les avantages de la prostatectomie périnéale dans le traitement de l'hypertrophie simple de la prostate, il ne saurait paraître inutile de chercher à légitimer cette opération.

L'idée de supprimer totalement la prostate grossie n'est certes pas nouvelle. Si cette opération a été très peu de fois pratiquée, jusqu'ici, du moins en France, cela tient à un ensemble de conditions parmi lesquelles une conception pathogénique déjà ancienne de la rétention chronique chez les prostatiques et l'incertitude des procédés opératoires proposés doivent occuper le premier rang.

Et cependant, les nombreuses tentatives chirurgicales que l'on a dirigées, depuis dix ans, contre la rétention des prostatiques, semblent bien prouver que l'on ait attaché une importance de plus en plus grande au rôle de la prostate hypertrophiée comme obstacle à l'écoulement de l'urine.

Toutefois, on peut dire que la sonde constitue, aujourd'hui encore, pour la grande majorité des chirurgiens, le mode de traitement classique de l'hypertrophie de la prostate.

Devons-nous abandonner les malades à l'évolution naturelle de leur affection sous les bénéfices quelquefois incertains de la sonde ? Sommes-nous autorisés à tenter, chez les prostatiques, une intervention capable d'assurer l'évacuation normale de leur vessie et de les mettre à l'abri de complications toujours graves ? Quelle est, alors, l'opération la plus bénigne et la plus sûrement efficace ? Telles sont les trois questions dont les réponses pourraient, peut être, aujourd'hui, permettre de légitimer la prostatectomie périnéale.

1° L'hypertrophie de la prostate est une affection à évolution fatale. — S'il suffit qu'une affection présente la certitude d'une évolution progressivement fatale pour autoriser à diriger contre elle toutes les ressources de la chirurgie, l'hypertrophie de la prostate est, à coup sûr, de ce nombre.

Il y aurait lieu, sans doute, de rappeler que quelques prostatiques, favorisés par le sort, échappent aux complications de leur mal, que quelques autres peuvent vivre de longues années en bonne intelligence avec lui. Mais, en matière de thérapeutique chirurgicale, nous devons régler notre conduite sur l'ensemble des malades et non sur les exceptions.

Or, nous savons que les prostatiques s'acheminent lentement mais sûrement aux accidents les plus variés et les plus graves dont ils meurent tôt ou tard, après avoir souffert, toute leur vie, d'une pénible infirmité sinon d'un martyre plus ou moins long.

Pendant un certain temps, il est vrai, les prostatiques ne sont tourmentés que par le besoin fréquent d'uriner et la difficulté, d'ailleurs très variable, d'accomplir leurs mictions. Cette première période a une durée que l'on ne saurait préciser. Mais, à plus ou moins bref délai, et cela d'une façon presque certaine, les prostatiques entrent dans la période des complications. Ces complications commencent lorsque la vessie ne peut plus se vider seule, lorsqu'il faut l'évacuer avec la sonde. Je ne veux pas chercher à établir pendant combien de temps cette évacuation artificielle peut être faite sans danger pour le malade. Il est acquis que, durant tout le cours de cette nouvelle phase de la maladie, les prostatiques, s'ils sont minutieusement surveillés, pourront vivre avec une infirmité supportable devant laquelle l'hésitation du chirurgien, pour entreprendre une opération curatrice, est restée jusqu'ici permise. Mais nous savons combien peu il faut compter avec une évolution toujours lente et toujours bénigne de l'hypertrophie. Que la rétention d'urine s'installe d'une manière progressive, ou bien, ce qui est fréquent, qu'elle se montre d'emblée complète et aiguë pour demeurer, plus tard, incomplète mais définitive, toujours est-il que cette rétention est un des premiers aboutissants de la maladie et qu'elle est le point de départ de tous les accidents qui vont suivre.

Or, de tous ces accidents, sans insister sur ceux que crée le cathétérisme, même entre les mains les plus habiles, il suffit de n'en retenir qu'un seul : l'infection de la vessie. Quelque tardive que puisse être son apparition, cet accident est fatal. La cystite, dans ces vessies distendues à la longue, devient, dès lors, le nouveau point de départ d'une série de complications qui sont toutes de la plus haute gravité : infection de l'uretère et des reins, infection générale de l'organisme et, à un degré moindre de gravité, peut-être, calculs vésicaux secondaires, infections prostatiques, périprostatiques et périvésicales, infection de l'appareil testiculaire.

A ces complications diverses et si souvent mortelles qui sont l'apanage habituel des prostatiques, il convient d'ajouter cette notion que l'avenir anatomique de la prostate hypertrophiée peut présenter, par lui-même, le pronostic le plus fâcheux. La clinique enseigne qu'un certain nombre d'hypertrophies simples de la prostate peuvent dégénérer en cancer. Le microscope a montré, entre les mains d'Albarran et de Hallé (1), que sur cent prostates de malades morts avec le diagnostic clinique d'hypertrophie simple de la glande, il y en avait quatorze qui présentaient les lésions histologiques de l'épithélioma. Sur ce point d'anatomie pathologique, le microscope est, à coup sûr, aujourd'hui, meilleur juge que la clinique. Ses découvertes sont en parfait accord avec la loi générale qui régit l'évolution des néoplasies glandulaires. Or l'on sait que l'hypertrophie prostatique est une néoplasie d'origine glandulaire qui se présente sous des formes anatomiques variables dont l'une, l'adénome bénin, peut évoluer vers la malignité en se transformant en épithélioma.

En présence de tant de méfaits, il y a donc lieu de se demander si nous devons abandonner les malades à l'évolution naturelle et fatale de leur maladie, et il est permis de proposer la suppression de l'organe qui en est la cause.

2° La suppression de la prostate peut-elle faire disparaître la rétention de l'urine ? — Puisque la rétention est le premier stade dans la longue théorie des complications que présentent les prostatiques, il convient de se demander si l'on peut légitimement

(1) Albarran et Hallé, *Annales des maladies des organes génito-urinaires*, mars 1900.

prétendre lutter contre cette rétention en supprimant la prostate.

Depuis que Civiale appela l'attention sur l'impuissance primitive de la vessie et que Mercier décrivit avec tant de soin l'obstacle à l'écoulement de l'urine constitué par la prostate hypertrophiée, au niveau du col, on discute encore pour savoir si la cause de la rétention doit être attribuée à la faiblesse du muscle vésical ou bien à l'obstacle prostatique. La solution de cette question présente un intérêt capital. De l'interprétation pathogénique de la rétention dépend la conclusion thérapeutique. Si l'impuissance vésicale est la cause première de la rétention, il doit paraître inutile de lever l'obstacle causé par la prostate grossie. Si l'on admet comme prépondérante l'influence mécanique de l'hypertrophie, il apparaît dès lors comme légitime de supprimer la prostate.

Voyons, tout d'abord, ce qu'il faut penser de l'impuissance primitive de la vessie. En faveur de cette thèse, on a donné des arguments d'ordre anatomique et des arguments d'ordre clinique.

A. — Les arguments d'ordre anatomique peuvent être résumés dans ce seul fait constaté par Launois (1), à savoir que, dans l'hypertrophie de la prostate, une même cause, l'artério-sclérose, en même temps qu'elle provoque l'hypertrophie de la glande, détermine la sclérose de la vessie et des reins. Sans vouloir détailler les conceptions pathogéniques de l'hypertrophie prostatique, il suffira de rappeler que, dès 1889, Albarran (2), dans sa thèse, démontrait la rareté de la sclérose primitive des reins chez les prostatiques. Plus tard, en 1892, un élève de Necker, Bohdanovicz (3), prouvait que la sclérose vésicale des prostatiques pouvait exister indépendamment de l'artério-sclérose, qu'elle était consécutive, le plus souvent, soit à l'hypertrophie vésicale qui accompagne les difficultés premières de la miction, soit à la cystite plus ou moins intense dont les rétentions sont coutumières. Dans ces dernières années, enfin, à la suite des travaux de Casper (4), de Hallé, d'Albarran (5) et de Motz (6), l'artério-

(1) LAUNOIS, Thèse de Paris, 1885.

(2) ALBARRAN, Thèse de Paris, 1889.

(3) BOHDANOVICZ, *Contribution à l'anatomie path. du muscle vésical.* Th. de Paris, 1892.

(4) CASPER, *Virchow's Archiv f. path. Anat.*, 1891, p. 126.

(5) ALBARRAN et HALLÉ, *Société de biologie*, 1897.

(6) MOTZ, *Contribution à l'étude de la struct. hist. de l'hypertr. de la prostate.* Thèse de Paris, 1896.

sclérose a perdu du terrain. Ce n'est pas elle qui préside à l'augmentation du volume de la glande. L'hypertrophie de la prostate est une néoplasie glandulaire pouvant affecter des types anatomiques variables: adénome bénin susceptible de se transformer en épithélioma, adéno-fibrome, fibrome glandulaire. Ainsi donc, la vessie et les reins ne présenteraient, le plus souvent, chez les prostatiques, que des lésions consécutives et non pas concomitantes. Ces lésions sont fréquentes chez les vieux prostatiques, mais elles sont rares au début de la maladie.

D'ailleurs, sans mettre en doute l'existence des scléroses primitives de la vessie, on peut dire que les exemples en sont rares. Déjà leur rareté empêche de généraliser et d'en faire un argument en faveur de l'impuissance primitive de la vessie chez les prostatiques. Elles autoriseraient plutôt à conclure à l'influence prépondérante de l'obstacle prostatique comme cause de la sclérose secondaire de la vessie, puisque cette sclérose vésicale se rencontre lorsque la prostate est depuis longtemps grosse, et puisqu'elle est d'une extrême rareté en l'absence de toute hypertrophie prostatique.

Malgré tout, nous sommes encore loin d'être fixés sur la pathogénie véritable des lésions vésicales observées chez les prostatiques. Dans un mémoire récent, Hallé et Motz (1), d'accord avec Bohdanovicz et Ciechanowski (2) pour admettre que la cause première de ces lésions visicales ne peut être recherchée dans des altérations primitives des vaisseaux de la vessie, pensent « que des lésions trophiques primitives, dues à l'âge, interviennent pour créer les altérations complexes de la vessie du prostatique ». La couche musculaire externe de la vessie est atrophiée alors que la couche plexiforme interne subit l'hypertrophie. Hallé et Motz ne croient pas à l'atrophie primitive des couches musculaires externes; mais ils pensent qu'elle « est précédée par une période d'hypertrophie passagère, premier résultat de l'obstacle prostatique, suivie rapidement d'atrophie, chez des sujets âgés, dont les tissus sont en état de nutrition insuffisante ».

1) Hallé et Motz. Contribution à l'anatomie pathologique de la vessie. *Annales des mal. des org. génito-urin.*, Janvier et février 1902. Voyez n° 2, février, p. 174.

(2) Ciechanowski, *Annales des maladies des organes génito-urinaires*, mai 1901.

Aussi bien, malgré l'incertitude qui règne encore sur l'interprétation pathogénique des lésions vésicales constatées chez les prostatiques, il semble bien avéré que la prostate est le premier facteur en date dans la détermination de ces lésions, et que l'impuissance vésicale, si tant est qu'elle existe, ne saurait être qu'une impuissance secondaire et non pas primitive.

B. — Quant aux arguments d'ordre clinique invoqués par les auteurs pour expliquer l'impuissance primitive de la vessie, ils se résument dans les trois sortes de preuves que voici :

a) Tout d'abord, il y a des malades atteints de rétention chronique de l'urine sans hypertrophie de la prostate. La femme (1) elle-même serait sujette à ces rétentions chroniques bien qu'elle ne présente pas d'obstacle au niveau du col de sa vessie. Les cas de ce genre ont été très heureusement désignés sous le nom de *prostatisme vésical*. Mais la dénomination de prostatisme vésical cache une assimilation pathogénique que l'on ne saurait accepter. Les rétentions vésicales sans hypertrophie relèvent de causes diverses (neurasthénie, cystite). Elles peuvent disparaître avec ces causes. Ce premier argument ne saurait donc entraîner la conviction.

b) On a ensuite objecté que les troubles de la miction chez les prostatiques n'étaient point en rapport avec le volume de la prostate. Sur ce point, tout le monde est d'accord. Les exemples en sont fréquents et ils demeurent, à coup sûr, l'un des arguments les plus solides de la discussion. De ce qu'un rétentionniste aigu ou ancien présente une hypertrophie à peine sensible au doigt s'ensuit-il qu'il ne faille pas considérer cette hypertrophie comme la cause de la rétention ? Cette opinion serait très exagérée. Ce qui importe dans l'hypertrophie de la prostate, considérée comme obstacle à l'écoulement de l'urine, c'est moins le volume de cet obstacle que la façon dont il est placé et que la modalité de déformation que l'hypertrophie, si petite soit-elle, imprime à la région du col vésical et à la traversée prostatique. Sur ce point, la mensuration de l'urèthre avec une sonde, l'exploration de l'urèthre prostatique avec une boule, et, surtout, l'examen cystoscopique, sont meilleurs juges que le toucher rectal. Ils indiquent des déformations évidentes là où le doigt mis dans le

(1) CHEVALIER, *Annales des mal. des org. génito-urin.*, 1891, p. 49.

rectum reconnaît une saillie à peine marquée des deux lobes de la glande.

On ne peut, toutefois, s'empêcher de dire qu'il existe des cas limites dans lesquels les troubles de la miction ne sont en rapport ni avec le volume de la glande, ni avec les déformations du col constatées au cystoscope, ni avec la liberté vraiment parfaite que la sonde éprouve dans la traversée de l'urèthre prostatique.

Est-ce là un argument décisif pour dire que la rétention résulte, en pareil cas, d'une impuissance primitive de la vessie? Je ne le crois pas. Tout d'abord, il est aisé de dépister, dans l'histoire des malades de ce genre, les premiers symptômes qui caractérisent l'évolution de l'hypertrophie. Ces malades ressemblent singulièrement à ceux dont le volume de la prostate ne laisse aucun doute sur les relations qui existent entre l'obstacle prostatique et la rétention vésicale. Et cette ressemblance clinique conduit naturellement à une similitude d'interprétation.

Il y aurait peut-être lieu, néanmoins, en présence de ces cas limites, de se demander si la prostate hypertrophiée joue uniquement le rôle d'obstacle, ou bien si, en même temps, elle ne réagit pas aussi par voie nerveuse sur le réflexe de la miction. Nous sommes loin, en effet, d'être exactement fixés sur le mécanisme de ce réflexe. Peut-être la prostate, par le travail de prolifération glandulaire qui caractérise l'hypertrophie, par la congestion qui accompagne ce travail, joue-t-elle un rôle inhibitoire sur la provocation de ce réflexe. On sait que la castration a pu déterminer, dans certains cas (1), un retour spontanément complet de l'évacuation vésicale. Cette récupération immédiate résulte, sans aucun doute, du réveil du réflexe de la miction. Si donc le testicule peut être mis en cause dans l'inhibition momentanée de la fonction vésicale, tout porte à croire que la prostate est aussi capable des mêmes effets.

En sorte que, à la notion de prostate obstacle si justement soutenue pour nombre de cas, il conviendrait peut-être d'ajouter la notion de lésion prostatique capable d'inhiber, par son existence seule, le réflexe de l'évacuation vésicale et de faire renaître ce réflexe lorsqu'on supprime la glande.

(1) Albarran, *Traité de chirurgie*, de MM. Le Dentu et Pierre Delbet, t. IX, p. 617.

Cette idée a déjà été exprimée par Albarran dans son article sur l'hypertrophie de la prostate paru il y a deux ans. Et Albarran l'exprimait encore dans le cours de sa communication récente à l'Association française d'urologie (octobre 1901).

c) On a enfin invoqué l'abolition de la contractilité vésicale, ou tout au moins son affaiblissement, chez les prostatiques atteints de rétention chronique. Car, il n'existe pas, à proprement parler, de vessie sans contractilité aucune. Il est certain que les examens manométriques, qui demeurent, jusqu'ici, le moyen le plus exact d'apprécier la valeur contractile d'une vessie, témoignent bien de cette faiblesse de la contractilité vésicale chez les prostatiques. Mais, ici encore, nous sommes autorisés à penser que ce phénomène est consécutif à l'obstacle mécanique et qu'il n'est pas la preuve d'une faiblesse primitive de la vessie. Depuis les consciencieuses recherches faites par Genouville (1), nous savons que, dans les premiers temps de l'hypertrophie, la contractilité vésicale est normale sinon exagérée. D'ailleurs, les malades conservent alors la faculté de vider spontanément et complètement leur vessie. Il est juste de reconnaître que la conception d'une vessie forcée, à la longue, par l'obstacle prostatique, est une conception très logique, mais elle ne saurait être absolue. En dehors de l'obstacle prostatique, cause permanente, et qui devrait, dès lors, entrainer un affaiblissement de la contractilité vésicale définitif, il y a place, sans doute, quand il s'agit d'expliquer la pathogénie de la rétention, pour des influences d'ordre dynamiques, congestives ou autres. Or, les phénomèmes congestifs sont passagers et non permanents. De même, nous savons que l'affaiblissement de la contractilité vésicale des prostatiques est loin d'être définitif, même chez les malades les plus avancés, les plus anciennement et les plus gravement atteints. Les lésions de cystite elles-mêmes ne sont pas toujours cause, il s'en faut de beaucoup, d'une perte irrémédiable de la contractilité vésicale. Nous sommes habitués à voir des malades, dont la vessie paraît, de prime abord, complètement atone, recouvrer bientôt une certaine contractilité, sous l'influence des cathétérismes réguliers et des lavages répétés de la vessie. D'autre part,

(1) GENOUVILLE, *la contractilité du muscle vésical chez l'homme à l'état normal et à l'état pathologique*. Thèse de Paris, 1894.

chez le même prostatique, observé à plusieurs jours d'intervalle, il est fréquent de voir le manomètre donner des différences notables au point de vue de cette contractilité. Les prostatectomies partielles et même les opérations sur l'appareil testiculaire ont aussi montré que la contractilité vésicale pouvait reprendre tous ses droits.

Pour résumer la conception pathogénique actuelle de la rétention chez les prostatiques, je n'aurai, enfin, qu'à rappeler les idées exprimées par mon maître Guyon dans la troisième édition de ses leçons cliniques (1) : « A moins de lésions du système nerveux, nous ne croyons pas que l'on puisse admettre l'hypothèse de l'inertie primitive de la vessie. » C'est la prostate qui est le *primum movens* de la rétention. L'inertie vésicale, ajoute Guyon, est secondaire à l'augmentation de volume de la prostate. Elle relève aussi de l'influence de l'âge, des lésions anatomiques de la vessie (dissociation du muscle vésical). Il n'y a pas, chez le prostatique, cette force emmagasinée qui représente, chez le rétréci, la colonne d'urine engagée dans le bout postérieur de l'urèthre. Mais la force qui pousse l'urine vers le col est dispersée sur toute la surface du liquide sur lequel s'appliquent les parois de la vessie. Et comme, à la longue, la vessie du prostatique se fatigue, elle présente une contractilité moindre, une perte apparente de sa puissance fonctionnelle mais non une inertie complète.

Je conclurai donc en répétant que la suppression de la prostate, si elle lève un obstacle, si elle régularise la traversée prostatique, si elle modifie heureusement les conditions de l'hydraulique vésicale, pourra permettre à la vessie d'utiliser l'effort dont celle-ci est encore capable. Mais sur le mécanisme vrai du retour de la fonction vésicale après la prostatectomie, nous ne sommes pas autorisés, pour le moment, à dire que, dans tous les cas, c'est la levée de l'obstacle qui donne au malade la faculté d'uriner seul. Peut-être faudrait-il faire intervenir le facteur nouveau dont parle Albarran, c'est-à-dire, les phénomènes d'ordre inhibitoire dont la prostate malade serait le siège. Et alors, l'avenir des mictions, récupérées à la faveur du retour d'un réflexe que le travail glandulaire aurait momentanément inhibé, pré-

(1) GUYON, *Leçons cliniques sur les maladies des voies urinaires*, t. I, p. 166, 3e édition, Paris, 1894.

sente pour nous des inconnues sur lesquelles l'histoire ultérieure des opérés pourra seule nous éclairer.

Quoi qu'il en soit, l'anatomie et la clinique nous démontrent qu'une vessie de prostatique n'est jamais complètement impuissante, mais qu'elle est susceptible de modifications heureuses. Nous pouvons donc mettre à profit, chez les malades, l'effort vésical, si minime soit-il, qu'ils ont conservé. Nous avons lieu d'espérer que cet effort pourra s'améliorer. Et la lutte contre la rétention des prostatiques est absolument légitime.

3° Du choix de l'intervention contre l'hypertrophie prostatique. — Je ne m'attarderai pas à discuter les résultats obtenus par les interventions qui ont eu pour but de provoquer indirectement l'atrophie de la prostate. A côté de la ligature des artères iliaques primitives faite par Bier (1) et par Willy Meyer (2) et qui sont très vite tombées dans l'oubli, les opérations sur l'appareil testiculaire ont eu leur heure de célébrité. On a pratiqué ces opérations dans tous les pays, durant ces cinq ou six dernières années. Aujourd'hui, elles ne sont pour ainsi dire faites par personne. Dans une monographie récente sur les traitements modernes de l'hypertrophie de la prostate, Desnos (3) résume bien l'opinion actuelle sur la castration et la vasectomie. « Si la décongestion est la règle après la castration, l'atrophie de la prostate manque souvent ou dure un temps trop court et ne donne que l'illusion de la guérison. De plus, un grand nombre de malades, malgré une diminution de volume de l'organe, ne ressentent aucune amélioration de leurs troubles fonctionnels ; d'autres, au contraire, chez lesquels la castration n'a amené aucune atrophie appréciable, ont vu cependant leur rétention diminuer. L'expérience de plusieurs années ne diminue pas ces incertitudes. Or, comme il est nécessaire de prévenir un malade des conséquences et des résultats probables, avant d'intervenir, on s'explique combien peu de personnes acceptent une opération qui leur paraît répugnante, humiliante, pour un résultat problématique ».

« Si l'on oppose à la castration les autres opérations sur l'appareil

(1) Bier, *Wiener klin. Wochensch.*, 1893.

(2) Willy Meyer, *Annals of surgery*. 1896.

(3) Desnos, *Traitement moderne de l'hypertrophie de la prostate*. Œuvre médico-chirurgicale de Critzmann, n° 27, p. 37. Paris 1901, chez Masson.

testiculaire et, en particulier, la vasectomie, on voit que les résultats ne sont guère moins mauvais. »

J'ai hâte d'en venir aux opérations qui visent la suppression directe de l'obstacle prostatique. On a cherché à rétablir le cours normal des urines, chez les rétentionnistes, soit par section intra-uréthrale galvanique (méthode de Bottini) (1), soit par prostatectomie ou prostatotomie. Je ne parlerai pas de la prostatotomie périnéale qui n'est pratiquée par personne aujourd'hui.

C'est entre la méthode de Bottini et les prostatectomies que se partagent actuellement les chirurgiens.

La méthode de Bottini, déjà ancienne, semble avoir réuni beaucoup d'adeptes, dans ces dernières années, surtout à l'étranger. Freudenberg (2), à Berlin, Nicolich (3), à Trieste, et, après eux, Desnos (4) et Carlier (5), en France, l'ont mise en pratique un certain nombre de fois. C'est une opération simple et bien réglée, aujourd'hui, dit Desnos, dans sa monographie ; « appliquée à des cas appropriés, elle comporte peu de risques : elle convient aux petites hypertrophies, à celles qui sont transversales, etc. ». Et, plus loin, il ajoute : « Toutefois, comme l'amélioration qu'elle apporte à la rétention n'est pas immédiate, nous pensons qu'on ne doit pratiquer cette opération qu'avec beaucoup de prudence chez les malades infectés. Nous considérons comme dangereux un traumatisme même peu considérable dans une vessie qui reste fermée et dont l'évacuation n'est assurée que par la sonde... Chez les sujets infectés, une opération à ciel ouvert présentera de meilleures garanties. » Et, d'ailleurs, la mortalité de l'opération de Bottini est relativement élevée. Il y a deux ans, Nicolich donnait une mortalité générale de 16 p. 100. Bref, l'opération de Bottini est surtout une opération aveugle. C'est là son plus grand défaut ; mais c'est aussi une opération dangereuse. Nicolich a perdu trois malades sur ses treize derniers opérés et il accuse une mortalité

(1) Bottini, Feuditura ed ustione termogalvanische della prostata. *Giornale d. r. acad. di med. di Turino*, 1876, XXXIX.

(2) Freudenberg, *Berlin. klin. Wochenschr.*, 1897, p. 318.

(3) Nicolich, *XIII*e *Congrès international de médecine, Section chirurgie urinaire*, Paris, 1900, p. 243.

(4) Desnos, *Association française d'urologie*, 5e session, Paris, 1901, p. 397.

(5) Carlier, *Association française d'urologie*, 5e session, Paris, 1901, p. 395.

d'ensemble de 19 p. 100 sur sa statistique personnelle. Carlier écrit que les résultats obtenus par la méthode de Bottini sont plutôt médiocres et, bien qu'il n'ait eu personnellement aucun incident à déplorer, sur huit malades opérés par lui, il ne croit pas à l'avenir de l'opération de Bottini qu'il considère comme une opération peu chirurgicale. Dans les cas heureux, elle ne lève que momentanément l'obstacle à l'émission des urines, elle n'empêche pas le développement ultérieur de la prostate.

Restent donc les prostatectomies. On a songé depuis longtemps à pratiquer des extirpations partielles de la prostate. On agissait de préférence sur le lobe médian, après ouverture suspubienne de la vessie. Dittel (1), Trendelenburg (2), Belfield (3) et surtout Mac Gill (4) contribuèrent à répandre cette opération. La première prostatectomie suspubienne a été pratiquée, en France, par Guyon (5) en 1890. La thèse de Vignard (6), inspirée par Guyon, fut peu favorable à cette opération que plus récemment Desnos (7) et son élève Prédal ont tenté de remettre en honneur. Sur 53 opérés, Prédal signale 40 guérisons ou améliorations, 6 morts et 7 résultats restés inconnus. Il s'en faut donc que la prostatectomie suspubienne soit une opération idéale tant au point de vue de sa gravité opératoire que des résultats obtenus. C'est aussi une opération incomplète. Elle ne s'adresse qu'à l'un des éléments qui causent les accidents dont souffre le prostatique. Fuller (7), il est vrai, peut enlever toute la prostate par l'ouverture suspubienne de la vessie. Mais il accuse une mortalité de 10 p. 100 (8).

A première vue, les extirpations périnéales de la prostate permettent des succès opératoires et cliniques plus complets, et c'est aux prostatectomies périnéales que semblent aller, depuis ces dernières années, les préférences des chirurgiens. On ne discute guère aujourd'hui que sur les procédés opératoires. Mais la voie elle-même

(1) DITTEL, *Wiener klin. Wochensch.*, juillet 1885.
(2) TRENDELENBURG, *Beitr. zur klin. Chir.*, 1891, p. 227.
(3) BELFIELD, *New-York med. Record*, août 1886.
(4) MAC GILL, *British med. Journal*, 19 nov. 1887.
(5) GUYON, in thèse VIGNARD, thèse de Paris, 1890.
(6) DESNOS, in thèse PRÉDAL, thèse de Paris, 1898.
(7) FULLER, *Journ. of cut. and genito-urin. diseases*, février 1895, p. 229.
(8) FULLER (communication par lettre).

est créée et elle réunit tous les suffrages. Depuis que Pyle (1) et Alexander (2), en Amérique, Nicoll (3), en Angleterre, Baudet (4), Tédenat (5), Delagenière (6) et Albarran (7), en France, Sigurta (8) et Castellana (9), en Italie, ont communiqué leurs observations, la prostatectomie périnéale semble bien devenir l'opération de choix dans le traitement de l'hypertrophie de la prostate. Qu'il s'agisse d'une extirpation par les voies suspubienne et périnéale combinées comme la pratique Nicoll, qu'il s'agisse d'une extirpation avec drainage cysto-périnéal comme la pratique Alexander, qu'il s'agisse d'une extirpation sous-capsulaire ou non, toujours les résultats obtenus ont été supérieurs à ceux qu'avaient donnés les autres opérations. La technique proposée par Gosset et Proust, il y a deux ans, en instituant l'hémisection uréthrale comme un des temps fondamentaux de la prostatectomie périnéale, a, d'autre part, singulièrement simplifié l'extirpation glandulaire.

Somme toute, depuis ces dernières années, nous voyons la prostatectomie périnéale prendre une importance de plus en plus grande dans le traitement chirurgical de l'hypertrophie simple de la prostate. En France, Albarran, Jaboulay (10), Roux (11) (de Brignoles), Adénot (12), citent des faits dont les résultats sont des plus encourageants.

Les auteurs étrangers sont pour la plupart favorables à ce mode de traitement. Je rapporterai à la fin de mon travail un certain nombre de leurs faits qui suffiraient, à eux seuls, pour étayer une opinion. Je me contente, pour le moment, de citer leurs témoignages.

(1) Pyle, *Medical Record*, august 6 1892.
(2) Alexander, *Medical Record*, 1896, p. 841.
(3) Nicoll. *The Lancet*, 4 avril 1894.
(4) Baudet, *Gazette hebd. de méd. et de chir.*, 6 août 1899.
(5) Tédenat, *Leçons de clin. chir. faites à Montpellier*, Montpellier, 1900, p. 408.
(6) Delagenière. *Arch. provinciales de chir.*, 1er août 1899.
(7) Albarran, *Traité de chirurgie* de MM. Le Dentu et Pierre Delbet, t. IX, p. 661, Paris, 1900.
(8) Sigurta, *Bulletin de l'Association sanitaire de Milan*, nov.-déc. 1900.
(9) Castellana, *Iscuria da ipertrofia prostatica. Prostatectomia perineale alla Zuckerkandl*, Palerme, 1899.
(10) Jaboulay, *loc. cit.*
(11) Roux (de Brignoles), *loc. cit.*
(12) Adénot, *loc. cit.*

Guitéras (1), appréciant la prostatectomie périnéale, dit que c'est une opération actuellement dans l'enfance, mais qu'elle est l'opération de l'avenir. Parker Syms (2) estime bien que l'opération de Bottini et la prostatectomie périnéale sont les seuls procédés discutables, aujourd'hui, en matière de thérapeutique chirurgicale, pour les prostatiques. Il considère même la prostatectomie périnéale comme la plus grande découverte de la chirurgie moderne. Orville Hortwitz (3) pense que la prostatectomie périnéale est moins grave que l'opération de Bottini. Freyer (4) estime que la prostatectomie périnéale est moins grave que la prostatectomie suspubienne.

En Amérique, enfin, la plupart des chirurgiens emploient avec succès la méthode périnéale telle que la pratique Alexander. Macias et Gonzalez (5) (de Mexico) ont opéré jusqu'ici une trentaine de malades avec une seule mort due à une pneumonie. En utilisant la voie sous-capsulaire recommandée par Nicoll, avec drainage périnéal de la vessie, leurs résultats sont aussi des plus encourageants.

Je conclurai ce chapitre en disant qu'il est légitime de chercher à traiter radicalement une affection à évolution fatale telle que l'hypertrophie de la prostate ; qu'il est légitime de prétendre lutter avec avantage contre la rétention d'urine base de tous les accidents déterminés par l'hypertrophie ; qu'il est légitime, enfin, de penser que l'extirpation périnéale de la glande doit être l'opération de choix à proposer comme étant la plus bénigne, la plus complète et la plus utile.

Les observations qui vont suivre seront le meilleur argument en faveur de cette conclusion.

(1) GUITÉRAS, The present status of the treatment of prostatic hypertrophy in the United States. *N.-Y. med. Journ.*, 1900, p. 974-980.

(2) PARKER SYMS, *Boston med. and sur. Journ.*, n° 25, p. 607, 1900.

(3) ORVILLE HORTWITZ, *J. of cut. and genito-urin. diseases*, 1901, p. 375, et *Medical Record*, 1901, p. 595.

(4) FREYER, *The Lancet*, 1901, p. 79 et 149.

(5) MACIAS et GONZALEZ. — Voyez DEFFIS, *Annales des mal. des org. génito-urin.*, 1901, n° 10, p. 1153.

CHAPITRE II

OBSERVATIONS DES MALADES OPÉRÉS PAR M. ALBARRAN

Classification. — Ce chapitre doit contenir les observations des trente premiers prostatiques opérés, depuis un an, par mon maître M. Albarran, et que j'ai pris soin de suivre jusqu'à ces derniers temps.

Avant tout, je pense qu'il est nécessaire de classer ces observations. Il s'agit de trente faits dont les conditions cliniques sont différentes. Mais j'avoue que leur classification m'a paru difficile à établir. Ces malades ont été pris au hasard de la clinique, sans aucun choix. C'est là, sans doute, une condition favorable pour apprécier les résultats d'une opération. Elle n'en complique pas moins les difficultés du classement.

Nos observations concernent des prostatiques dont la vessie contenait ou non des calculs. La coexistence de calculs vésicaux pouvait, à la rigueur, servir de base à une classification. Cependant, la pierre n'est qu'un incident au cours de l'évolution de l'hypertrophie. Elle peut devenir une indication particulière de la prostatectomie. C'est là un point que je discuterai ultérieurement. Mais, le classement des nos opérés devait être établi sur d'autres bases.

J'aurais voulu pouvoir adopter un mode de classement essentiellement clinique et qui eût comme principe fondamental une étude approfondie de la valeur fonctionnelle de la vessie des malades avant l'opération. Il était permis de penser que cette base seule pourrait réunir dans les mêmes groupes les malades se présentant dans des conditions cliniques analogues. Mais il aurait fallu, pour cela, posséder le moyen d'estimer à son exacte valeur le degré de conservation de la contractilité vésicale. Or, nous sommes loin de connaître la force d'énergie vésicale chez les prostatiques et nous ne l'apprécions, en général, que d'une manière très approximative. Les examens manométriques eux-mêmes ne nous renseignent, à mon avis, que très imparfaitement sur ce point. J'ai donc vite fait d'abandonner cette base de classement que la physiologie et la clinique inspirent, mais dont la réalisation aurait prêté à des causes d'erreur trop nombreuses.

L'anatomie ne pouvait davantage guider la classification des faits. Que l'hypertrophie prostatique soit totale ou partielle, qu'il y ait ou non hypertrophie du lobe médian, cela importe peu en vérité. La prostate agit comme obstacle primitif à l'écoulement de l'urine, quelle que soit sa forme et quel que soit son volume.

Je m'en suis donc tenu à une classification ayant pour base essentielle les conditions cliniques de la rétention vésicale constatée au moment où les malades ont été opérés. Encore que les malades à rétention complète ancienne mais qui se sondent régulièrement, se présentent dans des conditions de succès opératoire plus certaines que certains malades à rétention incomplète mais dont les sondages sont irréguliers, cette classification aura, du moins, l'avantage de ne présumer rien des résultats opératoires ni cliniques. C'était là le moyen le moins sujet à caution pour grouper ensemble des faits sensiblement analogues.

J'ai donc établi trois groupes d'observations :

1° Dans un premier groupe, je classe les malades opérés *en état de rétention incomplète chronique, avec ou sans distension de la vessie* ;

2° Dans un second groupe, je classe les malades opérés *en état de rétention complète mais récente* ;

3° Dans un troisième groupe, je classe les malades opérés *en état de rétention complète mais chronique et ancienne.*

Je ferai suivre la présentation de chaque groupe d'observations des quelques considérations cliniques concernant l'histoire de ces malades et leur état actuel. Je me réserve d'étudier, dans un chapitre ultérieur, les résultats généraux opératoires et cliniques de ces trente prostatectomies.

PREMIER GROUPE. — **Rétentions incomplètes chroniques.**

OBS. I. — *Hypertrophie moyenne de la prostate. Pas d'attaque de rétention aiguë antérieure. Rétention incomplète persistante avec distension. Prostatectomie périnéale avec fermeture incomplète et drainage cysto-périnéal. Guérison.*

R..., âgé de 65 ans, entre à la salle Velpeau, le 29 juin 1901, pour rétention incomplète d'urine. Il est venu consulter à la Terrasse, pour la première fois, au mois de février 1901, parce qu'il avait, depuis déjà longtemps, de la peine à uriner. Et c'est parce que les difficultés de la miction persistent, malgré les soins qu'on lui donne depuis 5 mois, tous les deux jours, et malgré les prescriptions qu'on lui a conseillé de suivre, chez lui, que ce malade entre à l'hôpital pour y subir la prostatectomie.

Aucune maladie vénérienne dans les antécédents. C'est un homme de haute taille qui paraît jouir d'une bonne santé. Il n'accuse, en dehors de ses troubles urinaires, qu'une certaine gêne de la respiration remontant à plusieurs années : respiration courte, essoufflement facile, et l'on trouve à l'auscultation pulmonaire des signes de léger emphysème généralisé accompagnés de quelques râles sonores de bronchite chronique localisés dans les deux bases.

Les troubles de la miction remontent à une dizaine d'années. Le malade éprouvait alors quelques difficultés à uriner le matin, en se levant. Il a consulté à cette époque, et le diagnostic d'hypertrophie prostatique fut porté, on lui donna des conseils hygiéniques auxquels il se conforma très strictement, et, pendant les cinq années qui suivirent, la miction demeura relativement facile.

Depuis cinq ans, les mictions ont augmenté progressivement de fréquence, principalement la nuit. Il devait se lever d'abord deux fois, plus tard quatre et six fois. Les mictions sont devenues aussi plus malaisées, exigeant un temps plus long pour s'effectuer, le jet de l'urine était de moins en moins fort. Le malade avait déjà le sentiment qu'il ne vidait pas sa vessie à chaque miction, les urines restaient claires.

Ces troubles sont allés en s'accentuant jusqu'au jour où le malade est venu consulter à l'hôpital. Mais il n'y a jamais eu d'attaque de rétention aiguë et le malade n'a jamais été obligé de recourir à la sonde pour uriner.

Le malade se décide à venir à la Terrasse, le 25 février, parce qu'il éprouve des difficultés de plus en plus grandes pour uriner, au point qu'il laisse souvent échapper des matières à la suite des efforts qu'il est obligé de faire. Les mictions sont fréquentes, toutes les deux heures le jour, quatre ou cinq fois la nuit, le besoin d'uriner est impérieux, et la miction toujours lente et pénible provoque des douleurs constantes. Les urines sont troubles.

L'exploration de l'urèthre est aisée. La boule de l'explorateur n° 21 rencontre au niveau du col de la vessie un obstacle léger qu'elle franchit facilement. Allongement de l'urèthre prostatique. On retire de la vessie 250 grammes de résidu trouble.

Prostate hypertrophiée, molle, étalée, de consistance partout égale. On n'atteint pas sa limite supérieure. Le malade a le périnée très épais.

Depuis ce jour, le malade est venu se faire sonder tous les deux jours, régulièrement, à la Terrasse ; chaque évacuation était suivie d'un lavage de la vessie, soit avec la solution boriquée, soit avec la solution de nitrate d'argent à 1 p. 1.000, selon l'état des urines. On a toujours constaté dans la vessie un résidu variant entre 250 et 500 grammes. Le malade suit un régime sévère.

Ce malade n'a donc retiré aucune amélioration notable des soins qu'on lui a donnés. La vessie a conservé sa faible contractilité. Jamais elle ne se vide spontanément. Cependant le malade reconnaît que les mictions toujours longues et difficiles ne s'accompagnent plus de douleur depuis qu'on le sonde à la Terrasse.

Examen fait le 30 juin 1901.

R... est un homme robuste qui présente un bon état général et ne se plaint, en dehors des troubles de la miction, que d'avoir la respiration un peu gênée depuis plusieurs années déjà, et de tousser fréquemment. Tous les organes sont sains. Seuls les poumons présentent, à l'examen, les signes d'un emphysème généralisé, d'ailleurs très léger, avec des signes de bronchite. Les reins ne sont pas douloureux, à l'exploration, et on ne les sent pas. Jamais il n'y a eu d'hématurie.

Le malade urine, chaque nuit, quatre ou cinq fois ; autant le jour. La miction est retardée, le jet est faible. La vessie se vide incomplètement. Le résidu est de 450 grammes aujourd'hui. Le canal est libre. La boule de l'explorateur n° 18 est serrée dans la région prostatique. La sonde béquille entre très facilement dans la vessie. Les deux épididymes présentent, dans la queue, des noyaux inégaux et bosselés. La prostate est grosse, dure, légèrement bosselée.

Examen chimique des urines (M. Debains).

Quantité en 24 heures.	1 litre
Aspect.	trouble
Couleur.	normale
Odeur.	forte
Réaction.	acide
Densité	1.019
Urée.	18gr,10 par litre

Chlorures.	1080
Acide phosphorique.	138
Albumine	0,10
Glucose	néant
Urobiline	néant
Pigments biliaires	néant

L'épreuve du bleu de méthylène a donné une élimination parfaite comme intensité et comme durée.

Examen de la contractilité vésicale par le manomètre (voir graphique 5, page 216) : pression retardée, contractilité affaiblie.

Opération le 8 juillet, par M. Albarran. *Prostatectomie périnéale.* — La préparation de la vessie étant faite, le cathéter est tenu dans l'urèthre de façon que son bec soit engagé dans la région prostatique, franchement sur la ligne médiane.

Incision habituelle du périnée et du raphé ano bulbaire. Découverte du bulbe que l'on ne quitte plus afin de fuir la paroi rectale. Décollement avec les doigts de cette paroi. Incision entre deux pinces des bords antérieurs des deux muscles releveurs de l'anus. L'incision du releveur gauche est poussée plus à fond. A ce moment, la face postérieure de la prostate se montre. On applique la grande valve postérieure qui doit protéger le rectum pendant toute la durée de l'opération. Elle est confiée à un aide.

On incise, au bistouri, dans le sens antéro postérieur, la capsule prostatique. Chaque lèvre de la capsule est fixée avec des pinces, et l'on cherche à décoller la capsule du tissu sous-jacent. Mais ce décollement est très pénible, la capsule adhère. On peut cependant décoller assez loin sur les côtés.

M. Albarran n'insiste pas devant ces difficultés et il incise d'emblée l'urèthre prostatique (paroi inférieure), en se guidant sur la cannelure du cathéter solidement maintenu par l'aide. La brèche uréthrale commence en arrière du sphincter membraneux et elle mesure environ 2 centimètres. Aussitôt, le cathéter est retiré, et l'index gauche mis dans la vessie; ainsi, l'index, en guise de crochet, cherche à éverser, pour ainsi dire, le bas-fond vésical et à faire saillir la masse prostatique. Une pince à prostate saisit le lobe droit et fait traction sur ce lobe pendant que les ciseaux, de la main droite, taillant en plein tissu prostatique, à distance de la lèvre uréthrale, sculptent pour ainsi dire l'urèthre que l'on veut ménager. Cela fait, l'extirpation du lobe droit se poursuit, mais on ne parvient à enlever que la partie antérieure de ce lobe. On retire l'index mis dans la vessie. On fait, comme pour le lobe droit, l'extirpation de la partie antérieure du lobe gauche. Reste donc à extirper les portions postérieures profondes des deux lobes. Cette extirpation devient désormais facile grâce au doigt mis en crochet dans la vessie pour faire saillir le tissu à extirper. Les ciseaux opèrent ainsi, à coup sûr, avec le doigt vésical comme guide. Le doigt vésical permet, enfin, de s'assurer qu'il n'existe pas de saillie du lobe médian, et qu'il n'existe, sur les côtés, aucune trace d'épaississement prostatique.

Reconstitution de l'urèthre prostatique, avec des catguts montés sur aiguilles deHagedorn, après avoir réséqué aux ciseaux l'excès de paroi du canal. On sectionne les débris de capsule, on met un drain vésical par la portion antérieure de l'urèthre prostatique laissée ouverte, le drain est fixé à la lèvre antérieure de l'incision cutanée. On place des fils à ligature sur les pinces mises sur les releveurs sectionnés. La plaie est tamponnée profondément avec des mèches de gaze stérilisée et laissée largement ouverte.

Poids de la prostate extirpée : 40 grammes.

Suites opératoires. — Elles ont été des plus simples. La température est toujours restée normale.

Les mèches de tamponnement ont été changées le lendemain de l'opération et remplacées par un tamponnement moins serré, qui a été refait régulièrement chaque jour, précédé ou non d'un lavage de la plaie.

Le drain vésical a été retiré le 18 juillet, c'est-à-dire au 10e jour; on a mis ce jour-là une sonde à demeure par l'urèthre; cette sonde a pu être mise très facilement sans le secours du mandrin. Elle a été retirée définitivement le 28 juillet, c'est-à-dire le 20e jour. La quantité des urines émises, chaque jour, par le drain d'abord, puis par la sonde, était variable. Par la sonde à demeure, on n'a pu recueillir pendant les premiers jours que 400 et 500 grammes d'urines. Le restant s'échappait par la plaie, et il fallait changer le malade plusieurs fois par jour. Peu à peu les pansements étaient de moins en moins souillés par l'urine. Le 24 juillet, la sonde donnait issue à 1.400 grammes d'urine, le 27 à 2 litres, mais il faut dire que le malade prenait chaque jour, depuis le 24, 1 gramme d'urotropine.

Les urines, sanguinolentes, le premier jour qui a suivi l'opération, sont restées troubles pendant huit jours. Plus tard, elles sont devenues claires. On a fait des lavages journaliers de la vessie, au début, avec la solution de nitrate d'argent au 1/1.000 et avec la solution boriquée à 40/1.000 ; plus tard avec la solution boriquée seule.

Après la sortie de la sonde à demeure, c'est-à-dire le 28 juillet, le malade a pu uriner spontanément par la verge, sans douleur. Dès qu'il voulait pisser, l'urine sortait sans aucun retard par la verge, mais elle coulait aussi par le périnée en assez grande quantité. Il y avait, le lendemain matin 29 juillet, 400 grammes d'urine dans son bocal. Le malade avait uriné cette quantité en six mictions.

Le 3 août, le périnée ne laisse plus passer d'urine, pour ainsi dire, au moment des mictions. Toute l'urine passe par la verge. Une sonde mise très facilement dans la vessie, aussitôt une miction, recueille un résidu de

45 grammes seulement ; les jours suivants, la plaie périnéale se ferme progressivement mais rapidement. Le 20 août, quand le malade quitte le service, la plaie est complètement fermée depuis huit jours, la cicatrice est souple et non douloureuse. Le malade a des besoins d'uriner peu fréquents, toutes les deux heures le jour, trois ou quatre fois la nuit. Les mictions sont impérieuses, il ne peut attendre, sinon l'urine sort par le méat sans qu'il puisse la retenir. Mais il ne souffre plus du tout. Les urines sont claires. Le résidu vésical est nul.

L'opéré a donné de ses nouvelles le 12 septembre. Il insiste sur l'absence de toute douleur au moment des mictions, mais se plaint de ne pouvoir retarder sa miction. Il doit pisser aussitôt que le besoin s'en fait sentir sous peine d'uriner dans son pantalon.

26 octobre. Le malade est revu ce matin dans un parfait état de santé. Il urine toutes les deux heures pendant le jour, trois ou quatre fois par nuit. Mictions faciles, jet fort, plein, sans douleur. Parfois les mictions sont encore impérieuses. La vessie se vide complètement.

4 décembre. R... vient nous voir à l'hôpital, sur notre demande. Il se porte à merveille et se réjouit à tous les points de vue des résultats de son opération. Il mène une vie active, voyage, sans avoir jamais à se préoccuper, comme auparavant, de ses mictions. Celles-ci se font normalement, sans aucune douleur, sans gêne d'aucune sorte. R... se lève à 7 heures du matin; de 7 heures à 10 heures, il urine deux et plus souvent trois fois. Ces premières mictions sont impérieuses et R... doit s'y rendre aussitôt que le besoin se fait sentir. Après 10 heures du matin, mictions toutes les trois heures environ. La nuit, il se lève deux ou trois fois. Jamais il ne perd ses urines. Le jet est fort, projeté au loin, immédiat, plein, gros.

R... vient d'uriner avant d'entrer à l'hôpital. Un quart d'heure après cette miction, il peut uriner de nouveau sur commandement. Il pisse une trentaine de grammes d'urines claires avec filaments. Une sonde béquille n° 20 entre très facilement dans la vessie, mais à la condition d'incliner son bec du côté gauche. La vessie est absolument vide.

R... dit qu'il accomplit sa défécation avec facilité. Avant d'être opéré, il avait, depuis le début de sa maladie, les plus grandes difficultés pour aller à la selle.

Depuis son départ de la salle Velpeau, R... a des érections faibles mais fréquentes. Il dit avoir eu maintes fois des pollutions nocturnes. Mais il n'a pas eu jusqu'ici de rapports sexuels.

Examen manométrique de la contractilité vésicale (voir graphique 6, page 216), contractilité normale. Vessie plus sensible (290 au lieu de 400) qu'avant l'opération.

Le toucher rectal non douloureux donne, aux lieu et place de la prostate, un tissu dur, sans saillie, n'épaississant pas le col vésical.

3 février. Urine toutes les deux heures le jour, dort d'abord quatre heures la nuit, sans uriner, puis doit se lever deux ou trois fois. Mictions non douloureuses, sans effort. Jet va à 2 mètres quand l'envie est forte. Ne s'est plus sondé depuis l'opération. Urines claires. Vessie vide. Belle cicatrice périnéale. Erections conservées, moins fortes qu'avant l'opération. Par masturbation, il y a eu une érection suffisante suivie d'éjaculation.

Obs. II. — *Hypertrophie moyenne de la prostate. Rétention d'urine incomplète mais persistante depuis dix mois. Peu de temps après le début de la maladie, qui remonte à une année, attaque de rétention aiguë complète compliquée d'hématurie. Prostatectomie périnéale le 27 août 1901. Guérison.*

G.... âgé de 57 ans, entre à la salle Velpeau, le 24 novembre 1900, pour rétention d'urine compliquée d'hématurie. Il accuse une blennorrhagie en 1891, guérie sans complications au bout d'un mois. Pas d'autres maladies antérieurement.

Jusqu'en 1900, mictions normales. Les troubles urinaires semblent avoir débuté en octobre 1900, par quelques difficultés de la miction apparaissant le matin, au réveil. Déjà, depuis plusieurs mois, G... se levait la nuit deux ou trois fois pour uriner. Mais l'obligation de se lever la nuit n'était pas régulière. Il se plaignait souvent, aussi, de douleurs lombaires, non irradiées. Jusque-là, pas d'hématurie, jamais de sable ni de graviers dans les urines. Un jour, en se promenant à travers l'Exposition, G... éprouve des envies très fréquentes d'uriner (toutes les dix minutes environ). La nuit suivante, grâce au repos, cette fréquence des mictions diminue ; mais le lendemain, au réveil, les premières mictions sont pénibles et le besoin d'uriner réapparaît très fréquemment jusqu'à midi. Le surlendemain, G... ressent encore des douleurs dans la région lombaire, douleurs intenses, gravatives, non irradiées; mais la miction n'est plus modifiée dans sa fréquence, elle demeure seulement un peu plus difficile que d'habitude. G... continue à se relever la nuit pour uriner.

Le 23 novembre au matin, G... observe que les urines de la nuit (trois mictions) ont un aspect sanglant. Elles ne renferment aucun caillot. Les mictions n'ont pas été douloureuses. Dans le courant de la journée, mictions un peu augmentées de fréquence, mais toujours sanglantes. Donc l'hématurie semble totale. Dans la nuit suivante, du 23 au 24 novembre, G... pisse souvent et très peu à la fois. Le matin du 24, au réveil, la miction est impossible. Un médecin est appelé. Il essaye le cathétérisme de la vessie, mais sans succès, et G... entre à l'hôpital dans la nuit du 24 au 25. Avant la visite du matin, il a rendu en plusieurs mictions, toutes très douloureuses, environ un verre d'urine très rouge.

Évacuation de la vessie, le 25 au matin. On retire trois litres d'urine marc de café et renfermant quelques petits caillots. On laisse une sonde à demeure. L'eau du lavage ressort claire. La prostate est grosse, souple, très étalée. Les reins ne sont pas sentis par la palpation. Bon état général. Les jours suivants, urines un peu troubles mais non teintées de sang.

Le 29 novembre, on enlève la sonde à demeure. Mais le malade reste en état de rétention complète. Le cathétérisme de la vessie présentant de grandes difficultés, on remet la sonde à demeure, le soir du 1er décembre. Les urines sont claires.

Le 6 décembre, on ne constate aucune modification appréciable dans le volume de la prostate.

Le 17 décembre, on retire la sonde à demeure, et le malade peut se sonder tout seul, assez facilement. La prostate a diminué de volume. Le lobe gauche paraît normal. Le lobe droit est gros mais souple et régulier.

G... revient dans la suite, à la Terrasse, une fois par semaine, pour se faire laver la vessie. Chez lui, il fut obligé, jusqu'à la fin de janvier 1901, de se sonder pour uriner. Au mois de février 1901, il pouvait commencer à uriner seul, le jour, mais continuait néanmoins à se sonder deux fois par jour d'abord, plus tard, une fois, pour vider sa vessie. A chaque sondage, il retirait environ un verre à bordeaux de résidu.

Le 9 juin 1901, ne pouvant se sonder depuis plusieurs jours qu'avec de grandes difficultés, et en déterminant de petites hémorrhagies, G... rentre de nouveau à la salle Velpeau. Les urines sont troubles et teintées de sang. On constate que la prostate est grosse, régulière, un peu dure, on n'atteint pas sa limite supérieure; latéralement elle confine aux branches ischio-pubiennes. Par le palper combiné au toucher rectal, on ne sent pas de saillie dans l'intérieur de la vessie. Le lobe droit paraît plus volumineux que le lobe gauche. L'urèthre est libre ; légère saillie du lobe médian au niveau du col vésical, n'empêchant pas la pénétration de la boule d'un explorateur dans la vessie. La sonde retire de la vessie un résidu de 160 grammes.

Le malade a de la fièvre (température de 40° à l'entrée) qui persiste en décroissant pendant une huitaine de jours. On ne note cependant rien de particulier ni du côté des reins ni dans les autres appareils.

Examen chimique des urines (14 juin) par M. Debains.

Aspect.	trouble
Couleur.	jaune orange, un peu rougeâtre
Réaction	acide
Densité.	1.013
Urée	17gr,50 par litre

Chlorures.	2 45	par litre
Phosphates.	0 55	—
Albumine.	3 90	—
Glucose.	néant	

Présence manifeste de l'urobiline.

L'examen histo-bactériologique pratiqué par M. Motz révèle la présence de nombreux leucocytes, de quelques hématies et de nombreuses bactéries. Il n'y a ni cylindres rénaux, ni bacilles de Koch.

Le malade est soumis au régime lacté absolu. Chaque jour on pratique un cathétérisme. Le malade ne vide pas sa vessie. Le résidu moyen est de 100 à 120 grammes d'urine trouble.

Trois nouvelles analyses chimiques des urines ont été faites par M. Debains le 18 juin, le 3 et le 8 juillet.

18 juin :

Quantité des 24 heures . . .	2l,200			
Aspect	trouble			
Couleur.	normale			
Odeur.	forte			
Réaction	alcaline			
Densité.	1.014			
Urée	17gr,20	par litre	37gr,80	par 24 heures
Chlorures	1 40	—	3 10	—
Acide phosphorique.	1 85	—	4 07	—
Albumine	3 50	—	7 70	—

Ni glucose, ni urobiline, ni pigments biliaires.

3 juillet : pour 3 litres d'urines troubles éliminées en 24 heures.

Urée.	33gr,90
Chlorures	4 80
Acide phosphorique.	4 05
Albumine	0 20

Le 8 juillet, il n'existe plus que de légères traces d'albumine dans les urines.

G... quitte le service le 10 juillet continuant à ne pas vider sa vessie. Il se sonde chez lui, deux fois par jour, retire chaque fois le résidu habituel et vient à la Terrasse, une fois par semaine, pour se faire laver la vessie.

Il rentre enfin, à la salle Velpeau, le 25 août, pour subir la prostatectomie.

L'examen chimique des urines pratiqué le 26 août par M. Ruault, interne en pharmacie du service, montre, pour une quantité d'urines de 2l,250 rendues dans les 24 heures :

Urée	12gr,86 par litre
Chlorures	11 15 —
Phosphates	1 45 —
Albumine	néant
Sucre	—

Ces urines sont légèrement troubles.

Opération le 27 août par M. Albarran. *Prostatectomie périnéale.* La vessie est préparée comme d'habitude, et remplie, avec le cathéter cannelé coudé, de 300 centimètres cubes de solution de sublimé très faible. Le cathéter est maintenu sur la ligne médiane, son bec engagé dans l'urèthre prostatique.

Incision bi-ischiatique. transversale. Incision du raphé ano-bulbaire. Découverte du bulbe de l'urèthre. Périnée très épais, ischions très rapprochés. Rapidement, on découvre le sommet de la prostate. Mais, latéralement, les bords antérieurs des releveurs gênent, et on les sectionne entre deux pinces.

Incision médiane et antéro-postérieure de la capsule prostatique. Saisissant, avec les pinces, chaque lèvre de la capsule, on décolle assez facilement celle-ci du tissu prostatique et le décollement est poussé aussi loin que possible dans tous les sens. La capsule présente une certaine épaisseur : elle est résistante, et ne déchire pas. Cependant, décollement moins facile sur le bord gauche de la prostate où siègent des adhérences plus intenses de la capsule avec la prostate. Cela fait, on retire les pinces à capsule dont la présence gêne, tant le champ opératoire est petit, on retire de même les pinces appliquées sur les tranches de sections des releveurs. Il n'y a point d'hémorrhagie.

Incision médiane et longitudinale de la prostate étendue jusqu'à la paroi uréthrale, sur le cathéter cannelé coudé comme guide. L'incision commence en arrière du sphincter membraneux et mesure environ 2 centimètres. Saisissant, avec la pince à prostate, le tissu du lobe droit, on sculpte dans ce tissu la paroi uréthrale et on extirpe très vite le lobe droit en entier en le désinsérant moitié avec l'index, moitié avec les ciseaux.

Mêmes manœuvres sur le lobe gauche. Mais la décortication est ici plus difficile, il faut agrandir un tant soit peu la boutonnière uréthrale médiane avec le ciseau, mettre le doigt dans la vessie et faire saillir sa base à laquelle adhère fortement le restant de la prostate hypertrophiée. Par ce moyen, on extirpe, par fragments, lobe gauche et lobe moyen à l'aide du ciseau ou de l'index seul.

Finalement, exploration, avec le doigt mis dans la vessie, de la base de celle-ci et de la région du col qui sont encore épaissis en certains points par quelques lobules isolés. On les enlève facilement. Il ne reste plus, de la prostate, que la paroi uréthrale sculptée avec soin, épaissie et dilatée, trop longue, dorénavant, pour la reconstitution du canal; il faut exciser, aux ciseaux, cet excès de paroi (c'est de la paroi inférieure seule qu'il s'agit). On termine en reconstituant la brèche uréthrale avec du catgut n° 2, par points séparés; on établit le drain vésical à la partie antérieure de l'urèthre prostatique. Régularisation de la plaie, abrasion des fragments de capsule; on ne reconstitue pas les releveurs sectionnés, mais il faut mettre un fil à ligature sur l'une des tranches de section du muscle.

Tamponnement serré et profond, fixation du drain à la lèvre antérieure de l'incision cutanée. Deux crins de Florence aux extrémités de la plaie. Pansement.

L'opération, conduite exactement selon la technique adoptée dès les premières prostatectomies, sans aucun à-coup et sans perte de sang, a duré 35 minutes.

Le poids de la prostate extirpée est de 51 grammes.

Suites opératoires. — Le 28 août, température normale. Vomissements chloroformiques. Léger suintement de la plaie. On change les pièces externes du pansement; 0gr,05 d'extrait thébaïque en pilules.

29 août, pansement. On retire les mèches qui tamponnent la plaie. Celle-ci saigne légèrement. Nouveau tamponnement à peine serré. Pas de température. Encore quelques nausées. Constipation continuée. Chaque jour on fait deux lavages de la vessie avec la solution boriquée et un lavage avec la solution de nitrate d'argent à 1 p. 1.000. Les urines sont dépourvues de sang. La quantité émise est de 1.200 grammes; aspect légèrement trouble.

30 août. Nouveau pansement. La plaie ne saigne plus. Température normale.

1er septembre. Lavage de la plaie avec la solution de nitrate d'argent à 1 p. 1.000. Cessation de l'administration de l'extrait thébaïque.

2 septembre. Le malade va à la selle par lavements. Pansements secs.

3 septembre. On retire le drain vésical et on met dans la vessie une sonde à demeure n° 18 avec le grand mandrin courbe. Les urines sont claires.

5 septembre. Changement de la sonde à demeure. Rien de particulier.

8 septembre. Bon état. On note qu'il passe quelques gouttes de liquide par la plaie périnéale lorsqu'on injecte dans la vessie plus de 80 grammes de liquide au moment des lavages.

9 septembre. On retire la sonde à demeure. Dans la journée, le malade a uriné par la verge, mais en très faible quantité. Toute l'urine sort par le périnée. On remet la sonde et l'on constate que la vessie renferme 120 grammes d'urine. Mais le malade ayant uriné par le périnée une heure et demie auparavant, on en conclut que la vessie se vide.

10 septembre. On retire définitivement la sonde à demeure. On passe dans l'urèthre les béniqués 45, 46, avec quelque difficulté. Il existe un ressaut, profondément, un peu avant la pénétration dans la vessie. Dans la journée, le malade a éprouvé le besoin d'uriner à 2 heures et à 4 heures. Il a cherché à uriner debout, selon la recommandation qui lui avait été faite, et en pressant avec la main, d'avant en arrière, sur le périnée. Néanmoins, aux deux tentatives de mictions, très peu d'urine est sortie par la verge, toute l'urine continue à sortir par le périnée. Cependant, on sonde de nouveau la vessie et celle-ci est absolument vide.

11 septembre. Premières mictions par la verge, de 200 grammes, dans la journée, aussitôt le pansement du matin. Les mictions de la nuit sont moins parfaites.

12 septembre. En quatre mictions, le malade urine 300 centimètres cubes par la verge. Le soir, on trouve un résidu vésical de 10 grammes. La vessie est continente. Le liquide injecté dans la vessie par l'urèthre ne sort par le périnée que lorsque sa quantité dépasse 200 grammes. La plaie commence à se rétrécir et présente un très bon aspect. Les urines rendues par la verge sont légèrement troubles.

14 septembre. Dilatation du canal avec les bougies béniqués 48 et 49. 800 grammes d'urines par la verge en 24 heures. Le malade ne mouille guère son pansement que la nuit, quand il veut uriner sans se lever de son lit.

17 septembre. La quantité des urines émises par la verge augmente progressivement. Continuation de la dilatation uréthrale avec les béniqués 50, 55, 60. Cathétérisme délicat. Il ne faut pour ainsi dire pas tirer sur la verge pour que le cathéter puisse franchir l'obstacle de l'urèthre prostatique, partiellement reconstruit, au cours de l'opération. Jusqu'ici la sonde ne pénètre dans la vessie qu'avec l'aide du mandrin. Vide sa vessie.

18 septembre. Urines rendues par la verge, 1.750 grammes. Elles sont claires. Le malade ne se mouille pour ainsi dire plus. Il urine toutes les 2 heures le jour, trois ou quatre fois la nuit. Le besoin d'uriner n'est pas impérieux. Mictions non douloureuses.

27 septembre. Béniqués 56, 58, 60 passent très facilement. La vessie est vide. Mais la sonde béquille n'a pu être introduite qu'à l'aide du mandrin. Urines claires. La plaie du périnée n'est pas encore complètement fermée, mais elle ne laisse plus passer d'urine.

30 septembre. Le malade souffre depuis hier d'une épididymite gauche légère sans épanchement vaginal. On cesse le passage des béniqués dans l'urèthre. Plaie à peu près fermée.

10 octobre. Plaie non encore complètement fermée. Passage des béniqués 50, 55, 58 très facile. Léger ressaut profondément au delà du sphincter membraneux, sonde béquille 18 introduite avec le mandrin ; seule,

elle ne pénètre pas. La vessie se vide. Le malade venant de pisser on ne retire que quelques gouttes d'urines claires.

On fait l'expérience suivante : deux seringues d'eau boriquée, c'est-à-dire 300 centimètres cubes d'eau, sont injectés dans la vessie et la sonde aussitôt retirée. Cette quantité provoque le besoin. Donc, la vessie a une capacité normale. Le malade se lève aussitôt et rejette, debout, le liquide injecté sans presser sur son périnée. Deux gouttes de liquide, seules, sortent par la plaie non encore fermée. On mesure la quantité d'urine rejetée, elle égale celle qui a été tout à l'heure mise dans la vessie. Donc, le malade vide bien sa vessie, fait d'ailleurs constaté dès qu'on a retiré la sonde à demeure, le 10 septembre. Le jet du liquide est rapide, facile, non douloureux. Disparition de l'épididymite gauche.

17 octobre. Plaie non encore complètement fermée. On ne peut mettre de sonde dans la vessie qu'à l'aide du mandrin courbe. La vessie présente un résidu de 10 grammes, mais cet examen est fait après une miction ordonnée au malade. On passe les béniqués 50, 55 et 58. Injection de teinture d'iode dans la petite fistule périnéale.

19 octobre. La plaie périnéale est complètement fermée. La sonde peut entrer dans la vessie sans mandrin, mais il a fallu incliner son bec à gauche. Nouveau passage des gros béniqués. La vessie se vide complètement. Les urines sont claires.

Le malade quitte l'hôpital le 26 octobre; deux mois après son opération, la plaie périnéale reste fermée. La cicatrice, dont le centre est légèment cupuliforme, est parfaitement souple et non douloureuse. Il urine dans la journée, 4 ou 5 fois, la nuit une seule fois. Les mictions se font très aisément ; les urines sont claires.

La contractilité vésicale n'a pas été mesurée au manomètre avant l'opération. Étudiée le jour du départ du malade elle donne les résultats suivants :

Quantité eau injectée	Hauteur manométrique	Sensations éprouvées par le malade
50	12	»
100	17	»
150	18	»
200	21	»
230	21	envie légère
300	24	moyenne
380	25	moyenne
420	26	forte
450	30	très forte

Donc, contractilité moyenne et envie retardée. Et cependant le malade urinant debout a un jet plein, rapide, fort, l'urine est projetée à 2 mètres des pieds du malade.

8 novembre. Les mictions sont toujours parfaites, peu nombreuses (quatre le jour, une la nuit), non impérieuses. La défécation s'accomplit normalement. Les urines sont claires à l'émission mais déposent légèrement par le repos.

Une sonde béquille ne peut être mise dans la vessie qu'à l'aide du mandrin. Les tentatives douces qui sont faites pour la faire pénétrer seule provoquent un léger saignement. Le malade venant de pisser sur commandement, on retire de la vessie 5 grammes d'urines claires. Lavage simple de la vessie.

Le testicule gauche n'est plus douloureux, il est souple.

Le malade a conservé ses érections. Il dit même qu'il a parfois des pollutions nocturnes. Seulement, les érections sont un peu douloureuses et il lui semble que sa verge en érection est plus courte que d'habitude. Les érections bien que conservées sont aussi moins intenses. Il estime qu'il pourrait se livrer au coït. (?)

10 novembre. La plaie périnéale s'est rouverte hier et a donné issue à du pus et à quelques gouttes d'urine. Pansement périnéal avec badigeonnage iodé. Passage de gros béniqués. Obligation d'employer le mandrin pour introduire une sonde dans la vessie. Vessie vide.

12 novembre. Plaie périnéale refermée. Le jet d'urine continue à être plein, fort, rapide, le malade peut se retenir. Mais il coule quelques gouttes d'urine dans la chemise après la miction terminée.

1er décembre. Passage des gros béniqués, facile, mais avec ressaut au delà du sphinter membraneux. Sonde mise sur mandrin. Urines claires. Vessie vide. La plaie périnéale s'est rouverte pendant 24 heures dans la semaine. Elle est aujourd'hui fermée.

26 décembre. G... très heureux de l'opération qu'il a subie, principalement parce qu'il n'a plus besoin de se sonder. Il urine actuellement 5 fois par jour, une fois la nuit. Les mictions se font normalement sans aucune douleur. Le jet est fort, raide, rapide. Les dernières gouttes sortent quelquefois sans forcer. L'urine, quand l'envie est forte, est projetée à une distance de 1m,50. On ne peut cathétériser la vessie qu'à l'aide du mandrin. La vessie est absolument vide.

G... ne s'est pas sondé une seule fois depuis son opération. Les urines sont très claires, la quantité émise par jour varie de 1 3/4 litre à 2 litres. Il ne souffre plus du testicule gauche. Il n'a remarqué aucun changement dans sa manière d'aller à la selle. Il prétend avoir eu, la nuit, quelques faibles érections. Il n'a jamais eu de pollutions nocturnes effectives depuis qu'il est opéré, malgré plusieurs rêves érotiques qui lui avaient laissé l'impression d'éjaculations terminales. L'état général est redevenu excellent, G... a repris son métier, il est tailleur. Pendant un certain temps, il éprouvait quelques douleurs périnéales en s'asseyant. Aujourd'hui, ces douleurs n'existent plus.

25 février. G... revient nous voir, Il a souffert dans le courant du mois

de janvier d'une orchite gauche qui a été très douloureuse. On avait passé, quelques jours avant le début de cette orchite, un gros béniqué dans l'urèthre. Actuellement le testicule gauche est encore augmenté de volume et il y a un léger épanchement vaginal.

Urines claires. Mictions très faciles, une par nuit, 4 à 5 par jour. Pas d'incontinence. Ne souffre pas en urinant. Il lui est arrivé quelquefois de perdre quelques gouttes d'urine par la verge en toussant. Plaie restée définitivement fermée depuis le 15 janvier où elle s'était rouverte pour la quatrième fois en donnant passage à quelques gouttes d'urine. A plus de facilité pour aller à la selle. Très bon état général. Absence d'érections.

Le malade conserve une certaine difficulté pour s'asseoir, depuis son opération (1).

Obs. III. — *Hypertrophie de la prostate. Calcul fragmenté spontanément dans la vessie. Rétention incomplète. Prostatectomie périnéale. Extraction de calculs. Blessure du rectum. Fistule uréthro-rectale.*

L..., âgé de 67 ans, est venu consulter une première fois à la Terrasse en août 1901, pour une rétention d'urine causée par l'arrêt d'un calcul dans l'urèthre.

Cet homme n'a pas de passé uréthral mais un passé vésical.

Il y a 20 ans, sans cause occasionnelle apparente, sans traces d'écoulement, en l'absence de tout cathétérisme et de toute maladie infectieuse, il a présenté des phénomènes de cystite qui ont duré trois mois avec mictions fréquentes, impérieuses, douleurs, légère hématurie terminale et urines troubles. Ces phénomènes de cystite ont cédé à un traitement anodin : bains de siège, boissons abondantes...

Plus tard, rien de particulier jusqu'en 1897. Cette année-là, les mictions deviennent de plus en plus fréquentes, 8 à 10 fois le jour, 2 à 3 fois la nuit. Elles ne sont pas douloureuses, se font sans effort. Mais L.... remarque que la marche prolongée, les voitures et les omnibus exagèrent encore la fréquence des mictions qui prennent un caractère impérieux, douloureux et s'accompagnent de petites hématuries. Ces hématuries, provoquées par le mouvement, sont totales, bien que plus accentuées au début de la miction, elles disparaissent rapidement par le repos.

Autre remarque. Lorsque L.... se retient d'uriner pendant un certain temps, la miction suivante se fait plus difficilement ; il doit attendre, faire quelques pas avant que l'urine vienne. Mais il n'a jamais eu de rétention complète d'urine nécessitant le sondage.

Le 10 février 1901, L... rend pour la première fois, en urinant, un calcul irrégulier de la grosseur d'un petit pois, de coloration brun grisâtre. Depuis, il en a ainsi rendu plus de vingt ayant les mêmes caractères.

(1) Malade revu le 17 avril. Vide sa vessie. Urines claires. Erections rares, mais suffisantes.

Le début de l'expulsion de ces calculs a coïncidé avec deux faits sur lesquels le malade est très affirmatif :

1° La disparition complète des petites hématuries auparavant si fréquentes ;

2° Les urines de claires qu'elles étaient restées jusque-là sont devenues troubles.

Depuis le début de l'émission des calculs, il y a eu maintes fois arrêt brusque du jet d'urine au cours de la miction. Mais cet arrêt a toujours été de peu de durée.

Le 10 août dernier, nouvelle rétention d'urine causée par l'arrêt de calculs dans l'urèthre. Le calcul est arrêté à la partie spongieuse de l'urèthre. On retire facilement quatre calculs avec la pince de Collin.

Le 6 septembre, nouvel accident du même genre. On retire trois gros calculs arrétés à la partie profonde du méat.

Depuis qu'il rend des calculs par l'urèthre, le malade remarque que le trouble de ses urines augmente. De même, les calculs expulsés dans ces derniers temps avaient une coloration plus blanche et une consistance friable.

Dans son histoire, ce malade ne présente aucune trace de lithiase rénale.

A l'exploration de l'urèthre, on trouve un léger rétrécissement profond du méat. La traversée prostatique est disposée en filière assez étroite et longue. Saillie du lobe médian. Dans l'urèthre prostatique sont engagés des calculs que l'on refoule aisément, avec l'explorateur, du côté de la vessie. Dans la vessie, nombreux calculs, le plus volumineux paraissant avoir, d'après l'exploration métallique, 1 centimètre et demi.

La vessie ne se vide pas. On trouve, après miction, un résidu variant de 100 à 150 grammes, selon les jours. La prostate présente une hypertrophie régulière mais plus marquée sur le lobe gauche.

Testicules et épididymes sains. Reins non sentis. Rien de particulier dans l'examen des divers autres appareils.

Examen clinique des urines (par M. Debains).

Quantité	1.300 grammes en 24 heures.				
Aspect.	trouble.				
Couleur	jaune clair.				
Odeur	forte.				
Réaction	alcaline.				
Densité	1.017.				
Urée	17gr,30	par litre,	22gr,50	par 24 heures.	
Acide phosphorique .	1 60	—	2 13	—	
Chlorures	8 80	—	11 40	—	
Albumine.	traces.				
Glucose	néant.				

Examen de la contractilité vésicale : envies non retardées, mais pression un peu faible.

Opération le 21 septembre par M. Albarran. *Prostatectomie périnéale.* — Le malade est préparé comme d'habitude et la vessie chargée de 300 centimètres cubes d'une solution de sublimé très faible.

Incision transversale du périnée, bi-ischiatique. Découverte du bulbe de l'urèthre. Incision du raphé ano-bulbaire. Découverte du bec de la prostate. Séparation au doigt de la paroi rectale, profondément. Elle est, de suite, confiée à une large valve protectrice. On n'incise pas les releveurs. Le périnée est moyennement épais, l'espace bi-ischiatique a des dimensions suffisantes ; il ne gêne pas, comme dans certains cas, par son étroitesse.

Incision médiane de la capsule avec le bistouri. Amorcement du décollement capsulaire avec les ciseaux. Comme toujours, la capsule adhère plus sur la ligne médiane que partout ailleurs. On poursuit le décollement capsulaire aussi loin que possible, mais la capsule se déchire des deux côtés. Le décollement est imparfait.

Incision du tissu prostatique antéro-postérieure et médiane, y compris la paroi inférieure de l'urèthre, sur la cannelure du cathéter prise comme guide.

Sans quitter le bistouri, on amorce la séparation de l'urèthre d'avec la prostate, en coupant en plein tissu prostatique, assez loin de l'urèthre que l'on veut ménager. Cet amorcement se fait très bien pour chaque lobe qui est extirpé séparément et en entier, mi-partie au bistouri, mi-partie avec les doigts. Jusqu'ici, le liquide injecté dans la vessie ne sort pas par la brèche uréthrale.

L'index gauche est mis dans la vessie et il cherche à faire saillir, en agissant comme un crochet, les portions restantes de prostate. Les ciseaux agissent sur ces restes prostatiques, avec le doigt vésical comme guide, et ils les extirpent très vite. Mais, autant l'on apporte d'attention dans l'extirpation des fragments de prostate accolés à la paroi vésicale, autant l'on se préoccupe peu d'entamer plus ou moins la paroi uréthrale aux abords de la brèche qui lui a déjà été volontairement faite, car l'urèthre prostatique est dilaté et il faudra tout à l'heure en réséquer une partie. On constate ainsi, un doigt dans la vessie, l'autre en dehors d'elle, que tout le tissu prostatique a été enlevé.

On en vient alors aux calculs contenus dans la vessie. A l'aide de la petite tenette courbe, on sort 7 ou 8 calculs de volume variable ; l'un de ces calculs plus gros est facilement broyé avec la tenette. Un autre a une forme cylindrique très nette, la plupart sont mous, friables, blancs. Quelques-uns présentent à leur centre ou bien sur l'une de leurs faces un noyau manifestement urique, gris et dur. Lavages de la vessie avec le nitrate d'argent à 1 p. 1.000. Elle saigne modérément. On achève par régularisation de la paroi de l'urèthre prostatique qui est suturé incomplètement avec du catgut. Excision des débris de capsule, mise en place du drain vésical par la partie antérieure de l'urèthre non fermée. Le drain fonctionne bien et la suture uréthrale est parfaite. Tamponnement et pansement. Poids de la prostate enlevée est de 36 grammes. Tous les calculs réunis atteignent 30 grammes.

A la fin de l'opération, en retirant la valve qui protégeait le rectum, on s'aperçoit que la paroi rectale a été blessée, sans doute au début de l'opération. On répare cette plaie par une suture au catgut en deux plans.

Suites opératoires. — Les suites opératoires immédiates ont été normales. Le malade est maintenu constipé pendant quatre jours. Le quatrième jour, il va spontanément à la selle. Il rouvre sa plaie rectale et les matières sortent par cette plaie. Cette complication a malheureusement modifié ultérieurement les suites opératoires habituelles de la prostatectomie. On a retiré le drain périnéal le 7e jour et on l'a remplacé par une sonde à demeure mise par l'urèthre, à l'aide du mandrin. La communication du rectum avec la plaie était définitivement établie. La brèche était large. On a maintenu la sonde à demeure pendant deux mois. La plaie périnéale s'est fermée progressivement, mais une fistule uréthro-rectale a persisté après le retrait de la sonde. Le malade perdait alors environ le 1/4 de ses urines totales par l'anus. Quand il nous a quitté, trois mois après l'opération, il conservait un résidu vésical insignifiant de 20 à 30 grammes d'urines à peu près claires.

Pendant son séjour à l'hôpital et depuis qu'il est rentré chez lui, ce malade a subi de nombreux cathétérismes de l'urèthre avec des bougies béniqués. La fistule uréthro-rectale tend à se fermer, mais elle donne encore passage à chaque miction à une certaine quantité d'urine que le malade rend par l'anus. Il doit pisser dans la position accroupie. Sa plaie périnéale est fermée. La fistule rectale siège au-dessus du sphincter. On la sent très nettement par le toucher rectal.

OBS. IV. — *Hypertrophie moyenne de la prostate. Rétention d'urine incomplète sans attaque de rétention aiguë antérieure. Prostatectomie périnéale avec fermeture incomplète de l'urèthre et drainage cysto-périnéal. Guérison.*

B..., âgé de 62 ans, entre à la salle Velpeau le 12 septembre 1901, pour difficultés extrêmes de la miction et rétention incomplète d'urine.

Cet homme accuse, comme antécédents, une attaque de rhumatisme articulaire aigu, survenue en 1878, et qui dura 3 mois. Une blennorrhagie en 1868, à l'âge de 33 ans, qui dura 15 jours et guérit sans complications. Pas de nouvel écoulement depuis cette époque.

Les troubles de la miction paraissent avoir débuté il y a 3 ou 4 ans. Ils sont restés longtemps sans causer de gêne véritable au malade. Dans le courant de l'année dernière, retard dans l'apparition du jet de l'urine. Ce retard se montrait surtout dans l'après-midi et non le matin. Cependant, la première miction du matin était un peu plus difficile que les mictions suivantes, lesquelles se faisaient sans aucune gêne (Le début vrai remonterait donc à 8 ou 9 mois) ; pas de mictions nocturnes mais légère fréquence des mictions pendant la journée. Le malade n'a jamais été consulter de médecin.

Il y a 2 mois, surviennent des besoins d'uriner pendant la nuit et ces mictions nocturnes sont pénibles. Le jet est plus long à venir que pendant le jour et sa force est moindre. Le malade doit employer mille moyens pour arriver à pisser. Il fait des efforts, urine quelques gouttes et, quelques instants après, il éprouve une envie d'uriner encore plus impérieuse. Dans la journée, les mictions sont plus faciles, nécessitent moins d'efforts et causent moins de douleurs.

Ces troubles vont s'accentuant au point que, la nuit, le malade devait se lever une quinzaine de fois pour uriner, et, le jour, il urinait tous les quarts d'heure. En même temps, les mictions devenaient plus douloureuses que de coutume. Jusqu'alors les urines étaient restées claires. Depuis une quinzaine de jours, le malade souffre, il a des besoins d'uriner presque constants, et les urines sont devenues troubles. Cependant, il n'a jamais été fait de cathétérisme chez ce malade avant son entrée à l'hôpital.

Examen pratiqué le 13 septembre. — Urèthre antérieur libre : urèthre prostatique très allongé, la boule de l'explorateur n° 20 rencontre des irrégularités et ne peut pénétrer dans la vessie, étant arrêtée au niveau du col par une saillie très accentuée du lobe moyen de la prostate. La sonde béquille n° 20 franchit aisément cet obstacle et on recueille ainsi, le malade ayant pissé avant l'examen, 400 grammes d'urines légèrement troubles. Le malade présente donc de la rétention incomplète avec distension légère de sa vessie. Le doigt introduit dans le rectum constate que la prostate présente une hypertrophie moyenne uniforme. Prostate de consistance ferme, sans aucune bosselure. Le malade a le périnée épais et on atteint difficilement la base de la prostate. La glande fait une saillie à peine marquée du côté du rectum. On présume que l'hypertrophie intéresse surtout son lobe moyen.

Les bourses sont volumineuses, il existe un faible épanchement de liquide dans les deux vaginales. Épididymes sensibles à la pression et légèrement saillants, mais sans bosselures.

Les reins ne sont ni sensibles ni sentis à l'exploration bimanuelle. Rien à noter sur les différents appareils.

Les jours suivants, le malade a été sondé régulièrement deux fois par jour. Dans l'intervalle des cathétérismes, il a eu des envies moins fréquentes d'uriner, mais les mictions sont restées difficiles. Il n'urinait que quelques gouttes à la fois et sans douleur ; à chaque nouveau cathétérisme fait après une miction, on retirait de la vessie une quantité d'urine oscillant entre 350 et 450 grammes. On faisait ensuite un lavage de la vessie avec la solution boriquée. Peu à peu, les urines ont repris un aspect à peu près normal.

Donc le cathétérisme pratiqué régulièrement a diminué la fréquence des mictions, éclairci les urines, fait disparaître toute douleur, mais la rétention persistait sans modification.

Examen chimique des urines (18 septembre).

Quantité des 24 heures y compris l'urine retirée avec la sonde . .	1.700 centimètres cubes			
Aspect	trouble, dépôt blanc jaunâtre			
Couleur	normale			
Odeur	forte			
Réaction	alcaline			
Densité.	1.020			
Urée.	19gr,20 par litre	32gr,60 par jour.		
Chlorures	9 40	—	16 »	—
Acide phosphorique	1 90	—	3 20	—
Albumine.	traces à peine sensibles			
Glucose	néant			

L'épreuve du bleu de méthylène a montré que l'élimination commençait une heure et demie après l'injection, qu'elle atteignait son maximum à la dixième heure, qu'elle persistait minime le troisième jour.

Examen de la contractilité vésicale (méthode de Genouville).

Avant de procéder à cet examen, par l'injection progressive d'eau dans la vessie, on étudie la hauteur manométrique donnée par l'urine que la vessie contient encore, le malade venant à peine d'uriner. Or, le manomètre donne une hauteur de 24 centimètres correspondant à la pression intravésicale à laquelle l'urine est soumise. Le malade n'éprouve à ce moment aucun besoin, et la sonde donne cependant issue à 400 grammes d'urines. Le tableau confirme cette diminution très accentuée de la contractilité vésicale (Voir graphique 4, page 216).

Opération le 23 septembre 1901, par M. Albarran. *Prostatectomie périnéale.* — Les premiers temps de l'opération ne présentent rien de particulier. Même préparation de la vessie, même incision bi-ischiatique. Mais les difficultés commencent aussitôt l'incision du raphé ano-bulbaire et la découverte du bulbe de l'urèthre. Périnée très épais, très vasculaire et surtout dimensions très exiguës du diamètre bi-ischiatique qui ne mesure que 5 centimètres et demi. La découverte de la prostate est poursuivie avec les doigts. Les deux releveurs de l'anus sont très développés. On voit très nettement leurs bords antérieurs former une sorte de sangle à concavité antérieure qui ne s'écarte pas sous la poussée des doigts, et oblige à la section entre deux pinces des deux reliefs musculaires. Après cette section, découverte facile du champ prostatique. Section médiane de la capsule prostatique avec le bistouri. Chaque lèvre de la section est saisie avec la pince à capsule ; on décolle cette capsule dont la décortication s'opère mal, mais est néanmoins poussée aussi loin que possible. Section au bistouri du tissu prostatique, y compris la paroi inférieure de l'urèthre, en se guidant sur la saillie cannelée du cathéter coudé.

Amorcement, au ciseau, du lobe droit de la prostate, qui est saisie avec la pince à prostate. Cet amorcement consiste, comme d'habitude, à isoler du lobe prostatique la paroi inférieure de l'urèthre. Par traction sur le lobe amorcé et agissant, pour extirper ce lobe, tantôt avec le doigt, tantôt avec le ciseau, on ne parvient qu'à une extirpation incomplète et qui se fait par morcellement.

M. Albarran abandonne momentanément le lobe droit et opère de la même façon sur le lobe gauche dont la saillie paraît plus marquée. Le lobe gauche est ainsi extirpé en entier mais par morcellement. Agrandissement, avec les ciseaux, de la boutonnière uréthrale, mais sans atteindre le col vésical. L'index introduit, par cette boutonnière, dans la vessie, permet de déterminer le siège et le volume des fragments de prostate non encore extirpés. Il apparaît que le lobe médian est très hypertrophié et constitue à peu près la seule saillie perçue par cette exploration. On laisse l'index dans la vessie et l'on se sert de cet index pour éverser en quelque sorte le bas-fond vésical et faire saillir davantage, dans le champ opératoire, le lobe moyen cependant volumineux. Par ce moyen, l'extirpation du lobe restant se fait facilement avec le ciseau et avec le doigt.

Cette dernière manœuvre provoque une déchirure de l'urèthre qui paraît se poursuivre sur le flanc gauche du col. Avant de procéder à la suture de l'urèthre et de cette déchirure, abrasion au ciseau de la paroi inférieure de l'urèthre prostatique dilatée. Les sutures sont faites avec des fils de catgut montés sur les aiguilles de Hagedorn. Drain vésical.

L'injection d'eau dans la vessie montre que la réparation de la déchirure a été complètement faite. On termine par des ligatures hémostatiques sans reconstituer les releveurs sectionnés au début de l'opération. Tamponnement serré de la plaie. Fixation du drain vésical à la lèvre antérieure de l'incision cutanée. Suture aux crins de Florence des deux extrémités seules de cette incision.

L'opération a duré une heure et quart. Elle a été rendue particulièrement pénible par l'étroitesse extrême du champ opératoire, l'épaisseur du périnée et le saignement en nappe presque continu de la plaie. La prostate extirpée pèse 55 grammes.

Suites opératoires. — 23 septembre. Température du soir normale. Les pièces externes du pansement sont imbibées de sang et le pansement est renouvelé.

25 septembre. On retire les mèches de la plaie (5e jour). Nouveau tamponnement moins serré. Urines troubles. Lavages quotidiens de la vessie avec le nitrate d'argent à 1 p. 1.000. Le malade présente une orchi-épididymite gauche avec vaginalite. On soulève fortement les bourses avec le pansement.

30 septembre. Le drain tombe spontanément. On ne peut introduire de sonde dans la vessie même avec le mandrin. Grands lavages de l'urèthre et de la plaie. Le malade est laissé sans sonde. Il urine entièrement par la plaie périnéale.

1er octobre. On n'a pu introduire une sonde dans la vessie qu'avec l'aide de l'index mis dans la plaie. Sonde à demeure. Grands lavages de l'urèthre, de la vessie et de la plaie. Les urines rendues sont claires. Mais le soir, température de 38°. Le malade a eu un petit frisson dans la journée. On refait le pansement et on lave la vessie et la plaie avec le nitrate d'argent à 1 p. 1.000. Les jours suivants nouveaux lavages et pansements.

7 octobre. On retire la sonde à demeure définitivement. Toute l'urine sort par le périnée. Passage des béniqués 40 et 45 avec quelque difficulté. Le malade est très pusillanime.

10 octobre. On sonde la vessie après une miction. Elle ne contient pas d'urine.

11 octobre. Le malade urine toutes les heures pendant le jour, 2, 3 fois la nuit; mictions très faciles. A uriné 1.300 grammes en 24 heures par la verge. Pansement à peine mouillé. Lorsque le malade se lève, il ne perd pas ses urines par la verge, mais l'urine sort en petite quantité, par le méat, dès qu'il fait un effort et surtout quand il tousse. Urines claires.

3 novembre. Le malade urine à 2 mètres; couché, il peut retarder ses mictions. Debout, il doit uriner aussitôt qu'il en a envie. Quand il tousse l'urine ne sort plus par la verge involontairement. Plaie fermée, il urine toutes les heures et demie le jour. Dort bien la nuit. La sonde n° 19 pénètre dans la vessie sans mandrin.

4 novembre. Le malade quitte l'hôpital.

21 novembre. Le malade a repris son service de maître d'hôtel. Il est dans un parfait état de santé. Depuis qu'il est opéré, ses mictions ne lui ont pas donné la moindre inquiétude, il urine comme « à vingt-cinq ans » une fois la nuit, de temps à autre, et cinq ou six fois seulement par jour. Les mictions ne sont pas impérieuses, le jet est très facile, très rapide, gros, il se termine brusquement. L'urine est projetée à plus de 1m,50. Quand le malade tousse et qu'il est debout, il sort, parfois, quelques gouttes d'urine par le méat. Les urines sont claires; le malade a des érections rares et faibles. Pas d'éjaculation. Il dort bien. La plaie périnéale est restée fermée; cicatrice souple.

La sonde béquille n° 18 entre très facilement dans la vessie. Aussitôt une miction faite devant nous, on retire de la vessie 10 centimètres cubes d'urine très claire dans laquelle flotte un petit filament. La vessie a une capacité de 140 centimètres cubes. Avec cette quantité de liquide, elle rejette le liquide qui s'écoule violemment entre la sonde et les parois de l'urèthre, et la sonde elle-même est refoulée hors de la vessie.

7 janvier 1901. Le malade va très bien. Six à sept mictions par jour. Se lève une fois la nuit, mais non régulièrement, mictions non impérieuses, très faciles. Le jet va à $1^{m},50$ et parfois même à $1^{m},75$. Urines limpides sans dépôt. Plaie restée fermée. Cicatrice non douloureuse. Il a eu une nouvelle poussée d'orchi-épididymite, fin décembre, du côté droit. Pas de modification de l'acte de la défécation. Absence totale d'érection.

On ne peut sonder le malade qu'à l'aide du mandrin. Sonde n° 18. Vessie absolument vide aussitôt une miction commandée. Capacité, 120 grammes. Le malade conserve un épanchement vaginal à droite et un noyau insensible dans la queue de l'épididyme de ce côté.

10 février. Urine 7 à 8 fois par jour. Peut rester 3 ou 4 heures le jour sans uriner. La nuit, se lève une fois, sinon pas du tout. Mictions faciles, quelquefois impérieuses. Perd de temps à autre quelques gouttes d'urine quand il tousse. Le jet va à $1^{m},50$.

Canal facile à franchir avec sonde n° 18 dont il faut tourner le bec à gauche. Vessie vide. Capacité vésicale faible (60 grammes). Le liquide ressort tout de suite entre le canal et la sonde et le besoin d'uriner devient très pressant. Très bonne contractilité vésicale. Longueur totale de l'urèthre : 20 centimètres.

Epanchement vaginal double, ancien, plus marqué à gauche.

Plaie bien cicatrisée, souple, non douloureuse. Par le toucher rectal, on sent, à la place de la prostate, une plaque de contours mal limités, non douloureuse, mobile.

Erections très faibles, rares. Etat général très bon.

Obs. V. — *Hypertrophie de la prostate. Calculs vésicaux. Deux lithotrities antérieures. Rétention incomplète. Cystite. Prostatectomie périnéale. Extraction d'un calcul. — Guérison.*

M. Br... est âgé de 68 ans.

En 1870 et pendant les années suivantes, plusieurs attaques de rhumatisme.

En 1885, rétention aiguë complète survenue sans aucune cause apparente. On sonde le malade et on laisse la sonde à demeure. Les urines renferment des mucosités et du sable. Après cet accident, le malade éprouve des difficultés de la miction. Il doit se sonder pour vider complètement sa vessie. Les envies d'uriner sont très fréquentes. Les douleurs se montrent quand il marche, quand il va en voiture. Les urines continuent à déposer du sable et des mucosités. Cet état dure jusqu'en 1890, en s'aggravant.

En juillet 1890, lithotritie par M. Guyon pour un calcul de 3 centimètres. Dans la suite, traitement par lavage de la vessie à l'eau boriquée et au nitrate d'argent, pendant 6 mois.

En décembre 1891, crises de coliques néphrétiques qui se répètent fréquemment jusqu'en septembre 1892. A cette époque, le malade dit avoir perçu très nettement la chute d'un calcul dans sa vessie. Durant tout ce temps, les troubles vésicaux persistent, le malade ne peut uriner que dans la position assise avec de vives douleurs dans le bas-ventre. Les urines sont fétides et contiennent du sable et des mucosités. Les sables sont analysés, ils sont formés de phosphates et d'oxalates.

Le 10 octobre 1892, deuxième lithotritie par M. Guyon pour deux petits calculs. Même traitement consécutif suivi scrupuleusement, et la santé se maintient relativement bonne jusqu'en 1900. Mais les urines deviennent très fétides et continuent à renfermer du sable.

En juin 1900, nouvelle crise de coliques néphrétiques. Le malade croit percevoir encore la chute d'un calcul dans sa vessie. Une exploration vésicale reste cependant négative. On conseille les lavages fréquents de la vessie à cause de l'état des urines.

En mai 1901, les souffrances redoublent. Les envies d'uriner deviennent excessivement fréquentes. Le malade, quand il se sonde aussitôt une miction, retire encore 250 grammes d'urines très troubles. Il prend alors l'habitude de se sonder fréquemment. Les douleurs deviennent atroces, surtout pendant la marche et les courses en voiture.

M. Albarran, consulté le 8 octobre, diagnostique une hypertrophie de la prostate avec calculs vésicaux multiples, et il conseille la prostatectomie.

Opération par M. Albarran, *le* **11** *octobre* **1901.** ***Prostatectomie périnéale avec cysto-drainage. Extraction de calculs vésicaux.*** — Dès le début de l'opération, on prévoit de grandes difficultés opératoires à cause de l'étroitesse extrême de l'espace compris entre les branches ischio-pubiennes.

Préparation habituelle du malade. La découverte de la prostate est difficile. Le bistouri, malgré le guide dont lui sert le cathéter uréthral, se perd un instant dans la musculeuse rectale. Cependant, on s'assure, avec le doigt revêtu d'un imperméable, que la paroi rectale n'est pas lésée.

Décollement du rectum difficile. Mise en place de la valve fixée automatiquement. Capsule prostatique, adhérente, indécorticable. Longue brèche uréthrale faite au bistouri sur la cannelure du cathéter comme guide. Elle s'étend jusqu'au col sans l'entamer. Extirpation extracapsulaire du lobe droit sans hémorrhagie. Extirpation du lobe gauche également extracapsulaire, mais avec hémorrhagie. Il faut mettre des pinces. On doit agrandir la brèche uréthrale du côté du col pour sortir le calcul vésical qui ne peut être broyé avec les tenettes. On n'essaye pas le lithotriteur de Guyon pour faire ce broiement. Le calcul est extrait intact. Il pèse 23 grammes. C'est un calcul urique avec chemise phosphatique.

Lavages de la vessie avec le nitrate d'argent à 1 p. 1.000. Résection des deux lèvres de l'incision uréthrale. La vessie saigne modérément. On répare la brèche uréthrale avec du catgut monté sur aiguilles de Hagedorn. Pas de déchirures vésicale ni uréthrale. Drain mis dans la vessie et fixé à la lèvre antérieure, de l'incision cutanée. On doit faire l'hémostase sur des débris de la capsule qui saignent dans le fond de la plaie. Pansement par tamponnement modérément serré. Fermeture incomplète de la plaie. On termine par la résection des deux canaux déférents au niveau de la région inguino-scrotale. Durée de l'opération : une heure.

La prostate extirpée présente une hypertrophie glandulaire ; elle pèse 20 grammes.

Suites opératoires. — 11 octobre. Température le soir : 37°,3.

12 octobre. Pansement externe. Température normale.

13 octobre. On retire les mèches du pansement. Chaque jour plusieurs lavages de la vessie avec de l'eau boriquée, un lavage au nitrate d'argent.

15 octobre. On retire le drain périnéal. Mise d'une sonde à demeure par l'urèthre avec le mandrin. Température toujours normale.

17 octobre. Le malade est purgé. Le lendemain, il commence à manger comme à l'ordinaire.

21 octobre. On retire définitivement la sonde. Les deux premiers jours, toute l'urine sort par la plaie.

24 octobre. En plusieurs mictions spontanées, le malade urine 900 grammes en 24 heures.

25 octobre. Un litre d'urine par la verge. Le reste de l'urine sort par le périnée. Le malade commence à se lever.

26 octobre. 1.200 grammes d'urines par la verge.

28 octobre. L'urine est sortie par le périnée plus abondamment que d'habitude, depuis hier, dans la nuit. Il y a eu un litre d'urine par mictions spontanées ; à midi, aussitôt une miction, résidu vésical de 100 grammes d'urine trouble. On continue les lavages vésicaux comme précédemment.

29 octobre. Résidu vésical : 60 grammes.

30 octobre. Résidu vésical : 65 grammes. Le périnée donne passage à très peu d'urine.

1er novembre. De nouveau, la fistule périnéale laisse passer beaucoup d'urine. Résidu vésical de 75 grammes.

Les jours suivants, on continue les lavages vésicaux au nitrate d'argent et à l'eau boriquée. L'écoulement périnéal diminue.

7 novembre. Résidu vésical de 40 grammes. L'écoulement d'urine par le périnée est insignifiant.

8 novembre. Passage des béniqués 21, 22, 23 ; le lendemain, on passe les nos 23, 25, 26, et, les jours suivants, on continue les séances de béniqués.

13 novembre. On passe les béniqués 50 et 51. Il existe encore un léger suintement périnéal.

15 novembre. Béniqués 54, 55, 56. Résidu vésical, le matin, 120 grammes ; le soir, 40 grammes. L'écoulement périnéal augmente.

16 novembre. Béniqués 56, 58. Résidu vésical, le matin, 80 grammes ; le soir, 40 grammes. L'écoulement périnéal augmente. On fait deux lavages vésicaux au nitrate, chaque jour.

21 novembre. Résidu vésical, le matin, 60 grammes ; le soir, 50 grammes. L'écoulement périnéal ayant augmenté on remet la sonde à demeure. On touche la plaie depuis plusieurs jours avec de la teinture d'iode à chaque pansement ; malgré la sonde, le malade souffre d'envies d'uriner.

24 novembre. On enlève la sonde à demeure.

25 novembre. Plus d'écoulement périnéal, la nuit expulsion de deux petits calculs. La fistule présente une profondeur de 2 millimètres.

29 novembre. Le malade quitte la maison de santé.

Il a donné de ses nouvelles le 20 décembre. Il continue à se laver la vessie deux fois par semaine avec de l'eau boriquée et du nitrate d'argent, le résidu vésical varie à chaque cathétérisme entre 45 et 8 grammes. L'urine s'éclaircit. Elle dépose au fond du vase par le repos. Le malade urine toutes les 3 ou 4 heures pendant le jour, la nuit il se lève deux fois. Il dort très bien. Mictions non douloureuses et faciles. L'état de santé est transformé. Le malade continue le traitement ordonné au départ, c'est-à-dire deux verres d'eau de Contrexéville, le matin, à jeun, et deux mesures de pipérazine Midy au début des deux principaux repas.

En janvier, il annonce que le résidu vésical tend à diminuer. Il ne dépasse jamais 20 grammes. Souvent il n'est que de 10 à 12 grammes. Les urines sont troubles. La plaie périnéale reste fermée. L'état général se maintient très satisfaisant. Le malade ne souffre plus et pisse avec facilité.

Obs. VI. — *Hypertrophie de la prostate. Début de la maladie il y a quatre ans. Une attaque de rétention aiguë en août 1900. Actuellement, rétention incomplète. Le malade se sonde régulièrement depuis un an. Prostatectomie périnéale. Persistance d'une rétention incomplète faible (10 à 20 gr.). Guérison.*

C..., âgé de 73 ans, entre à la salle Velpeau le 23 octobre 1901, pour rétention incomplète avec distension vésicale.

C'est un solide vieillard qui jouit d'une bonne santé habituelle. Il a cependant été réformé, au service militaire, pour faiblesse de constitution. Mais il s'est toujours très bien porté. Il n'a jamais eu de blennorrhagie. Il y a 10 ans, il fut soigné pendant 4 ans consécutifs pour une dyspepsie dont la cause n'a pas été déterminée. D'ailleurs, il a continué à souffrir de l'estomac depuis sans s'améliorer.

Les premiers troubles urinaires ne paraissent dater que de 4 ans. Tout d'abord, fréquence inusitée des mictions qui va en s'accentuant; il urine toutes les heures pendant le jour, quatre ou cinq fois pendant la nuit. L'urine sort facilement et elle est claire mais le jet manque de force et tombe aux pieds du malade

Au mois d'août 1900, attaque de rétention aiguë complète qui dure 24 heures. Un médecin pratique le cathétérisme et provoque une petite hémorrhagie. Il conseille au malade de se sonder dorénavant tout seul. C'est ainsi que le malade se sonde tout d'abord quatre fois par jour. Seulement au bout de deux mois, premières mictions spontanées. Dès lors, le malade ne se sonde plus que deux fois par jour, une fois le soir avant de se coucher, une fois le matin. Les urines restent claires malgré les cathétérismes journaliers. Le malade explique très clairement les troubles survenus dans ses mictions. Voici comment, d'habitude, les choses se passent. Il se couche à 8 heures et demie après s'être sondé. Il dort tranquillement jusqu'à 3 ou 4 heures du matin, mais il n'éprouve le besoin d'uriner que vers 6 heures. Alors il se lève, urine trois ou quatre fois de 5 à 7 heures en très petite quantité et avec difficulté ; à 7 heures et demie il se sonde et retire environ un demi-setier ou une chopine d'urine. Puis il vaque à ses occupations et urine une quinzaine de fois pendant le cours de la journée. Par le cathétérisme du soir, il retire de la vessie autant d'urine que le matin.

Depuis un mois, les urines sont devenues troubles. Il y a eu de petites hématuries terminales, les urines renferment quelquefois des petits caillots et c'est là la raison qui amène le malade à l'hôpital. Néanmoins il continue à se bien porter, a bon appétit, n'est pas constipé.

L'urèthre est libre, sans saillie au niveau du col. La boule exploratrice le franchit très facilement. Elle reconnait un allongement certain de l'urèthre prostatique mais sans déformation de sa traversée. Aussitôt la miction, la sonde retire de la vessie 550 grammes d'urines légèrement troubles. Donc, il y a rétention avec distension.

La prostate fait une forte saillie dans le rectum. Surface égale, régulière, consistance semi-molle. Appareil génital externe sain. Les autres organes sont sains.

Examen chimique des urines, fait par M. Debains.

Quantité en 24 heures .	1 litre.
Aspect.	clair, dépôt floconneux peu volumineux.
Couleur	normale.
Odeur	normale.
Réaction	acide.

Densité	1014.
Urée	11gr,50.
Chlorures.	9gr,30.
Acide phosphorique . .	1gr,18.
Albumine.	traces.
Glucose	traces.
Urobiline.	néant.
Pigments biliaires . .	néant.

Pour faire l'épreuve du bleu, le malade ne pouvant pas uriner aux heures indiquées, on met une sonde à demeure. L'élimination du bleu commence, à la fin de la première heure. Elle a son maximum d'intensité à la 3e heure. L'élimination est moyenne à la 9e heure. Elle redevient intense à la 13e et à la 15e heure pour diminuer ensuite graduellement.

Examen de la contractilité vésicale par le manomètre (voir graphique 7, page 217).

Opération le 26 octobre par M. Albarran. *Prostatectomie périnéale. Fermeture incomplète de l'urèthre et drainage cystopérinéal.* — Temps préliminaires habituels. Découverte facile du bulbe de l'urèthre et du bec de la prostate. Inutile de sectionner les releveurs. Le décollement rectal se fait très vite, et la valve protectrice se place très facilement. On la fixe automatiquement à l'appareil de Collin. A ce moment le champ prostatique apparaît dans toute sa hauteur. M. Albarran incise l'urèthre membraneux. Par cette brèche, il introduit le cathéter cannelé coudé dans la vessie, le tourne bec en bas, et essaye (suivant la technique indiquée par Proust pour opérer sur le cadavre) de faire saillir la prostate dans le champ opératoire, dans l'espoir de pouvoir l'extirper avec plus de commodité. Mais la prostate ne descend pas. On retire donc le cathéter et on le réintroduit par le méat dans l'urèthre prostatique. L'opération continue suivant la technique habituelle.

Incision médiane et antéro-postérieure de la capsule prostatique. Décollement de chaque lèvre capsulaire fait avec le ciseau d'abord, plus tard avec les doigts, et poussée aussi loin que possible. Ce décollement est facile. Section médiane de l'urèthre prostatique qui se fait en prolongeant l'incision de l'urèthre membraneux jusqu'au voisinage du col vésical. On extirpe, alors, tout de suite, les segments antérieurs sous-uréthraux des deux lobes prostatiques. Dans cette extirpation qui se fait au ciseau, on a soin de s'éloigner de la lèvre uréthrale, autant que possible. Ce morcellement fait, le doigt peut pénétrer dans la vessie et le liquide vésical commence à sortir par la brèche faite à l'urèthre. L'index vésical reconnaît les saillies faites dans la vessie, de chaque côté du col, par les parties postérieures sous-vésicales des deux lobes prostatiques. Avec ce doigt intra-vésical comme guide, on extirpe au ciseau les restants de ces lobes. La vessie s'abaisse alors facilement, l'extirpation est aisée.

Le doigt abaisse, de même, en l'éversant hors de la brèche uréthrale, le lobe moyen de la prostate. Pour extirper ce lobe moyen, on fait une incision à la muqueuse vésicale qui le recouvre. Le lobe est alors énucléé et la muqueuse recousue.

Revenant à l'urèthre prostatique, on reconnaît que l'hypertrophie est circulaire, péri uréthrale, on finit l'extirpation du tissu hypertrophié mais avec prudence, évitant de perforer les parois de l'urèthre en se tenant loin d'elles. Finalement, excision, au voisinage de chacune des lèvres de la brèche, d'une partie des parois très dilatées de l'urèthre. Excision des débris de la capsule et reconstitution de l'urèthre. Pour cela une sonde béquille mise par la verge jusque dans la vessie sert de guide et l'on suture avec des fils de catgut, d'arrière en avant. Mise en place du drain vésical que l'on fixe à la lève antérieure de l'incision cutanée, et suture, par-devant ce drain, de l'urèthre membraneux. Pansement habituel.

Durée de l'opération, une heure. Le malade a perdu très peu de sang. L'hypertrophie prostatique était circulaire, péri uréthrale et totale. Le tissu extirpé pèse 55 grammes.

Suites opératoires. — Le soir de l'opération, température de 36°,9 ; pouls normal, pas de choc. On donne une pilule d'extrait thébaïque de 0gr,05.

Le 28 octobre. Ce matin le malade va très bien, il a très bonne mine, lit son journal, ne souffre nullement. Température 36°,8. Pouls 72 ; 500 grammes d'urines légèrement sanguinolentes. On change les pièces externes du pansement ; elles sont imbibées d'un peu de sang. Le soir température 36°,8. Pouls normal. Lavage de la vessie avec la solution de nitrate d'argent à 1 p. 1.000.

Le 28 octobre. Température 36°,9. Pouls normal ; on retire les mèches de la plaie. Nouveau tamponnement après lavage de la plaie avec le nitrate d'argent à 1 p. 1.000. Lavage de la vessie avec la même solution. Urines des 24 heures 650 grammes, elles ont l'aspect trouble ; 0gr,05 d'extrait thébaïque.

Le 29 octobre. Température normale. Langue un peu sèche. Nouveau pansement. Les mèches sont encore imbibées de sang. Lavage de la plaie comme hier. Le malade est purgé.

2 novembre. Le drain cysto-périnéal est retiré et l'on met une sonde n° 19 à demeure dans la vessie par l'urèthre à l'aide du mandrin courbe. Cette sonde entre très facilement. Pas de frissons dans la journée. Néanmoins, le soir, température 37°,6.

4 novembre. On change la sonde uréthrale ; le malade accuse une douleur dans le testicule droit. L'épididyme est un peu gros et douloureux au palper.

7 novembre. Bien que la sonde à demeure fonctionne bien, le malade ne rend par cette sonde que 800 grammes d'urines. Le reste de l'urine, proba-

blement la moitié, étant donnée la quantité d'urine rendue les jours précédents, s'écoule par le périnée. Et quand on injecte du liquide dans la vessie, ce liquide ressort autant par la plaie que par la sonde. L'index mis dans la plaie reconnaît que la sonde est sentie sur une étendue d'environ 1 centimètre ; sans doute, les fils de la suture de l'urèthre prostatique ont-ils lâché avant cicatrisation. On se rappelle que cette suture occupait une grande étendue, du col vésical à l'urèthre membraneux y compris.

11 novembre. Le malade perd moins d'urine par le périnée. On retire la sonde à demeure. Urines troubles.

12 novembre. Le malade, qui a été purgé hier, présente aujourd'hui de la diarrhée. Il perd ses matières sans s'en apercevoir. Il dit que cette incontinence des matières fécales s'est déjà présentée plusieurs fois depuis son opération. La plus grande partie de l'urine étant sortie par le périnée, on remet une sonde à demeure dans la vessie.

15 novembre. Sortie définitive de la sonde à demeure, 20 jours après l'opération. On passe les béniqués 41, 48 et 49 avec la plus grande facilité. Passage d'une sonde béquille sur mandrin. Lavage de la vessie avec le nitrate d'argent. Dans la journée, le malade essaye d'uriner, debout, en pressant avec la main sur son pansement périnéal. Mais il urine peu à la fois par la verge. La plus grande quantité des urines sort par le périnée. Le soir, à la contre-visite, je constate après une miction que la vessie est vide.

16 novembre. 600 grammes d'urines troubles par la verge en 24 heures. Passage des béniqués 49, 50, 51. Lavage au nitrate d'argent.

17 novembre. Le malade n'éprouve pas de besoin d'uriner, il pisse par « précaution ». On passe les béniqués 51, 52, 53. Résidu vésical de 15 grammes d'urines presque claires. La quantité des urines rendues par la verge a augmenté de 100 grammes depuis hier. Le malade trouve qu'il a moins mouillé son pansement que la veille. Il perd quelques gouttes d'urines la nuit par la verge sans s'en apercevoir. La plaie périnéale tend à se rétrécir.

18 novembre. 1 litre et quart d'urines claires par la verge. Le pansement retiré ce matin ne paraît pas souillé d'urine. On retire de la vessie 30 grammes d'urines claires un quart d'heure après la miction. Mais les mictions sont faites par mesure de prudence, de la part du malade, sans qu'il éprouve aucun besoin d'uriner. Et il urine ainsi toutes les 2 heures et demie, le jour comme la nuit. La sensibilité vésicale paraît très émoussée. Il sent à peine l'urine passer par la verge, mais il n'a pas d'incontinence pendant le jour. Il continue seulement à perdre quelques gouttes d'urine la nuit quand il dort et qu'il ne se réveille pas assez tôt pour uriner. Passage des béniqués 51, 54, 56 sans difficulté.

21 novembre. Les besoins d'uriner ont commencé à se faire sentir hier et cette nuit. Les mictions sont un peu impérieuses, non douloureuses. Le jet est devenu un peu plus fort. L'urine ne passe que par le périnée. Urines totales, 1 litre et demi. Passage des gros béniqués.

22 novembre. Urines plus claires. Le malade ne perd plus d'urine par la verge, la nuit, quand il dort. Mais, dans le jour, les besoins d'uriner sont impérieux. Quand le malade fait effort, en allant à la selle, l'urine sort sans qu'il puisse la retenir. Il est aujourd'hui bien réglé au point de vue des selles et n'a plus la moindre incontinence du sphincter anal.

25 novembre. Résidu, 30 grammes, après miction ordonnée. Besoins moins impérieux. Le malade urine toutes les 2 heures. Il pisse à une distance de 60 centimètres.

29 novembre. Résidu, 125 grammes, un quart d'heure après la miction. Il peut rester, la nuit, 4 heures sans uriner. L'urèthre total mesure 19 centimètres.

1er décembre. Résidu, 50 grammes, aussitôt une miction ordonnée. Le malade urine à 1 mètre de distance. Le jet est fort rapide, assez plein.

6 décembre. Les mictions ont lieu toutes les 2 heures, le jour, deux ou trois fois, la nuit, très facilement. Elles ne sont pas impérieuses. Le malade n'a pas d'incontinence. Il va bien aux cabinets. Les urines sont un peu troubles. La sonde entre très facilement dans la vessie. Résidu de 40 grammes. Le jet d'urine est projeté habituellement à 60 centimètres. L'épididyme droit est un peu induré. Les deux testicules sont sensibles. Plaie périnéale non encore complètement fermée. Pas d'érections. Le malade dit ne pas en avoir eu depuis plusieurs années.

(Examen de la contractilité vésicale par le manomètre, voir graphique 7, page 217).

Le malade quitte l'hôpital le 8 décembre.

12 décembre. Les nouvelles envoyées par le malade le 12 décembre sont les suivantes : il est satisfait d'avoir été opéré parce qu'il n'a plus les inconvénients de mictions répétées et toutes pénibles et parce qu'il n'est plus obligé de se sonder.

Les mictions sont au nombre de 10 en moyenne par 24 heures, 7 ou 8 dans la journée, 2 ou 3 la nuit. L'urine de la nuit tient des mucosités en suspension, celle du jour est claire.

Les besoins d'uriner sont impérieux sans aller jusqu'à l'incontinence. Le jet va à une distance qui varie entre 50 et 80 centimètres. Mais il faut pour cela une envie forte. Avec une envie faible, l'urine coule sans force et tombe aux pieds du malade.

Les mictions ne sont pas douloureuses.

En dehors des lavages simples de la vessie que le malade prend lui-même, de temps à autre, il n'a jamais recours à la sonde pour uriner. Il urine environ 2 litres et plus par jour. La plaie est complètement cicatrisée. Elle reste un peu douloureuse quand le malade s'assied même sur un rond de caoutchouc. Les testicules ne sont plus sensibles. Pas de modifications dans la défécation. Aucune érection, aucune éjaculation depuis l'opération. Mais le malade avoue qu'il en était de même depuis déjà plusieurs années.

C... nous rend visite le 24 décembre.

Résidu vésical, 50 grammes, légèrement trouble. Capacité vésicale, 300 grammes. Il faut abaisser le pavillon de la sonde pour que les 50 derniers grammes de liquide injecté s'écoulent hors de la vessie.

Mictions toujours urgentes; mais pas d'écoulement involontaire d'urine. Cicatrice périnéale un peu dure, pas douloureuse. Très bon état général.

8 février 1902. Ce malade a continué à se sonder deux fois par semaine. Il trouve chaque fois un résidu vésical de 30 à 40 grammes.

Sept à 8 mictions par jour, 3 par nuit. Elles sont faciles, non douloureuses, le jet va à 80 ou 90 centimètres. Il y a de la polyurie (2 litres et demi par 24 heures). Urines troubles.

Nous trouvons aujourd'hui 90 grammes de résidu trouble; capacité vésicale normale. Contractilité bonne. Longueur de l'urèthre, 19 centimètres.

Toucher rectal : Sorte de plaque arrondie, sans épaisseur, de consistance molle, non douloureuse.

18 février. C... nous écrit qu'il s'est sondé tous les deux jours depuis sa dernière visite sur les conseils que nous lui avions donnés. Il trouve un résidu vésical variant entre 10 et 30 grammes. Les urines ont tendance à s'éclaircir.

Obs. VII. — *Hypertrophie moyenne de la prostate. Rétention presque complète. Urines purulentes. Gros rein droit. Prostatectomie périnéale le 28 octobre avec fermeture incomplète de l'urèthre et drainage cystopérinéal. Guérison.*

Arr..., 66 ans, entre à la salle Velpeau le 17 octobre 1901, en état de rétention incomplète. Ses antécédents personnels sont des plus nets. Il a eu la blennorrhagie en 1871, blennorrhagie légère, guérie, après six semaines, sans complications. Pas de troubles de la miction jusqu'en 1899. A la mi-carême de cette année, il entre, chez lui, la nuit, sans avoir fait d'excès d'aucune sorte; il se couche, après avoir uriné et, dans la nuit, pris d'un besoin impérieux, il se lève mais ne peut uriner. Au matin du lendemain, un médecin vient le sonder. Sondage facile.

Les jours suivants, rétention restée complète. Son médecin le sonde trois fois par jour pendant un mois, plus tard deux fois, plus tard une fois. La rétention d'urine est restée complète pendant un mois, incomplète pendant sept ou huit mois. Les sondages ont été néanmoins continués jusqu'en octobre 1900. Ils étaient faits une fois par semaine et suivis de lavages de la vessie.

Avant cette attaque de rétention aiguë complète, Arr... avait déjà certaines difficultés de la miction depuis environ deux mois. Ces difficultés survenaient surtout après la fatigue de la journée, ou bien quand il devait, faute d'urinoirs, garder un instant ses urines malgré une envie assez forte. Dans ces conditions, la miction était retardée, douloureuse et exigeait l'effort. Le jet était habituellement faible. Cependant Arr.. ne se levait jamais la nuit.

D'octobre 1900 au 14 octobre 1901, A... a toujours pu pisser sans sonde. Il ne se levait pas la nuit; dans le jour, il urinait bien sans douleur, sans effort, il pouvait retarder ses mictions. Il y a six semaines, en septembre, période de constipation qui s'accompagne de nouvelles difficultés de la miction. La constipation persiste faute de soins spéciaux, et les mictions sont fréquentes, nécessitant l'effort ; le jet est faible. Mais toujours pas de fréquence nocturne. Tous ces phénomènes vont en s'exagérant jusqu'au 14 octobre.

Le 14 octobre les mictions ont lieu, fréquentes et très pénibles, jusqu'à trois heures de l'après-midi. A partir de 3 heures, rétention complète (deuxième attaque). Arr... va chez son médecin à 10 heures du soir. Celui-ci le sonde, retire une grande quantité d'urines claires, et lui conseille de se sonder tout seul, régulièrement, les jours suivants. Le 15 octobre, Arr... se sonde seul deux fois; le lendemain 16, il réussit à se sonder le matin ; le soir, il n'y parvient pas et se fait alors conduire à l'hôpital Saint-Antoine, d'où on l'adresse, le lendemain, à Necker

17 octobre. Depuis deux jours, Arr... a quelques mictions spontanées dans la journée, mais n'urine que par gouttes et avec douleurs. Besoins d'uriner très fréquents, mais non toujours satisfaits. Urèthre libre, facilement franchi avec l'explorateur à boule n° 20. l'urèthre prostatique est irrégulier. Pas de saillie au niveau du col. On retire de la vessie un résidu très trouble d'environ 200 grammes. Les dernières gouttes sont franchement purulentes, contractilité vésicale faible, l'urine coule à peine quand la sonde s'élève plus haut que l'horizontale.

La prostate est saillante dans le rectum, mais non très saillante. Les parois abdominales sont flasques. On sent la pointe du rein droit.

Appareil génital externe sain, sauf petit noyau induré dans la queue de l'épididyme gauche. Les autres appareils paraissent sains, mais cet homme présente un état général peu satisfaisant; langue sale et un peu sèche, petits mouvements fébriles. Inappétence.

Les urines examinées par M. Motz, au point de vue histologique, présentent un dépôt abondant, de très nombreux leucocytes, de rares hématies, des cellules d'épithélium plat et de très nombreuses bactéries.

Examen chimique des urines, fait par M. Derains.

Quantité en 24 heures. .	1.200 centimètres cubes.
Aspect	trouble.
Couleur.	jaune clair.
Odeur.	forte.

Réaction.	faiblement acide.
Densité	1.011.
Urée.	10gr,30 par litre, 12gr,40 en 24 heures.
Chlorures	8 80 — 10 60 —
Acide phosphorique. . .	1 — 1 20 —
Albumine.	0 20 — 0 24
Glucose	néant —

Dans l'épreuve du bleu de méthylène, l'élimination a été d'intensité moyenne deux heures après l'injection, elle est redevenue minime à la 6e heure et restée faible de la 9e à la 19e heure. Donc élimination normale au point de vue de l'apparition de l'élimination, mais insuffisante au point de vue de l'intensité.

Examen de la contractilité vésicale. Dans la position debout, jet très faible, l'urine tombe aux pieds du malade. Dans le décubitus dorsal, l'urine sort faiblement par la sonde, le jet n'a plus la moindre force dès qu'on élève la sonde au-dessus de l'horizontale.

Examen manométrique (voir graphique 3, page 215).

Opération le 28 *octobre* 1901 *par* M. Albarran. ***Prostatectomie périnéale. Drainage vésical.*** — Le malade est mis dans la position suivante : position dorso-sacrée, avec léger renversement, flexion exagérée des cuisses sur le bassin avec flexion des jambes sur les cuisses. Les deux membres inférieurs sont confiés à deux aides.

Préparation de la vessie, comme d'habitude, c'est-à-dire qu'on la charge, après lavages réitérés, avec deux seringues d'eau boriquée, légèrement additionnée de sublimé à 1 p. 1000. Introduction du cathéter cannelé coudé d'Albarran. On note tout de suite que le périnée est très épais ; les doigts ne perçoivent pas la convexité du cathéter uréthral comme ils ont coutume de la percevoir dans les périnées d'épaisseur moyenne.

Incision transversale bi-ischiatique prérectale. Le bistouri se dirigeant transversalement en avant, à la recherche du bulbe, traverse une couche de graisse épaisse. Un instant, on se perd dans le bulbe qui est dilaté. On sectionne l'artère bulbeuse du côté droit, fait inhabituel et qui indique bien qu'il faut se reporter plus en arrière pour arriver à découvrir le bec de la prostate. Mais, avant de se porter plus en arrière, M. Albarran fait incliner fortement par l'aide le manche du cathéter, sur la paroi abdominale, de manière à faire saillir la convexité de sa coudure. On sent cette convexité et elle sert de guide au bistouri pour poursuivre l'incision des plans périnéaux. Ainsi donc, le bistouri travaille en arrière du bulbe, il incise le raphé ano-bulbaire et les doigts pénètrent alors très facilement dans le plan de clivage prostato-rectal. Le bec de la prostate apparaît, le doigt le sent encore mieux, comme il sent à travers elle la convexité du cathéter. Le décollement du rectum est alors poussé aussi haut que possible. Mais, sur les côtés, les deux releveurs sont développés, ils brident le doigt et empêcheraient la mise en place de la valve postérieure protectrice du rectum. M. Albarran est obligé d'inciser le muscle. Mais il se contente d'inciser le releveur du côté gauche. Cette incision est accompagnée d'une petite hémorrhagie et de ligatures immédiates avec fils de catgut montés sur aiguille de Reverdin. Jusque-là, donc, pas de pinces pour encombrer le champ opératoire toujours très rétréci.

Mise en place d'une petite valve postérieure sur la paroi rectale, fixée automatiquement par l'appareil de Collin. A ce moment, l'aide relève le cathéter et l'enfonce dans la vessie. Le champ de la prostate se voit à peine. La prostate est même difficilement sentie. Elle est profonde. On se rend néanmoins facilement compte, avec l'index, que l'hypertrophie porte surtout sur le lobe gauche.

Incision antéro-postérieure médiane de la capsule. Décollement facile avec les ciseaux d'abord, plus tard avec l'index, sur la moitié droite de la capsule ; décollement moins facile à gauche. La capsule ayant été décollée et refoulée sur les côtés, on retire les deux pinces qui d'habitude servent à la repérer. Le manche du cathéter est de nouveau incliné sur la paroi abdominale, la convexité du bec fait saillir la prostate et sur la cannelure de cette convexité comme guide, le bistouri incise sur la ligne médiane, en arrière du sphincter membraneux, tissu prostatique et paroi uréthrale inférieure, le tout sur une longueur d'environ 2 centimètres. On retire alors le cathéter devenu inutile. On note que l'incision qui vient d'être faite a porté sur le flanc droit de l'urèthre prostatique plutôt que sur sa paroi inférieure et sachant que l'hypertrophie intéresse surtout le lobe gauche de la prostate c'est à lui qu'on s'attaque tout d'abord pour l'extirpation.

La pince à prostate saisit donc le tissu prostatique, à distance de la lèvre uréthrale gauche, et cherche à attirer le lobe gauche qui ne descend nullement, ce qui, d'ailleurs, est la règle. Il ne faut point compter sur cette traction avec la pince pour abaisser le tissu à extirper. Avec le ciseau on sectionne en plein tissu prostatique, mais en ayant soin de s'écarter, autant que possible, de la paroi uréthrale. Et l'on enlève ainsi un premier fragment de prostate. Le travail d'extirpation se poursuit, toujours sur le lobe gauche, avec l'index de la main gauche introduit dans l'urèthre, un aide tenant la pince à prostate mise en place. L'index gauche reconnaît que l'urèthre prostatique a sa paroi gauche irrégulièrement calibrée en raison de la saillie que forment certains lobules hypertrophiés. On peut ainsi énucléer deux petits fibromes para-uréthraux.

Ceux-ci extirpés, l'index peut pénétrer dans la vessie, le liquide vésical commence à sortir par la brèche faite à l'urèthre et le doigt peut abaisser le col, faire saillir la portion sous-vésicale du lobe gauche dont l'excision devient facile avec l'index intravésical comme guide et comme protecteur de la vessie.

On procède alors à l'extirpation du lobe droit, peu développé. Noter que cette extirpation fut cependant malaisée parce que l'index droit ne pouvait ici servir de guide. C'est la main droite qui sectionne. Elle ne peut faire autre chose. Il faudrait que l'opérateur pût utiliser sa main gauche pour sectionner alors que l'index droit servirait de guide au ciseau et de protecteur à l'urèthre.

On revient alors au lobe gauche. Son tissu s'avance par-devant l'urèthre. On peut le réséquer sans ouvrir le canal mais à condition que le ciseau se tienne loin de lui. En voulant parachever l'extirpation du lobe gauche, de ce fragment para-uréthral qui faisait saillie dans l'urèthre et le déformait, M. Albarran perfore la paroi gauche du canal. Cette perforation siège trop loin de la boutonnière uréthrale pour lui être réunie après excision du pont de substance qui l'en sépare.

On agrandit, du côté du col, la boutonnière uréthrale mais sans aller jusqu'au col. On parachève l'extirpation prostatique par l'excision, au ciseau, de tout ce que l'index gauche intravésical reconnait comme épaississant le pourtour du col. Il n'y a pas de saillie du lobe médian dans la vessie.

A ce moment, suture de l'urèthre après résection d'une partie de la paroi inférieure très dilatée. Cette suture est faite sur une sonde béquille introduite par le méat jusque dans la vessie. Les fils sont placés d'arrière en avant, laissant tout à fait en avant, derrière le sphincter membraneux, un passage libre pour le drain vésical. On peut faire aussi la suture complète de la petite perforation faite sur le flanc gauche de l'urèthre prostatique. Le drain essayé fonctionne bien, il n'y a pas de perforation vésicale. On fixe le drain à la lèvre antérieure de la plaie périnéale.

Tamponnement profond non serré du champ opératoire et pansement externe. Cette opération a duré environ une heure. Hémorrhagie moyenne. Hémostase inutile. La prostate extirpée pèse 20 grammes.

Il s'agit apparemment d'un adéno-fibrome.

Suites opératoires. — Suites immédiates parfaites. Pas de température, pas de suintement sanguin. Aucune réaction générale. On retire les mèches de la plaie le second jour et le malade est purgé le 3e jour. Les urines rendues par le drain sont troubles.

3 novembre. On retire le drain périnéal, mise d'une sonde à demeure dans la vessie avec le mandrin, très facilement. Plaie a bon aspect.

8 novembre. On retire définitivement la sonde à demeure.

9 novembre. Le malade a uriné 1 litre et demi par la verge, sans sonde. Très peu d'urine sort par le périnée.

13 novembre. L'urine ne sort plus par le périnée. Le malade a la vessie vide. Passage des béniqués 40 à 45 très facilement. Urines troubles. Mictions toutes les deux heures le jour et la nuit. Besoins non impérieux. Le malade n'a pas d'incontinence, pas de douleur en urinant. Le jet est plus fort qu'avant l'opération. L'urine est projetée à environ 40 centimètres. On continue de laver chaque jour la vessie avec le nitrate d'ar-

gent. La sonde entre dans la vessie sans l'aide du mandrin. La longueur totale de l'urèthre est de 18 centimètres.

17 novembre. Un litre, 800 grammes, d'urines par la verge. Elles restent troubles. Sept ou huit mictions par jour, deux ou trois fois par nuit. Elles sont impérieuses. Pas d'incontinence. On ne retire que quelques grammes d'urines très troubles aussitôt une miction non commandée. L'urine ne sort plus par le périnée. Lavage au nitrate d'argent.

19 novembre. Vingt minutes après une miction, on retire de la vessie 80 grammes d'urines très troubles dont les dernières gouttes sont purulentes. Passage des béniqués 50, 52, 54, sans difficulté. Grand lavage avec le nitrate d'argent.

21 novembre. Résidu vésical trouble de 125 grammes, 1 heure après la miction, le malade paraissant uriner 1.500 grammes, dans les 24 heures. Contractilité vésicale moyenne. Le liquide injecté dans la vessie ne sort de la sonde qu'en mettant la verge dans une direction horizontale. L'injection de 300 centimètres cubes d'eau boriquée provoque le besoin impérieux. On retire la sonde et l'on commande au malade d'uriner. Il rejette immédiatement le liquide à une distance d'environ 1 mètre. Le jet est gros, fort, rapide. Quand il est terminé, la sonde est remise dans la vessie, toujours sans mandrin, et elle retire environ 140 centimètres cubes d'eau. Donc, le malade ne vide pas encore sa vessie. La plaie périnéale est près de se fermer.

24 novembre. Deux heures après la miction (?), on retire de la vessie 130 grammes d'urines troubles dont les dernières gouttes sont purulentes. Plaie fermée. Capacité vésicale : 300 centimètres cubes. Le liquide injecté ressort moitié avec sonde verticale, moitié avec sonde horizontale. La vessie se vide sans qu'il soit nécessaire de presser sur la région hypogastrique.

25 novembre. Béniqués 44 à 50 passent très bien. Sonde introduite sans mandrin. Urines toujours troubles. On ne retire de la vessie que quelques grammes d'urines troubles aussitôt une miction faite au gré du malade sans commandement. On ne sent pas par la palpation le pôle inférieur du rein droit. Le malade a de la polyurie.

2 décembre. Mictions toutes les 2 heures le jour, 2 ou 3 fois la nuit. Elles sont très faciles, quelquefois impérieuses, surtout la nuit. Le malade urine à une distance d'un mètre. Après miction commandée, on retire de la vessie un résidu clair, avec filaments, de 80 grammes. Les dernières gouttes sont troubles. La sonde entre très facilement dans la vessie. Toucher rectal un peu douloureux permet de sentir une induration au niveau du col vésical.

Plaie périnéale fermée et souple. Le malade a des érections faibles pendant la nuit. Elles provoquent une légère douleur. Il quitte l'hôpital pour aller à Vincennes, dans un parfait état de santé, mieux portant que jamais, dit-il, et très heureux de pouvoir uriner comme il n'avait pu le faire depuis longtemps. Il va très facilement à la selle.

Contractilité vésicale (voir graphique 3, page 215).

20 décembre. Mictions toutes les 2 heures le jour, une ou deux fois par nuit. Mictions faciles, jet à 1m,10. Besoins, non pas impérieux, mais il doit les satisfaire assez rapidement. Pas d'incontinence. Résidu vésical trouble de 20 grammes, contractilité moyenne non améliorée depuis le dernier examen (2 décembre). Urèthre facilement franchissable. Plaie restée fermée. La cicatrice est représentée par un cordon dur que l'on sent s'enfoncer profondément vers l'urèthre par le toucher rectal. Cicatrice indolore, ne gênant nullement le malade ni quand il marche ni quand il veut s'asseoir.

Erections rares et d'ailleurs très faibles. Le malade estime qu'elles seraient insuffisantes pour le coït. Pas d'éjaculation.

L'état général est bon. L'opéré retire de la prostatectomie une amélioration considérable quant aux mictions et à l'évacuation vésicale. Il dit mieux pisser « qu'il ne pissait il y a 20 ans ». Seulement il conserve de la polyurie trouble (2 litres et demi à 3 litres). On ne sent plus le pôle inférieur du rein droit.

16 janvier 1902. Résidu vésical, 60 grammes, trouble, après une miction commandée. La sonde béquille n° 18 franchit facilement l'urèthre. Capacité vésicale: 300 grammes. Contractilité non modifiée apparemment. Il urine, dit-il, à 80 centimètres, quand le besoin es pressant. Mictions toutes les 2 heures le jour, dort très bien la nuit et reste quelquefois 4 heures sans être réveillé par le besoin d'uriner. Reins non sentis.

L'examen histologique des urines montre de nombreux leucocytes, pas de cylindres rénaux.

Depuis la dernière visite à Necker, A... a eu, dans des circonstances favorables, une érection éphémère et très insuffisante.

10 février 1902. Urine 10 à 12 fois par jour. Se lève très rarement la nuit. Urine bien, sans effort, le jet va quelquefois à 50 centimètres. Souvent elle sort sans force. Pas d'incontinence. Pas de besoins impérieux, en réalité, mais doit ne pas attendre trop longtemps sous peine de voir l'urine sortir malgré lui. Mictions s'accompagnant de légers picotements dans l'urèthre. Urines très troubles formant dépôt.

Plaie très bien cicatrisée, non douloureuse.

Très facile à sonder. Devant nous le malade ne peut uriner. Résidu vésical très trouble de 150 grammes, environ une heure après la dernière miction. Le malade dit uriner environ 2 litres par jour. Donc, il ne viderait pas complètement sa vessie. Capacité vésicale de 150 grammes. Contractilité paraît bonne. Urèthre long de 19 centimètres. Reins non sentis.

Toucher rectal douloureux ; on sent un noyau cicatriciel plat, sensible au doigt.

Erections très insuffisantes. Elles étaient conservées avant l'opération.

3 mars 1902. Le malade urine toutes les 2 heures le jour. Il se

lève rarement la nuit. Mictions faciles. Jet faible. Vessie vide. Les urines sont très troubles, mais déposent moins que le 10 février.

Pas d'érections. Très bon état général. Le malade ne se sonde plus. Reins non sentis.

OBS. VIII. — *Hypertrophie de la prostate. Rétention incomplète chronique sans distension. Pas de rétention complète antérieure. Prostatectomie périnéale. Amélioration.*

L...., âgé de 68 ans, entre à la salle Velpeau, le 16 mars 1901, pour mictions fréquentes et douloureuses.

Ce malade a eu quatre blennorrhagies, la première à 20 ans, la dernière à 60 ans (?). Toutes ont guéri en peu de temps sans complications.

Fièvre typhoïde pendant le service militaire. Aurait été soigné pour un catarrhe de la vessie, en 1870, lequel aurait duré trois ou quatre ans. Il a été opéré pour hémorroïdes, en 1887, par la cautérisation ignée.

La maladie actuelle a débuté il y a trois ou quatre ans par de la fréquence nocturne de la miction et une difficulté croissante d'uriner le matin, au réveil.

Depuis un an, la fréquence nocturne augmente. Le malade doit se lever de 6 à 8 fois par nuit. Le jour, il urine mieux et moins souvent, 4 ou 5 fois. Les mictions sont cependant assez pénibles avec douleur, à la fin, et sensation de pesanteur à l'hypogastre. Les besoins sont impérieux. A ce moment-là, les urines étaient claires, mais elles commencèrent à devenir troubles vers le mois d'août. Jusque-là, il n'avait été sondé qu'une seule fois quelque temps auparavant. Pas d'hématuries. Jamais de rétention complète de l'urine. D'octobre à mars, le malade se fait sonder irrégulièrement. Il avait alors les mictions pressantes et douloureuses. Le jet était assez fort. Les urines restaient troubles.

État à l'entrée. — Le canal de l'urèthre est libre. La vessie ne se vide pas et conserve un résidu de 140 grammes. Sa capacité est normale. Les urines sont troubles (1 litre et demi en 24 heures). La prostate est grosse, irrégulière et de consistance molle. Vésicules séminales saines. Testicules sains. Le malade est affaibli. Appétit nul ; langue sèche, soif, pas de température mais légers frissons dans la journée.

Chaque jour, on fait deux évacuations de la vessie, avec lavages au nitrate d'argent. Néanmoins, les urines restent troubles et, le 22 mars, la température s'élève, le soir, à 38°,5 ; le lendemain, elle est de 39° le soir. On met alors la sonde à demeure et la température redescend, le surlendemain matin, à 37°. La sonde à demeure est laissée jusqu'au 28 mars.

Le 31 mars nouvelle ascension à 38°,9. On remet la sonde à demeure. Le 2 avril, la température redescend à la normale et la sonde à demeure est néanmoins maintenue jusqu'au 8 avril. Les urines continuent à être troubles et à former dépôt.

L... a quitté le service, le 9 avril. Rentré chez lui, il suit ponctuellement le traitement indiqué à l'hôpital. Chaque jour il se sonde au moins une fois et se fait un lavage de la vessie avec la solution boriquée. De temps à autre, il fait un lavage vésical avec le nitrate d'argent à 1 p. 1.000. Les urines conservent leur trouble, mais elles déposent moins. Le résidu retiré à chaque sondage est de 150 à 200 grammes. Les mictions sont fréquentes ; 10 à 12 fois le jour, autant la nuit ; elles sont douloureuses, nécessitent l'effort, et le jet est retardé et nul, les urines coulent par gouttes et tombent aux pieds du malade.

Au commencement d'octobre surviennent des frissons, de la fièvre. L'état général devient mauvais. Les urines, depuis quelques jours, sont plus troubles. L'appétit disparaît, la langue est sèche. Il y a des vomissements presque journaliers. L... vient à l'hôpital le 24 octobre.

Le 24 octobre. Résidu de 150 grammes, urines très troubles, pas de fièvre, mais langue sèche, appétit disparu, facies pâle, le malade est très fatigué. On met la sonde à demeure et on lave la vessie avec le nitrate d'argent. Les jours suivants, l'état général se relève, les urines s'éclaircissent. L'appétit revient, la vessie est irritée et douloureuse quand elle est mise sous tension, 15 grammes de liquide injecté provoquent une envie douloureuse d'uriner. Le malade n'a pas eu d'orchite depuis son premier séjour à la salle Velpeau. La prostate fait saillie dans le rectum mais paraît avoir une hypertrophie moyenne. Les reins ne sont pas sentis à la palpation. L'urèthre est franchissable, mais présente une saillie au niveau du col ; il mesure 20 centimètres.

Examen chimique des urines par M. Debains.

Quantité des 24 heures	2.250 grammes.		
Aspect	très trouble		
Couleur	jaune pâle		
Odeur	normale		
Réaction	très alcaline		
Urée	7gr,10 par litre,	16 » en 24 heures	
Chlorures	5 20 —	11gr,70	—
Acide phosphorique	0 68 —	1gr,53	—
Albumine	0 20 —	0gr,45	
Glucose	néant		

La contractilité vésicale (voir graphique 2, page 214) paraît conservée et exagérée par les phénomènes de cystite.

L'épreuve de l'élimination du bleu de méthylène montre que cette élimination commence une demi-heure après l'injection et qu'elle acquiert son maximum d'intensité (intensité moyenne) à la 2e heure pour redevenir faible, ensuite, sans variations, et persister jusqu'au 4 novembre, c'est-à-dire 5 jours après l'injection. Donc élimination moyenne et prolongée.

Opération le 30 octobre par M. ALBARRAN. *Prostatectomie périnéale.* — Préparation du malade comme d'habitude. Position dorso-sacrée exagérée, le bassin soulevé par un coussin, les cuisses fortement fléchies sur le ventre, la table d'opération légèrement inclinée. Introduction du cathéter cannelé coudé.

Incision bi-ischiatique légèrement convexe en avant. Découverte rapide du bec de la prostate ; on voit l'urèthre membraneux ; en arrière de lui, le bec de la prostate ; sur les côtés, les releveurs très extensibles. On ne les sectionne pas. Décollement rapide du rectum avec les doigts. Mise en place de la valve d'Albarran fixée automatiquement à l'aide de l'appareil de Collin.

Incision médiane antéro-postérieure de la capsule prostatique. Elle se décolle très bien et très vite en insinuant le ciseau fermé entre sa face profonde et le tissu prostatique. Le décollement est poussé très loin sur les côtés et en arrière. La capsule est épaisse et apparaît tendue comme un voile mobile par-devant la prostate. En agissant avec le cathéter tourné bec en bas, sur le col vésical, on essaye de faire saillir la prostate. Mais la prostate ne bouge pas. Elle saille mieux quand on agit sur elle avec la convexité de l'instrument tourné bec en haut, son manche étant incliné fortement sur le ventre.

Boutonnière uréthrale inférieure de 2 centimètres faite avec le bistouri, en arrière du sphincter membraneux, avec la cannelure du cathéter comme guide. Jusqu'ici aucune hémorrhagie.

Saisissant avec la pince le lobe droit, on l'extirpe d'une seule fois avec le ciseau, en agissant loin de la lèvre uréthrale correspondante. On n'enlève ainsi, comme de coutume, que la portion antérieure du lobe droit. Extirpation analogue du lobe gauche, l'aide faisant traction sur ce lobe pendant que l'opérateur sectionne de la main droite, avec l'index gauche mis dans l'urèthre comme guide. La partie antérieure du lobe gauche est extirpée par morcellement, contrairement au lobe droit. L'index gauche pénètre alors très facilement dans la vessie et il l'abaisse dans la plaie. L'hypertrophie était limitée pour ainsi dire à la portion sous-uréthrale de la prostate. C'est à peine si la portion postérieure sous-vésicale fait saillie de chaque côté du col. Avec le doigt vésical comme guide, on parachève l'excision prostatique. L'hypertrophie est glandulaire, sans fibromes énucléables, sans lobe moyen.

Suture facile et partielle de l'urèthre. Drain périnéal dans la vessie. Excision des débris de capsule. Pansement.

La prostate extirpée pèse 15 grammes.

Suites opératoires. — Rien de particulier le soir de l'opération. Aucune réaction. Lavages de la vessie au nitrate d'argent.

31 octobre. Température du soir, 37°,8 ; on change les pièces externes du pansement. Langue sèche, soif.

1er novembre. Pansement complet avec changement des mèches qui tamponnent la plaie. Le malade a été purgé ce matin. La température redevient normale. La langue est humide. Le malade a bon aspect et ne se plaint de rien.

Les jours suivants, pansements avec lavages de la vessie ; lavages de la plaie avec le nitrate d'argent à 1/1.000. La plaie a bon aspect.

Le 6 novembre. On retire le drain vésical et on met dans la vessie, par l'urèthre, sur mandrin, une sonde béquille n° 18, qui est laissée à demeure.

Les pansements journaliers sont continués. Le malade présente une poussée d'orchi-épididymite gauche qui est très douloureuse. Bien que la sonde à demeure paraisse placée au goutte à goutte, il sort autant d'urine par la plaie que par l'urèthre.

7 novembre. Dans la journée, la sonde fonctionne mal, la température s'élève le soir à 39°,8 après un grand frisson. Cette sonde est changée très facilement, le lendemain la température est redevenue normale et ne s'élève plus dans la suite.

11 novembre. On retire la sonde à demeure, mais la majeure partie de l'urine passe par le périnée.

12 novembre. Le malade a eu des envies d'uriner toutes les heures et il a pu rendre par l'urèthre 680 grammes d'urines troubles. La quantité des urines rendues était habituellement de 2 litres. Passage des béniqués 44, 48, 52, très aisément. La sonde béquille 18 entre sans mandrin.

13 novembre. Quantité des urines rendues par la verge moindre que celle d'hier.

14 novembre. Cette quantité ayant encore diminué, on remet la sonde à demeure qui est laissée cinq jours, jusqu'au 19 novembre.

15 novembre. La plaie a bon aspect et commence à se rétrécir. Capacité vésicale de 80 grammes. Urines troubles.

20 novembre La sonde à demeure ayant été définitivement retirée hier, le malade a uriné spontanément par la verge 650 grammes d'urines troubles. Capacité vésicale : 120 grammes. Le malade urine toutes les 2 heures le jour et la nuit. Les mictions ne sont pas douloureuses. L'urine sort avec un certain jet inhabituel, elle vient sans efforts.

21 novembre. 1.200 grammes d'urines par la verge, jet plus accentué que la veille. L'urine continue à passer par le périnée.

23 novembre. Résidu vésical trouble de 100 grammes. Passage de gros béniqués très facilement. La sonde entre sans mandrin.

24 novembre. Le pansement de la nuit est resté absolument sec.

25 novembre. Pansement légèrement mouillé. Résidu trouble de 100 grammes.

26 novembre. Résidu trouble de 40 grammes. La capacité vésicale augmente, elle est aujourd'hui de 160 grammes. Nouvelle poussée d'orchi-

épididymite à droite. L'orchi-épididymite gauche était complètement guérie depuis cinq jours. Passage de gros béniqués.

1er décembre. Résidu ce matin de 150 grammes. Le malade a uriné cette nuit en restant couché. Il ne sort plus d'urine par la plaie qui est presque complètement fermée.

Le malade quitte l'hôpital le 6 décembre, conservant un résidu trouble de 80 grammes avec de la polyurie (2 litres et demi en 24 heures). Les urines sont légèrement troubles. Les mictions sont fréquentes, toutes les 2 heures environ, mais elles se font facilement, sans effort. Le jet est faible, projeté à 30 ou 40 centimètres. L'urèthre total mesuré à différentes reprises a une longueur de 16 centimètres. La plaie périnéale est à peu près fermée.

12 décembre. On pénètre très facilement dans la vessie. Résidu trouble de 50 grammes. Ce résidu ne sort par la sonde, dont le pavillon est cependant très abaissé, que si l'on prend soin d'appuyer sur la région hypogastrique. Capacité vésicale de 180 grammes. Périnée souple, non douloureux. Plaie non encore complètement cicatrisée, mais ne donnant passage à aucune goutte d'urine.

8 janvier. Le malade accuse une amélioration certaine dans son état général et dans la façon dont s'opèrent ses mictions. Il urine 5 à 6 fois dans la journée, 8 à 10 fois par nuit, de 8 heures du soir à 8 heures du matin. Il peut parfaitement retenir ses urines malgré des besoins quelquefois impérieux. Le jet est facile, rapide, projeté à 50 centimètres. Il provoque parfois une légère douleur dans l'extrémité antérieure du canal.

Le malade urine, par 24 heures, de 1.400 à 1.600 grammes. Les urines sont un peu troubles et forment dépôt. Il se sonde une fois par jour et se fait un lavage de la vessie à l'eau boriquée. Les testicules ne sont plus douloureux, mais conservent deux noyaux à chaque épididyme. Le malade n'éprouve aucune difficulté ni pour marcher ni pour s'asseoir. Il va à la selle aussi facilement qu'avant d'être opéré. Il dit avoir eu quelques érections et avoir eu, une fois, une pollution nocturne peu abondante. Il a plus d'appétit et plus de force qu'avant d'être opéré.

Aujourd'hui, résidu vésical trouble de 60 grammes. Les dernières gouttes sont purulentes et ne sortent qu'avec pavillon de la sonde abaissé et en appuyant sur la région hypogastrique. La sonde entre très aisément dans la vessie. Le liquide du lavage vésical est très trouble et plein de filaments. Capacité vésicale : 160 grammes. Longueur totale de l'urèthre : 18 centimètres. La contractilité vésicale est médiocre. Plaie un peu humide, non complètement cicatrisée, mais le malade, qui continue à porter un pansement périnéal, affirme que jamais les pansements ne lui ont paru souillés par l'urine.

Le toucher rectal n'est pas douloureux, on sent à la place de la prostate une sorte de barre transversale assez dure, plus nettement marquée du côté gauche.

Les urines, examinées histologiquement, renferment de nombreux leucocytes, peu d'hématies, pas de cylindres rénaux.

30 janvier. Mictions restées fréquentes, 6 à 8 fois par jour, 8 à 11 fois par nuit, de 8 heures du soir à 8 heures du matin. Les mictions sont faciles, plus faciles qu'avant l'opération. Quelquefois, il sort quelques gouttes d'urine par le méat, involontairement, quand le malade tousse. Le jet est lent, mais plein, gros et projeté à 60 centimètres. Le malade souffre au niveau du gland, à la fin de chaque miction. Pas d'écoulement urétbral. Il fait tous les 2 jours un lavage de la vessie à l'eau boriquée. Il retire, chaque fois, un résidu qui varie de 80 à 110 grammes d'urines profondément troubles, laiteuses. Il urine 1.400 à 1.800 grammes par jour. Il y a deux doigts de pus chaque matin dans son vase, mais cette quantité de pus est moins abondante qu'auparavant l'opération.

Aujourd'hui, le résidu constaté est de 100 grammes ; urines très purulentes, pâles, et formant immédiatement dépôt épais. Elles n'ont pas d'odeur. Réaction acide.

La plaie est complètement fermée. Il ne souffre pas des testicules. Il va très bien à la selle, un peu mieux qu'avant l'opération. Il a eu trois fortes érections depuis qu'il est opéré. Pas d'éjaculations.

L'état général est meilleur qu'avant l'opération. Le malade a repris des forces, recouvré l'appétit. Il a engraissé de 6 kilogrammes depuis qu'il a quitté l'hôpital.

3 mars 1902. Le malade se sonde une fois par jour et retire chaque fois le résidu habituel (100 à 120 grammes). Urine trouble mais à dépôt moins abondant. Jet faible. J'injecte 240 grammes d'eau dans la vessie. Je dis au malade d'uriner debout sans sonde et il garde un résidu de 110 grammes. Contractilité vésicale très faible. Il faut appuyer sur la région hypogastrique pour faire sortir le liquide. Très bon état général. Erections absentes.

Obs. IX. — *Hypertrophie de la prostate. Calculs vésicaux multiples. Rétention incomplète. Prostatectomie périnéale. Guérison.*

P..., âgé de 64 ans, entre à la salle Velpeau le 21 octobre pour mictions fréquentes et douloureuses avec pyurie.

L'histoire clinique de ce malade se réduit à peu de choses. Jamais d'écoulements uréthraux. Aucune maladie vénérienne.

Il a souffert pour la première fois, il y a trois ans, de douleurs dans la région lombaire, sans prédominance d'un côté ni de l'autre. A la même époque, il se plaignait de phénomènes douloureux dans les jointures du pied et de la main, accompagnés de gonflement et de fièvre. Cela dura trois ou quatre jours et ces accidents sont réapparus trois fois depuis ce début. Mais il ne paraît pas y avoir eu d'accès de goutte nettement caractérisé. Les douleurs lombaires se sont montrées plusieurs fois depuis trois ans, sans jamais obliger le malade à garder le lit.

Les difficultés de la miction existent depuis un an. Jusqu'à cette époque, le malade avait toujours très bien uriné ; seulement il se levait, depuis de nombreuses années, la nuit, une fois ou deux fois par habitude. Les premières difficultés de la miction ont eu lieu précisément la nuit, et aussi le matin. En même temps, les mictions sont plus fréquentes, cinq ou six fois par nuit. Le matin, il devait faire des efforts pour uriner. Dans la journée, la miction se faisait normalement. Encore ces troubles furent-ils très inconstants tout d'abord. Ils se montraient de préférence, à la suite de repas copieux. Aussi le malade s'abstient-il depuis un an de tout excès de table.

Il y a 6 mois, les mictions deviennent plus fréquentes que d'habitude pendant la journée et surtout pendant la marche. Il y a de la douleur à la fin de la miction. Parfois, quelques gouttes de sang sortent par le méat, avant l'urine. Un jour, même, pendant une course en voiture, il y a eu une hématurie totale qui cessa complètement à la miction suivante. L'hématurie diurne et totale s'est montrée cinq ou six fois, à cette époque, dans l'espace d'environ un mois. Depuis le mois de juin, aucune hématurie.

Il y a trois mois, les urines, qui étaient restées jusque-là très claires, deviennent troubles, et cela en l'absence de tout cathétérisme. Elles n'ont pas cessé d'être troubles depuis trois mois. Depuis un mois, elles sentent mauvais, aussitôt l'émission. Les mictions ont lieu sept ou huit fois pendant la journée, toutes les heures pendant la nuit. Le malade ne peut plus dormir paisiblement.

Actuellement, les difficultés de la miction sont surtout nocturnes. La nuit, le jet est petit, long à venir et sans aucune force. La miction est douloureuse dans toute sa durée, mais plus douloureuse à la fin. L'urine continue à sortir par gouttes quand la miction paraît finie. Dans la journée, pendant la marche, mictions plus faciles, moins douloureuses, jet plus fort.

24 octobre. A l'entrée du malade, l'état général est satisfaisant. Appétit conservé, pas de fièvre.

Urèthre exploré avec la boule 17. Il existe une légère bride de rétrécissement dans la portion bulbaire. Traversée prostatique difficile et allongée. On pénètre néanmoins dans la vessie et la boule a une sensation de contact (présence probable d'un calcul dans la vessie). Résidu vésical de 90 grammes d'urines très troubles et dont les dernières gouttes sont purulentes. Capacité vésicale de 150 grammes.

La prostate est hypertrophiée dans sa totalité : elle fait une saillie moyenne dans le rectum. Le lobe gauche paraît plus volumineux, on sent les deux vésicules séminales, surtout celle du côté gauche. On sent les deux lobes latéraux par le toucher rectal combiné au palper sus pubien.

On établit le traitement suivant : cathétérismes journaliers de la vessie et lavages avec la solution de nitrate d'argent à 1 p. 1000.

29 octobre. Résidu vésical de 60 grammes ; urines purulentes. Capacité vésicale : 160 grammes. Longueur totale de l'urèthre (la verge étant abandonnée à elle-même) est de 21 centimètres. On tente une exploration métallique de la vessie. Mais l'explorateur n° 3 de Guyon ne peut franchir l'urèthre prostatique.

3 novembre. Le malade a des mictions moins fréquentes qu'à son arrivée, trois ou quatre mictions pendant la nuit, autant pendant le jour. Pendant le jour aussi, le jet paraît plus fort, mais à la fin de la miction l'urine continue à couler, très purulente et par gouttes. La vessie ne contient que 20 grammes de résidu. L'exploration vésicale avec l'explorateur métallique a pu être faite aujourd'hui. Il a fallu incliner à droite le bec de l'explorateur pendant la traversée prostatique. On reconnaît, dans la vessie, la présence de plusieurs calculs à choc sonore, dont le plus volumineux paraît mesurer 1 centimètre et demi.

Examen chimique des urines par M. Debains (31 octobre).

Quantité des 24 heures	1 litre
Aspect	trouble
Couleur	jaune rougeâtre
Odeur	forte
Réaction	acide
Densité	1016
Urée	15gr,40
Chlorures	11,60
Acide phosphorique.	1,48
Albumine	1,50
Glucose	néant.

Examen de la contractilité vésicale par le manomètre (voir graphique 1, page 214) : la sensibilité vésicale est exagérée.

Épreuve du bleu de méthylène : l'élimination commence 1 heure après l'injection ; maximum à la 5e heure. Pas de persistance exagérée de l'élimination.

Opération le 4 novembre par M. Albarran. Prostatectomie périnéale. Extraction des calculs. Drainage vésical. — Après préparation habituelle, le malade est mis dans la position suivante : cuisses fortement fléchies sur le ventre, bassin relevé par un drap plié, et mise de la table en plan incliné. Ainsi, la région périnéale apparaît aux yeux de l'opérateur, sous la forme d'un plan très oblique en avant et en haut, mais non horizontal. On met tout de suite en place le plateau sacré de Collin auquel doit s'amarrer la valve protectrice du rectum. Introduction dans l'urèthre du cathéter cannelé coudé.

Incision bi-ischiatique des téguments légèrement convexe en avant. Le périnée est épais, mais les téguments sont souples. Très vite, le bistouri, dirigé en avant, arrive au raphé ano-bulbaire à peine visible, et au bec de la prostate. L'index gauche lui sert de guide en ne perdant pas le contact du cathéter uréthral que l'aide a soin de faire saillir en avant en inclinant son manche sur la paroi abdominale. Très vite aussi, le doigt pénètre dans le plan de clivage prostato-rectal, procède au décollement de la paroi du rectum qui est poussé aussi haut que possible. La valve rectale est mise en place avec la plus grande facilité. Les releveurs très lâches ne gênent nullement. Inutile de les sectionner. Jusque-là, une seule pince a été mise sur la transverse du périnée. On fixe le manche de la valve automatiquement au plateau sacré.

A ce moment, le champ prostatique apparaît dans toute sa hauteur, avec la plus grande netteté. Mais, il faut bien le dire, il est toutefois impossible de limiter, par la vue seule, la base de la prostate. Ce qui est certain, c'est que la prostate fait une saillie que l'on a sous les yeux sinon sous la main, et la cavité où va se passer toute l'opération a la forme d'une pyramide dont la base est représentée par la section cutanée en avant, par la portion coudée de la valve en arrière, par la rencontre des bords de la valve et de la peau sur les côtés, pyramide dont le sommet, profond de toute la longueur de la valve qui mesure 12 centimètres, dépasse la base de la prostate, dont la paroi antérieure est constituée, en allant d'avant en arrière, par l'urèthre bulbaire, l'urèthre membraneux et le champ prostatique, et dont la surface concave de la valve représente la paroi postérieure. Sur les côtés, peu de tissus. Ce sont les releveurs très écartés et ne causant aucune gêne.

On fait donc la section médiane, au bistouri, de la capsule prostatique. Saisissant avec des pinces chaque lèvre de la capsule, on la décolle très facilement de la prostate. Le décollement, commencé avec le ciseau fermé, est poursuivi avec l'index, très loin sur les côtés et en arrière. Chaque lèvre capsulaire étant maintenue écartée, l'aide fait saillir la partie convexe du cathéter sur laquelle siège la cannelure, et on incise d'emblée, au bistouri, en arrière du sphincter membraneux, tissu prostatique et paroi inférieure de l'urèthre sur une longueur de 2 centimètres. On retire le cathéter, le liquide injecté préalablement dans la vessie ne sort pas par la brèche uréthrale.

L'index explorant l'urèthre prostatique reconnaît que cet urèthre est très dilaté et présente, ici des saillies de lobules prostatiques, là des diverticules profonds.

On procède, alors, à l'extirpation de la prostate par la méthode habituelle du morcellement méthodique. Tout d'abord le lobe droit. Résection de sa partie antérieure sous et péri-uréthrale. Pour cela, traction sur ce lobe avec une pince à prostate et section au ciseau en ayant soin de s'éloigner le plus possible de la paroi de l'urèthre que l'on voudrait ne plus ouvrir. Ces précautions sont rigoureusement suivies ici, en raison des diverticules uréthraux reconnus par l'exploration digitale de tout à l'heure.

Ensuite, résection de cette même partie antérieure sous et péri-uréthrale du lobe gauche. Pour cela, l'aide fait traction sur ce lobe, et l'opérateur, glissant l'index gauche dans l'urèthre, peut réséquer la partie antérieure de ce lobe, au ciseau, avec l'index comme guide. On évite ainsi la blessure de la paroi uréthrale.

Il ne reste, dès lors, de tissu prostatique, que la portion sous-vésicale des deux lobes et l'excédent de prostate qui recouvre encore, sous forme de petits fibromes, les parois de l'urèthre. Le doigt mis dans la vessie, en forme de crochet, attire très facilement le bas-fond vésical dans la plaie. Le liquide vésical s'écoule au dehors. Avec le ciseau, on abrase par fragments le restant de prostate sur l'index vésical comme guide afin de protéger la vessie. Après cette abrasion, le lobe moyen, qui faisait dans la vessie une saillie assez marquée, ne paraît plus faire saillie et l'on ne cherche point à parachever son extirpation par la voie sous-muqueuse, chose qu'il serait d'ailleurs facile d'exécuter si cela était nécessaire. On procède alors à l'énucléation des petits fibromes qui doublent encore la paroi vésicale. La muqueuse de l'urèthre, friable et saignante, recouvre seule ces fibromes, et on la perfore du côté gauche en voulant l'explorer. La perforation siège près de l'incision primitive de l'urèthre. On coupe donc le pont de substance qui l'en sépare.

Cela fait, il ne reste plus trace d'épaississement prostatique ni autour de l'urèthre ni sous la vessie. A l'aide d'une petite tenette, on retire de la vessie treize petits calculs uriques dont le plus gros égale le volume d'un œuf de moineau. Lavage de la vessie. Introduction par l'urèthre spongieux d'une sonde béquille dans la vessie. Résection de l'excédent de paroi uréthrale, ce qui permet de régulariser les lèvres de la brèche faite à l'urèthre. Suture de l'urèthre, sur la sonde, avec les aiguilles de Hagedorn montées de catgut n° 2. Retrait de la sonde. Mise en place du drain vésical par la partie antérieure de la brèche uréthrale. Achèvement de la suture de l'urèthre. Résection des lèvres flottantes de la capsule. Tamponnement de la plaie avec des mèches de gaze stérilisée et pansement. L'opération a duré trois quarts d'heure. Le malade a perdu très peu de sang.

La prostate extirpée pèse 20 grammes. C'est une hypertrophie lobulée irrégulière, composée en partie de fibromes épars.

Suites opératoires. — Les suites opératoires immédiates se passent sans incident. Aucune réaction le premier jour.

5 novembre. Le malade a uriné 500 grammes. Urines troubles. Lavage de la vessie avec le nitrate d'argent. La température atteint le soir 37°,8.

6 novembre. Le malade est purgé. On retire les mèches qui tamponnent la plaie. Celle-ci a un très bon aspect.

Les jours suivants, rien de particulier. Pas de température. Pansement journalier avec lavages de la vessie. Les urines restent troubles. Le malade va très bien.

11 novembre. On retire le drain cysto-périnéal. Mise d'une sonde à demeure dans la vessie, à l'aide du mandrin.

16 novembre. La quantité des urines des 24 heures s'est élevée progressivement jusqu'à 2 litres. On retire la sonde à demeure, ce matin, sans la remplacer.

17 novembre. Depuis le retrait de la sonde, le malade n'a pas pu uriner une seule fois par la verge. Toute l'urine passe par le périnée. Passage facile des béniqués 40 à 45. La sonde béquille n° 18 ne pénètre qu'à l'aide du mandrin. On la laisse à demeure dans la vessie. Un gramme d'urotropine par jour pendant cinq jours.

20 novembre. Retrait définitif de la sonde à demeure. Passage facile des béniqués 42, 44 et 46.

21 novembre. Depuis hier, le malade a uriné par la verge environ toutes les deux heures. Mais il urine par devoir, le jour comme la nuit. Il n'éprouve aucun besoin. La miction est facile, un peu douloureuse à la fin. Le malade a uriné dans la position couchée et il n'a pas perdu une seule goutte d'urine, croit-il, par la plaie périnéale. Passage des béniqués 45, 47 et 50. Un litre d'urine en 24 heures. Sondé sans mandrin, une heure après la dernière miction, on retire 30 grammes d'urines claires dont les dernières gouttes sont un peu troubles. La vessie paraît donc se vider complètement.

22 novembre. Le malade continue à uriner toutes les deux heures par précaution de peur que l'urine sorte par le périnée. Il s'est levé ce matin et a perdu un peu d'urine par le périnée, fait qui ne s'était pas produit dans la position couchée. Quantité des urines des 24 heures : 750 grammes. Urines un peu troubles. Pas de résidu vésical. Lavage de la vessie. Longueur totale de l'urèthre : 18 centimètres.

23 novembre. La vessie se vide complètement.

30 novembre. Vessie vide. Urines presque claires. Mictions très faciles, non impérieuses. 1.600 grammes d'urines en 24 heures. Le jet est fort plein. Passage de gros béniqués 50 à 55.

5 décembre. Le malade quitte l'hôpital un mois après l'opération; sa plaie périnéale est à peu près fermée. Elle ne donne plus passage à l'urine depuis le 24 novembre.

Il revient nous voir le 30 décembre. Les mictions sont fréquentes mais non douloureuses, jet fort, rapide, plein. Pas de résidu vésical. Urines légèrement troubles. Absence totale d'érections. Bon état général.

Nouvelles reçues par lettre le 11 février. Mictions faciles, sans effort ni douleur: 6 à 7 fois par jour, 2 à 3 fois par nuit. Le jet est gros, va à un mètre. Le malade ne se sonde pas. Il urine 1 litre et demi par jour. Urines claires. Plaie restée fermée. Les testicules sont sensibles à la pression, mais non augmentés de volume. Absence totale d'érections.

Obs. X. — *Hypertrophie de la prostate. Gros calcul vésical. Rétention incomplète avec cystite. Lithotritie le 6 octobre 1901. Persistance de la rétention incomplète. Prostatectomie périnéale, le 6 novembre 1901, extracapsulaire et incomplète.*

C..., âgé de 62 ans, entre à la salle Velpeau, le 29 septembre 1901, avec des phénomènes de cystite.

C'est un homme obèse. Il a eu trois crises de coliques néphrétiques il y a 15, 12 et 10 ans, durant chacune de 6 à 12 heures. Il a rendu un petit gravier il y a 10 ans, à la suite de la dernière crise. Jusque-là, jamais d'hématurie. Urines claires et mictions normales dans l'intervalle des crises. Il y a environ 15 ans, avant l'apparition des crises, le malade aurait eu plusieurs accès de goutte articulaire. Cet homme doit se lever la nuit pour uriner, depuis 4 ans. Les mictions sont, depuis lors, un peu pénibles, le jet moins fort que d'habitude.

Il y a 3 ans, sans raison apparente, survient une fréquence inusitée des mictions, plus marquée le jour que la nuit. De temps en temps, pendant le jour, les urines sont teintées de sang. Émission fréquente, aussi, de petits graviers.

Il y a un an, le malade est entré dans un hôpital de province parce qu'il avait des mictions très douloureuses et les urines très sales. On a trouvé un calcul dans la vessie et pratiqué la lithotritie. Cette lithotritie, faite sans anesthésie, n'a pas été complétée par l'aspiration. On a proposé au malade de pratiquer une taille hypogastrique. Il s'y est refusé.

Depuis cette époque, persistance des douleurs de l'hypogastre, de la fréquence des mictions qui nécessitent l'effort et sont très douloureuses. Les urines deviennent purulentes et fétides. Pas d'hématurie. Ce malade n'a jamais eu de maladie vénérienne.

Au moment de l'entrée dans le service, les urines sont purulentes et déposent dans le fond du vase. Le malade urine toutes les demi-heures le jour, autant la nuit. Il ne se sonde pas.

Urèthre antérieur libre. Urèthre prostatique allongé et déformé. On entre facilement dans la vessie sans rencontrer de saillie du lobe médian. La longueur totale de l'urèthre est de 21 centimètres, cette mensuration est prise sur la sonde béquille (la verge étant flasque et le liquide cessant à peine de s'écouler), depuis le milieu de l'œil placé sur la portion coudée de la sonde jusqu'au point d'affleurement de la sonde au niveau du méat.

La vessie présente un résidu purulent de 80 grammes. La sonde a, dans la vessie, la sensation très nette d'un contact rugueux. Capacité vésicale : 130 grammes. Avec l'explorateur métallique n° 3, on a dans la vessie la sensation d'un calcul volumineux, sonore à la percussion. Il mesure apparemment 3 centimètres. Il occupe la moitié gauche de la vessie.

La prostate est uniformément hypertrophiée, très saillante dans le rectum, de surface régulière, de consistance semi-molle. On n'atteint pas sa limite supérieure. Le périnée est épais. Les reins ne sont pas sentis. Pas de fièvre.

Mise d'une sonde à demeure. Lavages journaliers de la vessie avec l'eau boriquée et le nitrate d'argent à 1 p. 1.000. Les urines ne s'éclaircissent pas.

Lithotritie le 6 octobre par M. Petit, interne du service, assisté de M. Albarran. Lithotritie difficile en raison du gros volume du calcul, de sa dureté, de la saillie faite dans la vessie par la prostate hypertrophiée, et surtout en raison de ce fait que la vessie, dont la contractilité est encore exagérée, laisse échapper environ la moitié du liquide injecté pour pratiquer le broiement. L'opération qui a été longue est terminée malgré la présence de quelques fragments non broyés.

Le lendemain, la sonde est incrustée et changée. Dans le liquide du lavage, il y a quelques petits fragments. La sonde est sortie définitivement le troisième jour. Le malade ayant eu une légère élévation de la température, le second jour (38°), n'en a plus présenté plus tard. Chaque jour, après le retrait de la sonde, lavages de la vessie avec le nitrate d'argent : urines sanguinolentes le sixième et le septième jour.

Vérification avec le lithotriteur sans anesthésie, le 24 octobre. On trouve un petit fragment qui est broyé et sorti de la vessie par lavages suivis d'aspiration.

Vérification au cystoscope le 30 octobre. On ne trouve aucun fragment de calcul dans la vessie. Orifices des uretères normaux. Saillie totale de la prostate, plus marquée, cependant, du côté droit. Vessie bonne, un peu fatiguée dans le bas-fond.

Le 3 novembre. Nouvel examen de l'urèthre et de la vessie. La sonde béquille dévie à gauche pour pénétrer dans la vessie. Le malade ayant pissé une demi-heure auparavant, on retire 65 grammes d'urines très troubles dont les dernières gouttes sont épaisses et purulentes. Capacité vésicale de 360 grammes. L'urine tombe aux pieds du malade quand le malade pisse debout, et cependant le liquide injecté sort de la sonde avec force, même quand on enlève la sonde dans la position verticale.

La prostate fait dans le rectum une saillie moyenne, moins marquée que le jour de l'entrée. Le lobe droit est manifestement plus volumineux au toucher que le lobe gauche; mictions moins fréquentes qu'à l'entrée, quatre ou cinq fois la nuit, toutes les deux heures le jour. Le malade ne souffre plus en urinant.

Examen chimique des urines par M. Debains (4 novembre).

Quantité des 24 heures. .	1.600 grammes
Aspect	trouble

Couleur	jaune clair
Odeur	sulfureuse
Réaction	légèrement alcaline
Densité	1.015
Urée	14gr » par litre, 22gr, 40 en 24 heures
Chlorures	5 40 8 65 —
Acide phosphorique. . .	1 30 2 08 —
Albumine	0 30 0 48 —
Glucose	néant

Examen de la contractilité vésicale avec le manomètre. — La contractilité vésicale est conservée.

Opération le 6 novembre 1901, par M. Albarran. *Prostatectomie périnéale partielle extracapsulaire.* — Temps préliminaires habituels. Le malade est placé dans la position dorso-sacrée, les cuisses fortement fléchies sur le ventre, le bassin surélevé par un drap plié et la table d'opération légèrement renversée. On présume déjà, par le simple examen du périnée, le cathéter cannelé coudé ayant été introduit dans l'urèthre, que l'opération sera exceptionnellement difficile. En effet, les ischions font deux saillies exagérées, très rapprochées l'une de l'autre ; l'anus est infundibuliforme ; le périnée est épais au point que les doigts n'arrivent pas à sentir le cathéter. Il est enfin impossible de déterminer le siège de la dépression rétro-bulbaire.

D'ailleurs, les difficultés prévues se montrent aussitôt faite l'incision bi-ischiatique habituelle des téguments. Sous la peau, une couche de graisse abondante et molle. Le bistouri, dirigé en avant, à la recherche du bulbe, rencontre bientôt les fibres des bulbocaverneux. Le bulbe de l'urèthre est très dilaté ; déjà son cul-de-sac se trouve à une distance inhabituelle des téguments, on le récline et l'on incise le raphé ano-bulbaire. Cela est profond, cela saigne. Le bec de la prostate se sent plus qu'il ne se voit, il est situé exactement à 10 centimètres de la lèvre inférieure de l'incision cutanée. Néanmoins, le doigt parvient, non sans difficultés, à décoller le rectum au milieu d'un écoulement de sang continu et en nappe. Ce décollement achevé, on vérifie par le toucher rectal, le doigt recouvert d'un protecteur, l'intégrité de la paroi du rectum. Les deux releveurs sont distendus et ne s'opposent pas à la mise en place de la grande valve postérieure qui est fixée, comme d'habitude, à la plaque sacrée de Collin. Cette valve n'est point bridée par les releveurs. Mais l'on note que la rencontre avec la pointe du coccyx empêche de l'abaisser davantage. La valve postérieure produit donc, ici, le maximum d'abaissement du rectum, elle donne le maximum de jour sur le champ prostatique.

Et, cependant, c'est au fond d'un véritable trou qu'il va falloir aller chercher la prostate, ou si l'on veut d'un tunnel renversé, dont la voûte est représentée par la concavité de la valve, et la base par la prostate. Encore la dilatation extrême du bulbe de l'urèthre cache-t-elle pour ainsi dire la glande, bien que le bulbe soit récliné en avant par un écarteur de Farabeuf. J'ajoute, enfin, que l'hémorrhagie est continue, non abondante, il est vrai, mais devenant une nouvelle cause de difficultés.

Dans ces conditions il ne faut pas songer à suivre le procédé habituel d'extirpation sous-capsulaire. Il ne pourra être fait qu'une excision extra-capsulaire. Donc, M. Albarran incise tout de suite tissu prostatique et urèthre sur la cannelure du cathéter comme guide. Puis, ce cathéter est retiré de l'urèthre. Le lobe droit de la prostate étant le plus volumineux, on s'attaque d'abord à lui. Saisi avec une pince, il est extirpé au ciseau par morcellement. L'hémorrhagie continue, mais faiblement. Puis excision du lobe gauche, de la même façon. Cela fait, l'index pénètre dans la brèche uréthrale, atteint le col vésical et ne sent aucune saillie à son niveau. Le liquide vésical s'écoule librement. Il ne faut donc pas songer à abaisser la vessie avec le doigt pour explorer sa cavité. Un instrument coudé, tel que le cathéter d'Albarran, ne peut l'abaisser davantage.

L'extirpation, sans doute, est incomplète, mais, devant de semblables difficultés, on borne là l'intervention. Mise en place du drain vésical. L'urèthre ne peut être suturé. On doit poser quelques fils de ligature sur les vaisseaux du périnée superficiel, et la plaie est pansée par tamponnement comme à l'ordinaire. C'est donc là une prostatectomie partielle.

Suites opératoires. — Elles n'offrent rien de particulier les premiers jours. Le pansement est renouvelé complètement le 8 novembre. La plaie est profonde mais a bon aspect.

14 novembre (7e jour), on retire le drain périnéal et l'on met une sonde à demeure dans la vessie, avec le mandrin. Les urines sont très troubles. Le malade ne souffre pas.

La sonde à demeure est retirée une première fois le 22 novembre (14e jour); après son retrait le malade urine spontanément, mais il urine à la fois par la verge et par le périnée.

23 novembre. Le malade accuse de l'insensibilité uréthrale. L'urine coule par le périnée. Il n'a pas d'incontinence, mais il ne sent pas ses urines passer par la verge au moment de ses mictions. Obligation de se servir du mandrin pour sonder la vessie.

29 novembre. L'urine ne passe plus par la plaie, mais il y a de l'incontinence vraie par insensibilité de l'urèthre. On remet la sonde à demeure qui est maintenue jusqu'au 6 décembre.

7 décembre. Les mictions reprennent leur cours. Il n'y a plus d'incontinence, cependant, lorsque le malade tousse ou fait effort sans uriner, quelques gouttes sortent malgré lui par la verge. La vessie conserve un résidu de 100 grammes. Les urines sont troubles. La sonde entre très

facilement dans la vessie. On lave chaque jour la vessie avec la solution de nitrate d'argent à 1 p. 1.000. Plaie en bon état, très rétrécie, ne donnant pas passage à l'urine.

15 décembre. Résidu trouble de 60 grammes. Pas d'incontinence, mais quelques gouttes sortent par le méat lorsque le malade tousse et qu'il n'a pas uriné depuis deux heures. Il urine cinq ou six fois par nuit, sept à huit fois par jour. Mictions plus faciles qu'avant l'opération, nécessitant moins d'effort, mais un peu douloureuses à la fin. L'insensibilité vésicale est moins accentuée, mais elle persiste « le malade ne se sent pas pisser ». On continue les lavages au nitrate d'argent.

8 janvier. Résidu 40 grammes, trouble. Plaie fermée. Mictions toutes les trois heures le jour, quatre ou cinq fois par nuit. Capacité vésicale 300 grammes, contractilité moyenne. Cathétérismes faciles. Longueur totale de l'urèthre 19 centimètres. Quantité des urines des 24 heures, un litre et demi. Le jet est faible, les dernières gouttes tombent aux pieds du malade. Absence totale d'érections.

Le malade quitte l'hôpital dans les conditions suivantes : Mictions diminuées de fréquence, moins douloureuses, plus faciles, mais jet faible, urines troubles, résidu abaissé à 40 grammes, c'est-à-dire ayant diminué de moitié environ.

OBS. XI. — *Hypertrophie de la prostate avec calculs vésicaux. Rétention d'urine incomplète. Prostatectomie périnéale. Extraction des calculs. Guérison.*

M. X..., âgé de 68 ans.

Rétrécissement de l'urèthre en 1890, soigné d'abord par la dilatation simple mais ayant nécessité une uréthrotomie interne, 4 ans plus tard. Depuis quatre ans, le malade se plaint de phénomènes de cystite. Il se sonde 2 fois par jour.

En septembre 1901, il continue à se sonder sans douleur. Les mictions sont possibles mais elles restent pénibles. Depuis un mois, les phénomènes de cystite s'aggravent. Besoins impérieux, fréquents (toutes les demi-heures) et mictions très douloureuses.

Examen du malade. — Rétention incomplète de 150 grammes. Urèthre long de 19 centimètres et demi ne laissant passer qu'un explorateur n° 18. Rétrécissement bulbaire. Prostate grosse, haute, sa pointe est à 6 centimètres de l'anus. Urines très purulentes. Plusieurs calculs phosphatiques dans la vessie. Reins non sentis. État général médiocre. Perte de l'appétit, amaigrissement. Pas de fièvre.

Examen des urines.

Urines	troubles
Réaction	alcaline

Albumine	0gr,50 par litre (sang)	
Urée.	16 65	—
Sucre	néant	
Chlorures	8gr,50	—
Acide phosphorique	1 95	—

Le dépôt des urines renferme de très nombreux leucocytes, de nombreuses hématies, de nombreux cristaux de phosphates ammoniaco-magnésiens, quelques cristaux d'oxalate de chaux, des cellules d'épithélium dégénéré, des bactéries et des diplo-bactéries en amas.

Opération le 12 *novembre* 1901, *par* M. ALBARRAN, *assisté de* MM. PROUST *et* PETIT. *Prostatectomie périnéale*. — Préparation du malade dans la position horizontale. Lorsque l'anesthésie chloroformique paraît suffisante, le malade est placé sur la table de Proust, dans la position périnéale inversée. Dans cette position, la respiration est manifestement gênée, le malade devient violet et l'on doit le remettre un instant dans la position horizontale. Lorsque la respiration a repris son cours normal, on place le malade dans la demi-position périnéale inversée, on supprime le cadre élévateur des jambes et les jambes sont confiées à deux aides qui fléchissent moyennement les cuisses sur le bassin. Ainsi placé, le malade respire encore avec quelque gêne et, pendant toute la durée de l'opération, il est resté un peu violacé avec une tendance à la cyanose. Soit qu'il s'agit d'une idiosyncrasie, ou bien que la position donnée au malade fût seule en cause, cette chloroformisation, entre les mains d'un chloroformisateur rompu aux anesthésies, a été difficile.

Quoi qu'il en soit, avant toute incision, on note que le périnée a une direction horizontale, que la région sacrée est verticale, que les bourses et la verge retombent d'elles-mêmes sur la paroi abdominale. On peut introduire sans difficulté dans l'urèthre le cathéter cannelé coudé d'Albarran. On opère en étant debout.

Incision prérectale, bi-ischiatique, légèrement convexe en avant, sans débridements latéraux. Couche de graisse épaisse. Le bistouri tenu trop oblique en avant et en bas et pas assez vertical se perd un instant dans le bulbe de l'urèthre. Il incise plus en arrière, placé presque verticalement, et sectionne le raphé ano-bulbaire. On rencontre tout de suite le plan de clivage recto-prostatique et on le décolle aussi profondément que possible avec les doigts. Cela fait, on essaye de placer la valve rectale de Proust. En l'absence de débridement des extrémités de l'incision cutanée, cette valve paraît d'une longueur insuffisante. Elle déprime bien l'anus mais pas assez pour empêcher qu'au delà de son bec le rectum ne vienne, sous l'influence de la poussée abdominale d'un malade qui dort mal, occuper par son ampoule le champ opératoire. On supprime donc cette valve et on la remplace par l'une des valves habituellement employées par M. Albarran. Cette valve étant plus longue que la valve de Proust déprime le rectum et le protège dans toute la hauteur du champ prostatique.

Dans ces conditions, la prostate se montre dans toute sa hauteur, on atteint facilement sa base avec le doigt, elle est relativement superficielle, et surtout sa direction est nettement verticale aux yeux de l'opérateur.

Section de la capsule comme d'habitude. On essaye de la décoller. Elle se déchire, ou bien adhère. Son décollement est difficile.

Sur la cannelure du cathéter comme guide, on incise la paroi inférieure de l'urèthre prostatique. La boutonnière uréthrale a une longueur de 2 centimètres. Par cette boutonnière, Proust introduit dans la vessie le manche courbé de son désenclaveur. Il essaye, avec le bec de cet instrument dépourvu de son crochet, de faire saillir la prostate. La prostate, qui est peu hypertrophiée, se surélève et fait une saillie plus nette dans le champ supérieur de la plaie.

M. Albarran sectionne les parties antérieures sous-uréthrales des deux lobes prostatiques. Leur extirpation s'opère assez aisément et il est certain que, à ce moment, le manche du désenclaveur surélève mieux encore la base de la vessie et les portions de prostate restantes. En voulant ainsi surélever le côté droit de la base de la vessie, le bec de l'instrument sort du col et déchire le flanc droit de l'urèthre prostatique. On le retire. L'index gauche mis dans la vessie, on achève l'excision de la partie postérieure sous-vésicale de la prostate avec le ciseau. Pas de ligature sur les vésicules séminales.

Le doigt pénètre bien dans la vessie mais avec frottement. M. Albarran prolonge la brèche uréthrale jusqu'au col, mais sans l'inciser. Le doigt reconnaît au niveau du col une barre transversale saillante. Cette barre est due à l'hypertrophie des glandules sous-cervicales. Elle était indépendante des portions de prostate déjà extirpées puisque l'on a pu facilement décoller ces dernières de la base de la vessie, sans décoller la barre. Il n'y a point de saillie du lobe médian.

M. Albarran, dans le but d'élargir l'orifice du col, sans sectionner toute sa paroi, fait une excision cunéiforme de la muqueuse cervicale inférieure avec le ciseau.

Puis, il parachève l'excision de la portion juxta-uréthrale gauche de la prostate qui fait saillie dans la cavité de l'urèthre sous la forme d'un fibrome.

Il procède alors à l'enlèvement des calculs vésicaux avec une petite tenette. On retire ainsi de la vessie 16 petits calculs phosphatiques à facettes multiples dont les plus volumineux ont la grosseur d'un haricot. Lavage de la vessie avec le nitrate d'argent à 1 p. 1.000 et mise en place d'un drain vésical.

La réparation de l'urèthre est rendue difficile en raison de la perforation faite à la paroi latérale droite par le désenclaveur et aussi par ce fait que, la dilatation de l'urèthre prostatique étant peu marquée, on ne peut songer à supprimer des fragments de ses parois. Néanmoins, on parvient à suturer complètement l'urèthre, sauf à la partie antérieure de la brèche par laquelle passe le drain vésical. La suture est faite au catgut d'avant en arrière ; elle paraît suffisante, puisque le liquide injecté par le drain revient complètement par le drain lui-même, mais elle est irrégulière et plutôt latérale droite que médiane.

Durée de l'opération : 1 heure et quart.

Poids de la prostate extirpée : 15 grammes.

Hypertrophie mixte glandulaire avec fibromes, sans hypertrophie du lobe médian, mais avec barre vésicale.

Suites opératoires. — Le pansement a été renouvelé complètement le second jour. Le drain retiré le 6e jour et remplacé par une sonde uréthrale à demeure. Cette sonde retirée et remise plusieurs fois à partir du 10e jour a été retirée définitivement le 32e jour. A ce moment, l'urine ne coule plus par le périnée. Le 22 décembre, le malade rend un calcul urique du volume d'un pois. Les mictions reparaissent, régulières, pas fréquentes, faciles.

Le malade vide à peu près complètement sa vessie, le 23 décembre, il ne conserve qu'un résidu de 10 grammes.

OBS. XII. — *Hypertrophie moyenne de la prostate. Rétention incomplète (350 à 400 centimètres cubes). Prostatectomie périnéale sans drainage cysto-périnéal. Guérison.*

B..., âgé de 67 ans, entré à la salle Velpeau le 28 novembre 1901, pour difficulté de la miction.

Pas de blennorrhagie antérieurement, a eu la fièvre typhoïde à 23 ans, et un zona intercostal gauche dans le courant de cette année.

Depuis l'âge de 25 ans, B... dit avoir souffert, souvent, de douleurs dans les reins pour lesquelles il a dû parfois garder le lit pendant plusieurs jours. Mais il n'a jamais consulté de médecin. Jamais de graviers dans les urines, jamais d'hématurie.

Les troubles de la miction ont débuté il y a deux ans. De temps à autre, B... éprouvait quelques difficultés pour uriner, surtout à la suite des repas. Il se levait rarement la nuit. Au mois d'août 1901, attaque de rétention aiguë complète qui dure 30 heures. On le sonde alors très facilement et les sondages sont continués pendant 10 jours. Le 11e jour, B... urine seul et on cesse tout sondage. Les mictions continuent sans trop de difficultés. Les urines sont claires.

Dans les premiers jours du mois de novembre, difficultés soudaines de la miction qui vont en augmentant progressivement. B... n'est pas sondé à ce moment-là, il parvient à uriner seul quand le besoin s'en fait sentir, mais au prix des plus grandes difficultés. Ses mictions sont très fréquentes, le jour aussi bien que la nuit ; le jet est faible, le plus souvent, l'urine sort goutte à goutte après beaucoup d'efforts stériles. Les urines sont troubles.

B... se présente à la consultation de la Terrasse le 28 novembre, pour la première fois. Il dit avoir uriné une demi-heure avant qu'on l'examine.

Le canal antérieur est libre, il y a allongement de l'urèthre prostatique et la boule de l'explorateur rencontre une légère saillie avant d'entrer dans la vessie. La sonde béquille pénètre facilement. Elle retire 400 grammes d'urines troubles dont les dernières gouttes ont un aspect purulent. L'urèthre mesuré selon le procédé habituel a une longueur de 20 centimètres. Ce cathétérisme fait beaucoup souffrir le malade. La prostate est moyennement hypertrophiée, de surface égale, de consistance molle, le lobe gauche est plus saillant que le lobe droit. On sent la prostate par le palper hypogastrique combiné au toucher rectal. Cette exploration est très douloureuse.

Les testicules et les canaux déférents sont normaux. On sent la pointe du rein droit. Mais le palper des reins n'est pas douloureux.

Les artères radiales sont très sinueuses et dures au palper. Pouls dur, mais régulier. L'auscultation du cœur montre quelques faux pas sans hypertrophie. Respiration normale. Foie et rate normaux.

Le malade a une bonne santé habituelle. Depuis quelques jours, il a moins d'appétit, se plaint de la soif. Il a de la peine à aller à la selle. Il souffre. La langue est un peu sèche. Pas de température.

29 novembre. Résidu trouble de 350 grammes aussitôt une miction. On pratique deux cathétérismes suivis de lavages de la vessie avec le nitrate d'argent. Ces cathétérismes sont très douloureux.

30 novembre. Résidu trouble de 600 grammes un quart d'heure après une miction. Quand la sonde paraît ne plus laisser sortir d'urine, on fait encore sortir 50 grammes d'urines très troubles en pressant sur la région hypogastrique. Les jours suivants, on continue les cathétérismes suivis de lavages. L'état général s'améliore, le malade souffre moins quand on le sonde. Les urines deviennent plus claires. Mais le résidu vésical reste le même (400 à 500 gr.).

Examen chimique des urines, fait le 30 novembre, par M. Debains

Quantité des 24 heures. . . .	950 grammes
Aspect.	légèrement trouble
Couleur	normale
Odeur.	normale
Réaction.	acide
Densité	1.019
Urée	18gr,20 par litre

Chlorures	9,80 par litre
Acide phosphorique.	1, 75 —
Albumine	traces
Glucose	néant

Examen histo-bactériologique des urines, fait le 30 novembre, par M. Motz. Urines troubles. Dépôt abondant. Très nombreux leucocytes. Rares hématies. Nombreux diplocoques.

L'épreuve du bleu de méthylène faite le 3 décembre montre que l'élimination commence au bout d'une heure; elle est très intense une heure et demie après l'injection, moyenne à la 5e heure, nulle à la 9e, de nouveau moyenne à la 13e heure, intense à la 22e heure. Le matin de l'opération, c'est-à-dire 46 heures après la piqûre, l'élimination persiste, mais faible.

Examen de la contractilité vésicale avec le manomètre (voir graphique 6, page 217).

Opération le 5 décembre, par M. Albarran. *Prostatectomie périnéale.* — Le malade, préalablement préparé, avec vessie nettoyée et chargée de 300 centimètres cubes d'une solution de sublimé très faible, est mis dans la position suivante : décubitus dorsal sur plan légèrement incliné, bassin très relevé avec trois alèzes, cuisses très fléchies sur l'abdomen et maintenues dans cette position avec l'appareil de von Hott. Dans cette position, le périnée fait un angle de 45° avec le plan vertical.

Incision pré-anale bi-ichiatique légèrement courbe ; dissection du pé née pour aller à la recherche du bulbe de l'urèthre. Le périnée est peu épais, on trouve immédiatement le bulbe, le bistouri le contourne en mettant à nu les deux muscles bulbo-caverneux. Incision du raphé ano-bulbaire. Le cathéter d'Albarran introduit dans l'urèthre sert de point de repère. On entre tout de suite, et très facilement, dans la cloison recto-uréthrale. Les doigts abandonnent le bistouri et décollent aisément le rectum aussi loin qu'ils peuvent. Cela fait, mise en place de la valve postérieure fixée automatiquement. La prostate fait alors saillie, recouverte de l'aponévrose qui contribue à former la paroi postérieure de sa loge. Il n'est pas nécessaire de sectionner les muscles releveurs de l'anus. On voit, en avant du bec de la prostate, l'urèthre membraneux.

Section médiane, antéro-postérieure, de la paroi postérieure de la loge prostatique (capsule prostatique); décollement facile, aux ciseaux, poussé aussi loin que possible sur les côtés, en avant et en arrière.

Section médiane de l'urèthre prostatique, avec le bistouri, sur la cannelure du cathéter coudé. Le cathéter est aussitôt retiré de la vessie. La boutonnière uréthrale est courte et mesure au maximum 2 centimètres. Elle part du sphincter membraneux, en arrière de lui, et elle est donc loin d'atteindre le col vésical. L'épaisseur de la paroi uréthrale sectionnée, doublée de la prostate, est très minime.

L'index droit, mis dans l'urèthre, trouve une saillie faite par le lobe droit dans sa cavité. On ne sent pas de lobe médian.

Une pince (pince à prostate) saisit ce lobe droit par sa face externe, et le ciseau sectionne, en plein tissu, à distance de la lèvre uréthrale correspondante. On excise, ainsi, le lobe droit par morcellement. Au contraire, le lobe gauche, plus volumineux que le lobe droit, est extirpé, par le même procédé, mais en une seule fois.

L'index gauche étant introduit dans la vessie peut dès lors éverser la face externe de la paroi vésicale et, ce doigt intravésical servant de guide, on achève l'extirpation de la prostate avec le ciseau. Une ligature est placée, en arrière, sur les deux canaux déférents. Il reste des petits fibromes développés sur les flancs de l'urèthre, en avant, derrière le sphincter membraneux. On les extirpe de la même façon avec le ciseau, une pince faisant traction sur ces masses.

On termine par la résection, au ciseau, des deux lèvres de l'urèthre prostatique. Une sonde béquille n° 20 est introduite, par le méat, dans la vessie. On fait, sur cette sonde, la *suture totale* de l'urèthre prostatique avec des fils de catgut montés sur aiguilles de Hagedorn. La sonde uréthrale est laissée à demeure. Tamponnement de la plaie et fermeture partielle des téguments.

La prostate extirpée pèse 40 grammes. Il s'agit d'une hypertrophie glandulaire intéressant les deux lobes latéraux, plus développée sur le lobe gauche, et présentant quelques corps sphéroïdes.

Suites opératoires. — Les suites immédiates sont normales. Pas d'élévation de température. Le pouls est de 90 le lendemain matin, de 120 le lendemain soir. Pendant les 24 premières heures, le malade a uriné 600 grammes d'urines légèrement troubles. On fait, le lendemain, un simple pansement externe. La plaie n'a pour ainsi dire pas suinté. Aucune réaction, le malade lit son journal et demande à manger. Trois lavages vésicaux par la sonde dans la journée.

7 décembre. Les mèches qui tamponnent la plaie sont retirées sans provoquer la moindre hémorrhagie. Nouveau tamponnement. 1.200 grammes d'urines depuis hier.

8 décembre. Le pouls reste rapide et bat 120. Cependant l'état général est parfait. Le malade est purgé.

Pansement du périnée. Ce pansement sera continué chaque jour. Ultérieurement, pansement simple, consistant en un assèchement de la plaie, un badigeonnage à la teinture d'iode et un tamponnement à la gaze stérilisée.

9 décembre. La température du soir est de 38°, la sonde à demeure (non encore changée depuis le jour de l'opération) fonctionne mal. On la retire; elle est incrustée dans sa traversée prostatique. On remet une nouvelle sonde à demeure, conduite sur mandrin sans aucune difficulté. La plaie périnéale saigne légèrement, depuis deux jours, à chaque pansement

Les jours suivants, la sonde à demeure est remplacée tous les deux jours. Il n'y a plus de nouvelle ascension thermique.

14 décembre. Bien que la sonde à demeure soit placée régulièrement au goutte à goutte, il coule du liquide par la plaie première fois depuis l'opération) au moment des lavages.

15 décembre. Le malade est laissé sans sonde uréthrale. Le pansement de ce matin était souillé par l'urine qui coule de la plaie périnéale.

16 décembre. Pas de mictions par la verge depuis hier. Toute l'urine est sortie par le périnée. On retire ce matin, de la vessie, un résidu très trouble de 150 grammes, dont les 30 derniers grammes sont nettement purulents. Donc, le malade ne vide pas sa vessie même par le périnée. Remise de la sonde à demeure.

25 décembre. On retire de nouveau la sonde à demeure pour ne plus la remettre. Deux heures plus tard, le malade urine quelques gouttes par la verge, la plus grande partie de l'urine sort par le périnée La nuit suivante, il a uriné un verre par la verge en plusieurs fois.

26 décembre. La vessie contient 200 grammes de résidu trouble. L'opéré urine spontanément. Les besoins sont assez impérieux. La toux provoque la sortie involontaire de l'urine par la verge Plaie en très bon état. État général considérablement amélioré. Appétit revenu.

31 décembre. Pour introduire une sonde dans la vessie, nécessité d'utiliser le mandrin. Résidu de 60 grammes, trouble, aussitôt une miction. Apparition d'une double orchi-épididymite prédominante du côté droit, sans élévation de la température, mais avec phénomènes douloureux intenses. Les bourses sont maintenues relevées par le pansement. L'urine continue à sortir par la plaie périnéale en grande quantité.

Pour cette raison, la sonde à demeure a été remise et maintenue du 2 au 8 janvier. Toujours il a fallu se servir de mandrin pour la réintroduire dans la vessie.

9 janvier. On retire définitivement la sonde pour ne jamais plus la remettre. L'opération date de 5 semaines. Aussitôt, les mictions se font spontanément, environ toutes les heures, sans difficultés, sans besoins pressants, sans aucune incontinence ; et l'urine ne sort plus par la plaie périnéale, qui, dès lors, a tendance à se combler très vite. Testicules de volume normal. Épididymes gros et sensibles à la pression.

12 janvier. Passage des béniqués 41, 44, 46. Résidu de 80 grammes trouble, une demi-heure après la miction. Nécessité du mandrin pour faire entrer la sonde.

16 janvier. Béniqués 46, 47, 48. Résidu 35 grammes aussitôt la miction. Urines constamment troubles. Plaie non encore fermée, mais ne donnant plus passage à l'urine. Longueur de l'urèthre : 17 centimètres. On donne un gramme d'urotropine par jour.

18 janvier. Béniqués 45, 48, 50. Résidu 50 grammes, la contractilité vésicale étudiée avec la sonde et la seringue paraît faible.

Le malade quitte l'hôpital, le 20 janvier, pour aller à l'asile de convalescence de Vincennes.

La plaie périnéale n'est pas encore complètement fermée. Elle se réduit à un petit cul-de-sac profond d'un centimètre, qui ne donne passage, d'ailleurs, à aucune goutte d'urine. Le malade a conservé des mictions fréquentes. Il urine toutes les heures et demie pendant le jour, parfois seulement toutes les 2 heures. La nuit, il se réveille trois ou quatre fois pour uriner. Les besoins d'uriner ne sont pas pressants. Les mictions s'opèrent sans aucun retard et sans aucune douleur. Le jet va à 50 centimètres.

Les urines sont presque claires à l'émission. La quantité journalière est d'un litre et demi. Aussitôt une miction commandée le résidu vésical est abaissé à 30 grammes.

La sonde n'entre dans la vessie qu'à l'aide du mandrin courbe.

Les testicules présentent deux noyaux indurés et à peine sensibles au niveau de la queue des épididymes.

Ce malade n'a pas eu une seule érection ni une seule perte séminale depuis qu'il est opéré. L'état général est parfait. L'appétit est revenu, et le malade parle avec la plus grande satisfaction de l'opération qu'il a subie.

Examen par le manomètre de la contractilité vésicale après l'opération (voir graphique 6, page 217).

29 janvier. Plaie fermée. Canal très facile à franchir. On peut injecter 300 grammes d'eau dans la vessie. Le malade rejette tout ce liquide étant couché, sans sonde. La sonde, aussitôt remise dans la vessie, ne retire qu'un résidu de 30 grammes. Urines de plus en plus claires. Absence d'érections.

Le malade revient nous voir le 16 mars parce que sa plaie périnéale s'est rouverte et donne issue à quelques gouttes d'urine au moment des mictions. On la cautérise avec du nitrate d'argent. Cette plaie a tendance à se fermer très vite. Fin mars, elle ne laisse plus passer d'urine.

B... présente une épididymite douloureuse à droite. C'est la seule chose qui le gêne. Il urine très facilement, cinq ou six fois par jour, trois ou quatre fois par nuit. La miction est impérieuse. Les urines sont assez claires et renferment quelques filaments. Canal facile à franchir avec la sonde-béquille 21. Sensibilité vésicale exagérée avec 150 grammes. Ce liquide ressort avec force entre la sonde et le canal. Mais il faut abaisser la sonde pour faire sortir les 30 derniers grammes. D'ailleurs, le résidu vésical conservé est d'environ une trentaine de grammes.

Ce malade se considère comme guéri, parce qu'il peut uriner sans se sonder, alors qu'avant son opération les sondages étaient douloureux et difficiles, et parce qu'il ne souffre plus.

Obs. XIII. — *Hypertrophie de la prostate. Rétention incomplète. Calcul vésical. Prostatectomie périnéale. Extraction du calcul. Guérison.*

M. M..., âgé de 54 ans, éprouve depuis un an de la gêne de la miction. Il souffre pour uriner depuis seulement six mois. Il a eu quelques hématuries sans caractères nets depuis cette époque. On fut obligé de le sonder à plusieurs reprises, mais il n'a jamais eu de rétention complète de l'urine. A chaque cathétérisme pratiqué aussitôt une miction, on a toujours retiré une certaine quantité de résidu vésical.

La prostate est assez grosse, régulière. Urèthre long de 19 centimètres. La vessie contient un calcul. Elle est peu tolérante. Le malade doit uriner toutes les heures. Rétention incomplète variant entre 300 et 350 grammes. Urines troubles avec dépôt purulent. Elles ne renferment pas d'albumine. Pas de polyurie. Reins non sentis ni sensibles. État général assez bon.

Opération le 14 janvier 1902, par M. Albarran. Prostatectomie périnéale. Extraction du calcul. Cysto-drainage périnéal. — Inclinaison de la table d'opération. Malade en position dorso-sacrée avec cuisses fortement fléchies et tenues par deux aides.

Incision préanale, convexe en avant. Les plans sous-cutanés saignent assez abondamment (fait assez habituel chez les prostatiques calculeux). Découverte facile de l'espace décollable prostato-rectal. Décollement facile du rectum, qui est récliné par la grande valve fixée automatiquement. Incision de la capsule prostatique. Son décollement provoque une hémorrhagie assez abondante.

Hémisection rétro-sphinctérienne de l'urèthre prostatique sur la cannelure du cathéter comme guide. Contrairement à la disposition qu'il est habituel de rencontrer, une certaine épaisseur de tissu prostatique double la paroi inférieure de l'urèthre.

L'extirpation du lobe droit de la prostate se fait d'un seul bloc. On place un fil de catgut sur le canal déférent et un autre sur le col de la vésicule de ce côté. On opère de même sur le lobe gauche. On place également un fil à ligature sur la vésicule et sur le canal déférent gauche. Le calcul vésical est broyé avec une tenette et extrait facilement. C'est un calcul phosphatique. Lavage de la vessie avec une solution de nitrate d'argent.

Le doigt, mis dans la vessie, l'abaisse très facilement. On excise quelques lobules prostatiques qui doublent encore la paroi vésicale. Pas de lobe médian.

Réfection de l'urèthre sans résection des lèvres de l'incision. La suture est faite à fleur de peau avec l'aiguille de Reverdin et des fils de catgut. Drain vésical n° 25 à la partie antérieure de la plaie uréthrale.

Il n'y a eu aucune blessure de l'urèthre pendant l'opération. Opération rapidement exécutée.

La prostate est de nature glandulaire de consistance assez résistante. Elle ne s'est pas déchirée sous la traction des pinces. Elle pèse 30 grammes.

Suites opératoires. — Normales. Pas de réaction immédiate. Température normale. Le drain vésical est retiré le 5e jour. On met aussitôt une sonde à demeure montée sur mandrin. Trois jours plus tard, la sonde est sortie. On ne peut la remettre avec le mandrin. Cependant, une sonde à double béquille passe très facilement.

La sonde à demeure n'a été retirée définitivement que le 21e jour après l'opération. Dans l'intervalle il y a eu pendant 4 jours une température élevée de 39° et au dessus parce que sa sonde fonctionnait mal. Il y a eu également, pendant ce laps de temps, une orchite gauche légère, malgré la ligature des canaux déférents dans la plaie.

La sonde retirée, le malade urine par la verge sans qu'il sorte d'urine par le périnée. La plaie périnéale était complètement fermée le 30e jour. Le malade vidait sa vessie facilement. Les urines restaient un peu troubles, malgré les lavages. Le malade dit avoir conservé ses érections.

Cette première catégorie d observations comprend donc 13 cas. Il suffira de consulter le tableau qui termine ce chapitre (voyez tableau A, page 96) pour se rendre compte que l'homogénéité de ce premier groupe de faits, malgré l'état de rétention chronique incomplète présenté par ces 13 malades, est loin d'égaler l'homogénéité des 2 catégories d'observations suivantes.

Je n'insisterai pas sur l'âge de ces malades, dont le plus jeune avait 51 ans, et le plus vieux 73 ans.

La date du début de leurs troubles urinaires offre les plus grandes variétés. Chez quelques-uns, les troubles de la miction remontent à plus de 10 ans ; chez quelques autres ils datent d'un an à un an et demi. La durée moyenne de leur maladie était de 3 ou 4 ans.

Il y a 6 de ces malades qui se sont acheminés progressivement à la rétention incomplète, persistante, sans avoir jamais eu d'attaques de rétention complète. C'est là, d'ailleurs, une modalité clinique assez fréquente de la rétention incomplète chez les prostatiques. Les 7 autres malades ont eu, antérieurement, au moins une, sinon plusieurs attaques de rétention aiguë complète.

Sur les 13 malades, il y avait 6 calculeux, parmi lesquels l'un avait dû subir, 10 ans auparavant, 2 lithotrities à 2 ans de distance, et un autre 2 lithotrities plus récentes.

Depuis quand datait la rétention, chez ces 13 malades ? Je ne saurais le dire exactement pour tous. Cependant, 6 de ces malades ne se sondaient pas d'habitude, parmi lesquels je compte 5 calculeux. Le 6e de ces malades (obs. IV), ne se sondant pas, est venu consulter à Necker, pour une rétention incomplète avec distension vésicale survenue progressivement, sans attaque de rétention complète aiguë antérieure. Les 7 autres malades usaient chaque jour de la sonde, une ou plusieurs fois.

La quantité moyenne du résidu vésical était de 250 à 300 grammes. Je trouve, cependant, 3 malades, porteurs de calculs vésicaux, chez lesquels le résidu constaté journellement à l'hôpital, avant leur opération, oscillait entre 80 et 120 grammes. Quatre fois, au contraire, la rétention s'accompagnait de distension vésicale. Je rappelle que 2 de ces rétentionnistes distendus (obs. I et VI) présentaient cette distension de la vessie depuis déjà plusieurs mois malgré des sondages et des lavages vésicaux réguliers.

Je renvoie, pour l'étude de la contractilité vésicale, au chapitre d'ensemble, où cette contractilité a été étudiée (voyez page 209). Et je termine ce tableau de l'histoire de nos opérés en disant qu'ils avaient tous des urines troubles au moment de l'opération, que ces urines étaient franchement purulentes avec dépôt, chez 6 d'entre eux; que 2 de nos calculeux et 2 autres malades sans calculs présentaient des signes de cystite ancienne constatée pour la première fois, chez l'un, il y a 8 mois (obs. VIII). La pyélo-néphrite était certaine dans 3 cas parmi lesquels le rein droit fut senti seulement 2 fois. Ces 3 malades présentaient, d'ailleurs, une diminution dans l'élimination rénale, autant d'après l'analyse chimique des urines que d'après l'épreuve du bleu de méthylène.

La plus ancienne opération de ce groupe date de 10 mois environ la plus récente de 3 mois.

Toutes ces opérations n'ont donné lieu à aucun incident digne d'être noté ici. Une fois, cependant, le rectum a été malencontreusement blessé pendant le premier temps opératoire. Malgré une suture immédiate de la paroi rectale, il persistait encore chez le malade, à sa sortie de l'hôpital, une petite fistule uréthro-rectale. Hormis ce cas, les suites opératoires ont été des plus simples. Le périnée a été cicatrisé complètement, au plus tôt, le 30e jour, au plus tard le 60e jour.

J'ai vu, 7 fois sur 13 cas, se produire des orchi-épididymites post-opératoires, toutes bénignes, d'une durée d'une semaine environ. Un malade (obs. VIII) a eu une orchite à bascule. Un autre (obs. II) a présenté une violente poussée d'orchite tardive survenue 4 mois après son opération. Jamais il n'y a eu trace de suppuration.

D'après les nouvelles les plus récentes que j'aie de ces 13 malades, il y en a seulement 7 qui vident spontanément et complètement leur vessie. Il en est 4 autres dont le résidu vésical était pour ainsi dire nul en février, oscillant entre 10, 20 et 30 grammes.

Ces 11 malades urinent tous avec la plus grande facilité. Ils ont un jet fort, puissant même, puisque quelques-uns urinent à $1^m,50$ de distance sinon à 2 mètres. Au point de vue de l'évacuation, nous pouvons les considérer comme étant actuellement guéris.

Des 2 autres malades, il en est un (obs. X) que l'on pourrait retrancher du nombre de ces opérés, quand il s'agit d'apprécier les résultats cliniques donnés par la prostatectomie. Pour des raisons que je dirai ailleurs (voyez page 192), l'extirpation complète de la prostate n'a pas été chez lui possible.

Le dernier malade (obs. VIII) est loin de vider sa vessie d'une manière satisfaisante. Chez lui, je trouve régulièrement un résidu de 80 à 110 grammes. La dernière fois qu'il est venu me voir (1er mars, 4 mois après l'opération) sa vessie contenait, après une miction ordonnée, un résidu de 200 grammes. Mais ce malade se sonde habituellement une fois par jour, et il observe un résidu qui ne dépasse jamais 110 grammes. Ce malade a encore des urines franchement purulentes et qui déposent. Si on relit son observation, on verra qu'il a été amélioré par l'opération, que son résidu vésical est abaissé de moitié, qu'il urine mieux, sans souffrance. Son état général est également bien meilleur; son poids a augmenté de 6 livres. S'il est permis de présumer de l'avenir de ce malade amélioré et non guéri, je dirai qu'il donne l'impression d'un rétentionniste incomplet définitif et incurable. Mais il convient, ici, de rappeler son histoire.

Cet opéré, connu à Necker depuis 8 mois, conservait, malgré des soins continus, des signes de cystite rebelle. A deux reprises différentes, il dut rentrer à l'hôpital pour des accidents fébriles graves nécessitant la sonde à demeure prolongée. La vessie, très sensible à la distension, présentait une contractilité très médiocre. Les reins étaient profondément atteints. Bref, il y avait chez ce malade, avant l'opération, un ensemble de conditions cliniques qui faisaient déjà mal augurer de la valeur fonctionnelle de sa vessie. J'aurai à revenir sur lui, plus tard, au chapitre des indications de la prostatectomie.

Après cela, j'indiquerai seulement, dans ce court tableau, que les urines de la plupart de nos malades (8 sur 13) sont aujourd'hui parfaitement claires.

Un malade présente une polyurie légèrement trouble (obs. VI). Deux malades atteints de pyélo-néphrite conservent des urines franchement troubles.

Tous ces malades sont très faciles à sonder. J'ai dû récemment encore utiliser le mandrin chez un malade (obs. II) qui avait toujours présenté des difficultés de cathétérisme après son opération.

Sur le chapitre des érections, ces 13 malades sont dans un état déficient. Je n'insiste pas, me proposant de reprendre cette question plus tard.

Somme toute, voici une catégorie de 13 opérés dont les résultats cliniques, en ce qui concerne seulement l'évacuation vésicale et la qualité des urines, sont peut-être moins brillants que les opérés des deux autres groupes. Je rappelle qu'il n'y a que 7 de ces 13 opérés qui évacuent franchement et complètement leur vessie, et que 4 conservent un résidu insignifiant. Enfin, 5 de ces opérés ont encore des urines troubles. Je pense que ce trouble des urines persistera chez 2 d'entre eux, atteints de lésions rénales certaines. Il y a lieu d'espérer que, chez les 3 autres, opérés seulement depuis 6 mois au maximum, les urines déjà très nettement améliorées redeviendront parfaitement claires.

Questions d'évacuation vésicale et de qualité des urines mises à part, tous ces malades ont bénéficié largement de la prostatectomie au point de vue de leur état général et de la facilité de leurs mictions.

Des 7 malades qui se sondaient antérieurement, il n'y en a qu'un seul qui continue à utiliser la sonde; encore ne s'en sert-il qu'une fois par 24 heures (obs. VIII). Tous les autres urinent bien, sans douleur aucune. Hormis le malade dont l'extirpation de la prostate a été incomplète, hormis le malade dont le rectum a été accidentellement ouvert et dont la fistule uréthro-rectale devra être fermée par une seconde opération, nous pouvons compter 6 guérisons certaines, 4 guérisons avec résidu insignifiant et une amélioration.

Tableau A. — **Rétention incomplète chronique.**

N° d'ordre. Age	Début de la maladie. Accidents antérieurs	État avant l'opération	Date de l'opération	Poids de la prostate. Calculs vésicaux	L'urine ne passe plus par le périnée	Fermeture de la plaie périnéale	Accidents post-opératoires	État actuel: Résidu. Mictions	État actuel: Urines	État actuel: Urèthre. Reins. État général
Obs. 1. R., 58 ans.	Début en [illegible]. Pas de rét. aiguë. [illegible]	Rét. incomplète persistante [illegible]. Urines troubles. Pyurie [illegible]. Malade se sondant.	[illegible] 1901	50 gr.	Le 26e jour.	Le 34e jour.	»	R. nul, ne se sonde plus. Mictions faciles, mais un peu fréquentes, non impérieuses. Jet à 1 m,50 et 2 m.	Claires.	Urèthre très facile à franchir.
Obs. 2. G., 57 ans.	Début en 1890. Une attaque de rét. aiguë avec hématurie en [illegible] 1890.	Rét. incompl. persistante depuis 6 ans, 150 à 200 gr. [illegible]. Malade se sondant.	27 [illegible] 1901	51 gr.	Le 30e jour.	Le 53e jour.	Orchite g. légère le 33e j. Nouvelle poussée forte d'orchite g. en janvier 1902.	R. nul, ne se sonde plus. Mict. non fréquentes, non imp., faciles.	Claires.	Urèthre facile à franchir. Plaie rouverte 4 fois, aujourd'hui bien fermée.
Obs. 3. L., 67 ans.	Début en 1887. [illegible] plusieurs attaques de rét. aiguë [illegible]	Rét. incomplète, 120 à 150 gr. [illegible] Cystite. [illegible]	21 [illegible] 1901	P. 70 gr. Calculs [illegible] 50 gr.	Le 4e mois.	»	»	R. 15 à 20 gr. Mictions faciles, mais petite fistule urétro-rectale.	Presque claires.	Plaie non fermée, mais ne laissant plus passer l'urine depuis 2 mois. Urèthre facile à franchir.
Obs. 4. [illegible], 62 ans.	Début en 1895. Pas de rét. aiguë.	Malade ne se sondant pas. Rét. incompl. [illegible] à 400 gr. [illegible]	23 [illegible] 1901	55 gr.	Le 24e jour.	Le 41e jour.	Orchite double légère le 3e jour.	R. nul. Mictions restées impérieuses le soir. N'urine pas la nuit.	Claires.	Urèthre difficile à franchir. Nécessité d'employer le mandrin.
Obs. 5. [illegible], 69 ans.	Début en 1886 par rét. aiguë. 2 autres en 1890 et 1892	Malade se sondant depuis 6 mois. [illegible] Cystite. Mauvais état général.	[illegible] 1901	P. [illegible] gr. Calculs [illegible] 21 gr.	Le 45e jour.	Le 50e jour.	»	R. de 10 à 20 gr. Mictions faciles.	Encore un peu troubles.	Urèthre facile à franchir. Bon état général.
Obs. 6. C., 74 ans.	Début en 1897. Une attaque de rét. aiguë en 1900.	Malade se sondant depuis 1 an. Urines troubles. Rét. incompl. [illegible] 550 gr.	26 [illegible] 1901	55 gr.	Le 26e jour.	Le 56e jour.	Orchite dr. le 11e j.	R. de 10 à 30 gr. Mict. très faciles. Se sonde 1 fois par semaine.	Un peu troubles. Polyurie.	Urèthre facile à franchir.
Obs. 7. Arr., 64 ans.	Début en 1889. 2 rét. aiguës 1893 et 1901.	Rét. presque complète. Urines très purulentes. Pyurie, [illegible]. Mauvais état général.	29 [illegible] 1901	20 gr.	Le 16e jour.	Le 29e jour.	»	R. nul, ne se sonde plus. Mict. faciles, fréquentes.	Polyurie [illegible]	Urèthre facile à franchir. [illegible] Bon état général.
Obs. 8. L., [illegible] ans.	Début en 1897. Pas de rét. aiguë.	Malade se sondant très souvent. Cystite [illegible]. Rét. incomp. persistante 150 à 200 gr. Très mauvais état général.	31 [illegible] 1901	15 gr.	Le 32e jour.	Le 56e jour.	Orchite dr. le 6e j. Orchite g. le 25e jour.	R. de 50 à 110 gr. Mict. faciles, fréquentes et impérieuses. Se sonde 1 fois par jour.	Tr. troubles sans polyurie.	Urèthre facile à franchir. État général [illegible].
Obs. 9. P., [illegible] ans.	Début en 1890. Pas de rét. aiguë.	Malade ne se sondant pas. Rét. incomplète, 60 à 100 gr. Urines troubles. Calculs [illegible]	4 [illegible] 1901	P. 20 gr., 13 calculs uriques.	Le 30e jour.	Le 30e jour.	»	R. nul. Mictions faciles, non fréquentes, non impérieuses.	Claires.	Urèthre facile à franchir.
Obs. 10. Ch., 62 ans.	Début en 1897. Pas de rét. aiguë. [illegible]	Malade ne se sondant pas. Rét. incomplète, 90 à 100 gr. Urines purulentes. [illegible]	6 [illegible] 1901	[illegible]	Le 29e jour.	Le 60e jour.	»	R. 30 à 40 gr. Mict. faciles, impérieuses.	Troubles.	Urèthre facile à franchir. Malade amélioré.
Obs. 11. N., [illegible] ans.	[illegible]	Cystite [illegible]. Urines très purulentes. R. incomplète.	12 [illegible] 1901	P. 15 gr., 16 calculs uriques.	Le 33e jour.	Le 45e jour.	Orchite légère le 32e j.	R. nul. Mictions faciles.	Claires.	Urèthre facile à franchir.
Obs. 12. R., 67 ans.	[illegible] 1901	Malade se sondant. Cystite. Rét. incomplète [illegible] 400 gr. Urines très [illegible]. Mauvais état général.	5 [illegible] 1901	40 gr.	Le 35e jour.	Le 50e jour.	Orchite double légère le 25e jour.	R. 20 à 30 gr., ne se sonde plus. Mict. très fac., non doulour., non impérieuses.	Presque claires.	Urèthre difficile à franchir. Plaie rouverte récemment, tend à se fermer. Très bon état général.
Obs. 13. P., 51 ans.	Début en 1891. Pas de rét. aiguë.	Malade se sondant. Rét. incomplète 300 à 350 gr. Urines troubles. [illegible]	14 janv. 1902	P. 30 gr. Un calcul phosphatique.	Le 24e jour.	Le 30e jour	Orchite légère le 25e j.	R. nul, ne se sonde plus. Mict. faciles	Encore un peu troubles.	Urèthre facile à franchir.

Deuxième groupe. — Rétention complète récente.

Obs. XIV. — *Hypertrophie moyenne de la prostate. Grosse hypertrophie du lobe moyen. Début il y a 4 ans. Deux accès de rétention aiguë complète. Le malade est opéré au 15ᵉ jour de la seconde attaque de rétention restée complète. Prostatectomie périnéale. Malade non suivi.*

R..., âgé de 65 ans, entre à la salle Velpeau le 19 juin 1901, pour attaque de rétention aiguë complète récente.

Il ne présente rien de particulier dans son histoire. Pas de blennorrhagie.

Les troubles de la miction ont débuté il y a 4 ans. Les mictions, pendant le jour, et spécialement après les repas un peu plus copieux que d'habitude, ou bien le matin au réveil, étaient retardées et lentes. R.. devait s'y reprendre à plusieurs fois pour pisser. Le jet était faible. Pendant la nuit, le sommeil n'était point troublé par le besoin d'uriner. Le malade se couchait à 11 heures et dormait généralement jusqu'à 6 ou 7 heures du matin sans être obligé de se lever.

Peu à peu les difficultés d'uriner ont augmenté. Les mictions sont devenues plus fréquentes pendant le jour, et il y a eu des mictions nocturnes coupant le sommeil, mais non régulières.

Il y a 2 ans est survenue une première attaque de rétention aiguë complète, sans raison plausible. Le malade fut sondé alors, une seule fois, par son médecin, et il put reprendre, ensuite, sa vie habituelle, présentant les mêmes troubles mictionnels de plus en plus accentués mais sans être obligé d'avoir recours à la sonde pour uriner. Il doit uriner une dizaine de fois dans la journée, deux ou trois fois la nuit. Il ne souffre pas en urinant et n'était la lenteur de ses mictions, il n'attacherait aucune importance à ces symptômes.

Cet état de choses persiste jusqu'au mois de juin de cette année, sans aucun symptôme nouveau. Pas de douleurs dans la région des reins, pas d'hématurie. Seulement, les urines rendues sont un peu troubles depuis ces derniers mois. L'état général s'est beaucoup affaissé dans ces derniers temps.

Le soir du 11 juin, le malade a fait une courte promenade après un repas modéré. Il se couche à 11 heures, selon son habitude, après avoir uriné. Il ne se réveille pas la nuit et, en se levant, le 12 au matin, à 7 heures, il lui est impossible d'émettre une seule goutte d'urine ; à 9 heures, il fait demander son médecin qui essaye de le sonder, n'y réussit pas et lui conseille de venir à la Terrasse.

Le malade arrive à 11 heures et demie et il est aussitôt sondé sans difficultés, avec une sonde béquille n° 20 fortement coudée. On retire ainsi 600 grammes d'urines légèrement troubles. Avant l'évacuation il a été fait un examen du canal avec l'explorateur à boule n° 21. Cette exploration a permis de constater un urèthre antérieur libre, un urèthre postérieur allongé, irrégulier, et, au niveau du col, un obstacle infranchissable pour la boule du cathéter. On laisse la sonde à demeure.

La prostate est uniformément grosse et étalée, on n'atteint pas ses limites supérieures ; sa consistance est semi-molle.

L'état général est médiocre, langue un peu sèche, pas de température, facies anémié. Ce malade mène une vie sédentaire et presque inactive. Mais il dit cependant n'avoir jamais eu de maladie de longue durée. Seulement il s'enrhume assez facilement tous les hivers.

L'examen montre que l'appareil génital externe est sain, que les reins ne sont ni douloureux, ni perceptibles à la palpation, que les deux poumons sont atteints d'emphysème des deux bases. Auscultation du cœur normale, foie normal, d'après l'examen physique.

Examen clinique des urines (par M. Debains).

Quantité.	1 litre en 24 heures		
Aspect.	trouble		
Couleur.	normale		
Odeur.	normale		
Réaction.	alcaline		
Densité.	1.021		
Urée.	20^{gr}	20 par litre en 24 heures	
Chlorures.	11	70	—
Acide phosphorique.	1	96	—
Albumine.	0	20	—

Examen histologique des urines (M. Motz).

Nombreux leucocytes ; épithélium plat ; très nombreuses bactéries et nombreux diplocoques.

Le malade a conservé la sonde à demeure pendant 8 jours après son entrée. On faisait chaque jour un grand lavage de la vessie en injectant, au milieu du lavage, une seringue de la solution de nitrate d'argent à 1 p. 1.000. Les urines sont restées troubles, mais très légèrement, pendant 4 ou 5 jours. Puis elles se sont éclaircies et la sonde a été supprimée. Le malade est resté en état de rétention complète, ne pouvant uriner sans la sonde. La sonde a été replacée à demeure.

L'épreuve du bleu de méthylène a révélé une élimination moyenne comme intensité, maximum survenu 7 heures après l'injection, et qui continua faiblement pendant 24 heures.

Opération le 27 *juin* 1901 *par* M. Albarran. *Prostatectomie péri-*

néale. — Préparation de la vessie qui est lavée à l'eau boriquée et chargée de 300 centimètres cubes d'une solution de sublimé très faible.

Incision transversale bi-ischiatique des téguments. Découverte du bulbe de l'urèthre et incision, au-dessous de lui, du raphé ano-bulbaire. Jusqu'ici, pas le moindre écoulement sanguin. On découvre, à ce moment, l'urèthre rétro-membraneux et le bec de la prostate. Sur le côté, les releveurs, dont les bords antérieurs sont très développés, masquent le champ prostatique. On les sectionne entre deux pinces. Petite hémorrhagie. Hémostase. Cela fait, avec les doigts qui écartent les releveurs sectionnés, on a vite fait d'exposer tout le champ constitué par la face postérieure de la prostate. La figure prend alors la forme d'un cœur de carte à jouer encadrant cette portion de l'urèthre prostatique qui se trouve entre le bec de la prostate et la traversée membraneuse.

Incision médiane antéro-postérieure de la capsule prostatique avec le bistouri. Saisissant avec des pinces à capsule chaque lèvre de l'incision, on décolle la capsule avec le doigt, et le décollement est poussé aussi loin que possible des deux côtés. Mais le décollement présente de sérieuses difficultés, la capsule étant friable et facilement déchirable ; on peut le mener à bien cependant et ne provoquer qu'une très faible hémorrhagie.

Incision, au bistouri, du tissu prostatique, sur la ligne médiane antéro-postérieure jusqu'au contact de la cannelure du cathéter cannelé qu'un aide maintient exactement sur la ligne médiane, en faisant saillir, du côté de l'opérateur, la convexité de sa partie coudée. On saisit avec la pince à prostate le lobe droit de la glande et on amorce le décollement en taillant en plein tissu prostatique la paroi de l'urèthre sectionné. Après cet amorcement, le décollement se poursuit assez facile, avec l'index droit, pendant que la main gauche fait traction sur le lobe. Le lobe droit est extirpé en entier, d'un seul bloc. L'extirpation du lobe gauche se fait également avec facilité, mais demande plus de temps.

Reste le lobe moyen très saillant dans la vessie. Par le procédé de l'amorcement aux ciseaux et du décollement digital, son extirpation serait impossible. Elle n'est même pas tentée. L'extirpation a lieu à travers le col vésical. On agrandit légèrement, en arrière, la brèche de l'urèthre prostatique mais sans entamer la région du col ; on introduit l'index dans la vessie. Celui-ci fait éverser pour ainsi dire le lobe hypertrophié. La muqueuse vésico-uréthrale incisée au niveau de cette saillie, on peut extirper les petites masses lobulées, sortes de petits fibromes qui constituent l'hypertrophie du lobe moyen. Dans cette manœuvre, on déchire l'urèthre prostatique sur son bord gauche, le col vésical sur son bord droit.

On termine par la suture. Suture, tout d'abord, de la muqueuse uréthro-vésicale qui recouvrait les petits fibromes du lobe moyen. Puis sutures des deux petites déchirures latérales avec deux catguts. Enfin, suture de la paroi inférieure de l'urèthre prostatique préalablement régularisée aux ciseaux. On laisse la partie antérieure de la brèche ouverte pour le passage du drain vésical.

Par ce drain, vérification des sutures, en injectant de l'eau dans la vessie. L'eau ressort en un filet, sur le côté droit du col vésical. On parachève donc la suture vésicale avec de nouveaux fils.

Régularisation de la plaie. Abrasion des débris de capsule. Suture profonde des releveurs. Fixation du drain à la lèvre postérieure de l'incision cutanée. Fermeture presque complète de la plaie avec deux crins de Florence, laissant seulement un passage pour le drain et les mèches de gaze qui tamponnent profondément la plaie.

Durée de l'opération 1 heure et quart. La prostate extirpée pèse 65 grammes.

Suites opératoires. — Le premier soir, température normale, pansement imbibé de sang. On change les pièces externes.

28 juin. Température du soir, 37°,8. On retire les mèches. Cela saigne peu. Mais la plaie a mauvaise odeur, ablation des crins de Florence, ouverture large de la plaie. Irrigation avec l'eau oxygénée. Pansement. Cependant le drain vésical fonctionne bien. Langue sèche. 400 grammes d'urine rendue par le drain. Mais le pansement est souillé par l'urine. Le malade est constipé avec l'extrait thébaïque.

Le 29 et le 30 juin. Température du soir 38°. Langue sèche. 600 grammes d'urines très troubles rendues par le drain. Deux pansements chaque jour. La plaie a l'odeur de sphacèle. On retire les fils de catguts profonds qui se sont défaits. Les nuits sont mauvaises. Le malade est un peu agité.

Le 30 juin. On constate que le drain vésical fonctionne mal, on ne peut le réintroduire dans la vessie, d'où il était sorti, et on le laisse en place après avoir mis une sonde à demeure par l'urèthre.

1er juillet. Température 37° le matin ; 37°,7 le soir. On lave la plaie avec la solution de nitrate d'argent à 1 p. 500.

2 juillet. Lavement ; au moment de la première selle, le drain périnéal tombe. On ne le remet pas. Deux pansements dans la journée avec lavage abondant de la vessie et de la plaie avec le nitrate d'argent au 1/1000. La plaie n'a plus d'odeur et présente un bon aspect. Un litre d'urine en 24 heures.

Les jours suivants, le malade va bien. Il boit beaucoup de lait, de café, du todd, il prend trois potages par jour. Va régulièrement à la selle. L'état local est bon. La vessie se vide bien, et les urines restent troubles.

Le 6 juillet. Température du matin 37°,8 (la veille elle était normale), la sonde à demeure fonctionne mal. On la retire et on rétablit le drainage périnéal de la vessie à l'aide d'une grosse sonde n° 24. Le soir température de 39°. La plaie a un très mauvais aspect. On la badigeonne avec une solution de nitrate d'argent forte à 5 p. 100 et on lave la vessie avec la solution à 1 p. 500. On note qu'il sort de la sonde des fragments sphacélés venus de la vessie. Mauvais état général, langue sèche, malade somnolent. Pouls 120. Température 39°,2. Pas de frisson. Le malade tousse la nuit. A l'auscultation, on trouve des gros râles de bronchite dans les deux bases.

7 juillet. Deux pansements dans la journée. Température 38°,3 le soir.

9 juillet. La sonde périnéale fonctionne mal, on la retire. Son tissu a une coloration noirâtre, et ses yeux sont bouchés de fragments de tissus sphacélés. Nouvelle sonde périnéale et grande irrigation de la vessie avec le nitrate d'argent à 1 p. 1000.

10 juillet. Sonde à demeure mise par l'urèthre, sur mandrin, et grâce à l'aide des doigts introduits dans la plaie périnéale. Cette sonde fonctionne bien : les jours suivants, elle doit être changée tous les jours, parce qu'on la trouve à moitié obstruée, le matin, par des fragments composés de mucus et de débris sphacélés. Toutes les sondes retirées de l'urèthre avaient leur partie terminale déjà noircie après 24 heures de séjour. Le malade est somnolent dans la journée ; il urine 500 grammes en moyenne par la sonde, mais le pansement est mouillé par l'urine chaque matin. La plaie a bon aspect. Dans la nuit du 11 au 12 hémorrhagie assez abondante par la plaie. On l'arrête par un tamponnement serré. Le lendemain le malade se sent plus faible, mais il a conservé son appétit, boit ses potages, son lait, du café, une potion de todd. Les nuits sont mauvaises. Il est agité. A l'auscultation râles sonores abondants dans les deux bases avec submatité. La température du soir est de 38°. Application de ventouses sèches sur la poitrine.

18 juillet. Le malade n'urine que 200 grammes par la sonde uréthrale, mais le pansement est inondé d'urine. La vessie s'évacue surtout par la plaie. Les urines recueillies sont très troubles. On continue les lavages au nitrate d'argent.

L'examen des deux reins ne montre rien de particulier.

19 juillet. Le malade quitte l'hôpital sur sa demande et rentre chez lui. On n'a pas eu de nouvelles de lui depuis cette époque.

Obs. XV. — *Hypertrophie de la prostate. Rétention complète récente. Prostatectomie périnéale. Guérison.*

F..., âgé de 67 ans, entre à la salle Velpeau, le 23 juin 1901, pour rétention complète aiguë, tentatives vaines de cathétérisme et fausse route prostatique avec hématurie.

Cet homme n'a jamais eu de blennorrhagie.

Jusqu'à l'année dernière, ses mictions avaient été normales. Il y a un an, elles ont commencé à devenir plus fréquentes : leur fréquence a d'abord eu lieu la nuit. Chaque fois que le malade se levait, il avait quelque difficulté pour pisser, le jet d'urine se faisait attendre, puis il sortait sans force, et la sortie des dernières gouttes se prolongeait un certain temps.

Cette difficulté reparaissait à la miction du matin. Mais les mictions n'étaient pas douloureuses. Dans le cours de la journée, le malade vaquait à ses occupations et urinait d'une façon sensiblement normale.

Ces troubles sont allés en s'accentuant jusqu'au mois de juin de cette année; cependant, ils n'étaient pas continus, mais survenaient par crises. Il y avait des périodes de mictions difficiles et des périodes de mictions relativement faciles. Il suffisait au malade de boire des tisanes diurétiques pour que les mictions reprissent une allure à peu près normale.

Le 5 juin 1901, sans cause apparente, les mictions deviennent subitement pénibles et d'une fréquence jusque-là inhabituelle, surtout pendant le jour, où le besoin de pisser se fait sentir environ tous les quarts d'heure. Mais l'urine, qui sort chaque fois en petite quantité, s'échappe cependant sans douleur. Le malade essaye alors son traitement habituel, par les tisanes, qui l'avait tant de fois soulagé, mais, cette fois-ci, ce traitement demeure sans succès. Les jours suivants, cet état persiste en s'accentuant et, le 13 juin, il est pris de sa *première attaque de rétention aiguë complète*. Le médecin appelé ne peut pénétrer dans la vessie. Le cathétérisme, qui est douloureux, provoque une perte de sang assez marquée et c'est dans ces conditions que le malade est amené à l'hôpital Necker.

Examen pratiqué le 15 juin. — Cet homme a le facies pâle, indice d'une hémorrhagie importante produite par les tentatives de cathétérisme.

L'exploration de l'urèthre montre que le canal est libre et souple dans toute son étendue. Mais la boule du cathéter est arrêtée dans la région prostatique, à l'entrée de la vessie, par une forte barre. Je retire le cathéter et il s'écoule du sang rouge malgré la prudence avec laquelle cette exploration a été faite. Dès lors, je pratique d'emblée le cathétérisme évacuateur de la vessie avec la sonde-béquille n° 20 montée sur mandrin courbe. Il s'écoule environ 700 grammes d'urines légèrement teintées de sang. Cette évacuation est faite « la seringue à la main »: la sonde est laissée à demeure et obturée temporairement.

Par le toucher rectal, on constate que la prostate, très étalée et volumineuse, fait une forte saillie dans le rectum, et présente une consistance dure et une surface régulière.

La sonde à demeure a été laissée en place jusqu'au 19 juin et la vessie évacuée et lavée chaque jour selon les règles habituelles du service de Necker. Peu à peu, les urines sont redevenues claires, mais forment un léger trouble par le repos.

L'examen du malade complété montre que les reins ne sont pas perceptibles. L'appareil génital externe est normal. Le cœur et les poumons fonctionnent normalement. Les artères radiales ne sont ni sinueuses ni dures. Le pouls est normal.

Examen cystoscopique négatif par cause de la saillie exagérée que fait le lobe médian dans la vessie. Ce lobe est saignant et salit le champ du cystoscope.

L'épreuve du bleu de méthylène montre une élimination normale.

Examen histo-bactériologique des urines (M. Motz).

Quelques rares cylindres granuleux.

Epithélium dégénéré.

Très nombreuses bactéries.

Examen chimique des urines (29 juin).

Quantité	Un litre en 24 heures.
Aspect.	trouble.
Couleur	normale.
Odeur	forte, fétide.
Réaction	alcaline.
Densité	1010.
Urée	8gr,30 par litre.
Chlorures. . . .	9gr,20.
Acide phosphorique	0gr,93.
Albumine	0gr,40,
Glucose	néant.

Ni pigments biliaires, ni urobiline.

Examen physiologique de la vessie par le procédé de Genouville, contractilité normale (voir graphique 10, page 219).

Opération pratiquée par M. Albarran *le 1er juillet. Prostatectomie périnéale avec cysto-drainage.*

Préparation habituelle de la vessie qui est lavée avec la solution boriquée et chargée avec 300 centimètres cubes de la solution de sublimé très faible.

C'est un malade à périnée très épais.

Incision transversale bi-ischiatique, intéressant la peau et le raphé ano-bulbaire. Séparation du rectum qui est récliné en arrière et mise à nu des deux muscles releveurs dont les fibres antérieures sont sectionnées entre deux pinces de Kocher.

Découverte de la face postérieure de la prostate revêtue de sa capsule. Cette découverte se fait à l'aide des doigts, une valve réclinant au fur et à mesure le rectum et le protégeant.

Incision de la capsule prostatique à l'aide du bistouri. L'incision porte exactement sur la ligne médiane; on décortique alors la prostate de sa capsule en agissant isolément sur chaque lèvre de l'incision capsulaire qu'une pince de Kocher écarte en dehors pendant que l'index travaille à cette décortication. Le décollement de la capsule peut se faire assez facilement avec perte de sang et on le poursuit jusqu'aux limites périphériques de la prostate.

Incision de l'urèthre prostatique avec le bistouri, d'avant en arrière, avec le cathéter cannelé comme guide. L'incision commence juste en arrière du sphincter membraneux et s'étend assez loin en arrière pour permettre l'introduction de l'index dans l'urèthre prostatique et dans la vessie.

M. Albarran procède alors à la décortication et à l'extirpation de chaque lobe prostatique. Et d'abord le lobe gauche qui est le plus volumineux. La décortication en est très difficile. Il existe un écoulement de sang en nappe qui obscurcit le champ opératoire, déjà très restreint en raison de l'épaisseur du périnée et malgré la section des faisceaux antérieurs des releveurs. M. Albarran craint un instant d'être obligé de s'en tenir à la simple prostatotomie. Il finit par pouvoir isoler le lobe gauche et à l'extirper à peu près en entier.

Explorant alors le champ opératoire avec l'index, il ne trouve pas d'épaississement du côté du lobe droit de la prostate. Il agrandit l'incision de l'urèthre, en arrière, met l'index droit dans la vessie et ce doigt agissant en crochet, éverse le bas-fond vésical et fait saillir le lobe droit dont l'extirpation ne présente pas de difficultés.

L'ablation de la prostate est complétée dès lors avec un doigt maintenu dans la vessie. Ce mode d'exploration permettant seul de constater quelles portions de prostate n'ont pas été extirpées. Chez ce malade le lobe moyen de la prostate n'offrait pas d'hypertrophie digne d'être notée.

M. Albarran procède enfin à la réparation partielle de la brèche uréthrale. En raison de la profondeur des tissus, il ne peut mettre qu'un seul fil de catgut sur la paroi inférieure de l'urèthre, en avant du col vésical. Un drain est mis dans la vessie par la brèche uréthrale et fixé à la lèvre postérieure de la plaie périnéale. Une ligature est mise sur chaque releveur sectionné et on bourre profondément la plaie de mèches de gaze stérilisée simple en ne fermant que partiellement les plans superficiels à l'aide de crins de Florence.

La prostate enlevée pèse 50 grammes.

Suites opératoires. — Elles se passent sans aucun incident. Pendant les neuf premiers jours, le malade a gardé le drain vésical qui a fonctionné très régulièrement. La température est restée normale. Les urines sont restées claires. L'opéré n'a présenté aucune réaction post-opératoire On a sorti les mèches qui tamponnaient la plaie le lendemain de l'opération. Il ne s'est pas écoulé de sang. Le pansement a été fait chaque jour, on retirait les mèches mises la veille et on les remplaçait par des mèches nouvelles. Plusieurs fois par jour, il était fait des lavages de la vessie par le drain avec la solution boriquée ; on lavait aussi l'urèthre antérieur. Le malade a été constipé pendant les quatre premiers jours à l'aide de l'extrait thébaïque.

9 juillet. Le drain est retiré et on met une sonde-béquille à demeure, avec quelques difficultés. Le soir, la température est de 38°, on fait un lavage de la vessie avec la solution de nitrate d'argent à 1 p. 1000. Cette sonde fonctionne bien, le malade mouille peu son pansement.

12 juillet. On veut changer la sonde à demeure mise le 9. Nouvelles difficultés pour l'introduire, malgré l'emploi du grand mandrin courbe. Il s'écoule un peu de sang par la verge. On laisse donc le malade sans sonde et sans drain vésical.

Le soir le malade qui a eu plusieurs fois envie de pisser sans rendre aucune goutte d'urine par la verge, présente une température de 40°,3. Une sonde mise dans la vessie retire environ 20 grammes d'urines claires. Donc le malade a vidé à peu près complètement sa vessie par la plaie périnéale. On fait un grand lavage de la vessie avec la solution de nitrate d'argent à 1 p. 1000, et on laisse la sonde à demeure.

13 juillet. Température du matin 37°,6, du soir 38°,8. Lavages de la vessie plusieurs fois avec le nitrate d'argent, lavages de la plaie avec la même solution.

14 juillet. — La sonde fonctionne bien, elle évacue 1.200 grammes d'urine dans les 24 heures. Urines claires. Les jours suivants, maintien de la sonde à demeure, lavages vésicaux et pansements journaliers de la plaie périnéale qui a bon aspect et diminue de jour en jour.

22 juillet. On retire définitivement la sonde à demeure à 9 heures du matin.

23 juillet. Dans les 24 heures, le malade a eu besoin d'uriner une dizaine de fois. Il a toujours pu pisser par la verge ; à chaque miction il est passé quelques gouttes d'urine par la plaie. On constate qu'il vide complètement sa vessie.

Le malade a quitté le service le 20 août.

La plaie périnéale était complètement fermée depuis déjà plusieurs jours, et il continuait de vider complètement sa vessie. Les mictions avaient lieu, environ toutes les heures pendant le jour, trois ou quatre fois pendant la nuit. Les urines étaient claires.

19 septembre. F... vient à la salle Velpeau sur notre demande pour se faire examiner. Depuis qu'il a quitté l'hôpital, il se porte à merveille, et surtout il n'éprouve plus, pour uriner, les difficultés qu'il accusait avant son opération. Ses mictions se font aussi souvent qu'à la sortie de l'hôpital, c'est-à-dire 7 ou 8 fois par jour, environ toutes les heures, dit-il, et deux et trois fois par nuit. Les besoins d'uriner ne sont pas impérieux. F... , peut conserver l'urine pendant une demi-heure et même une heure après avoir eu la sensation du besoin d'uriner. Cependant, aussitôt le repas de midi, les besoins d'uriner sont impérieux manifestement; encore l'urine ne sort-elle qu'au gré du malade.

Cet opéré n'a donc jamais eu jusqu'ici, depuis plus d'un mois que l'on peut considérer son opération comme terminée, la moindre trace d'incontinence. Et, en dehors du symptôme fréquence qui est exagérée sensiblement, on peut dire que les mictions s'effectuent dans des conditions normales.

Nous faisons pisser F... devant nous. Il donne 50 grammes d'urines très claires. Le jet est moyen, comme force, sans doute en raison de la faible quantité d'urines contenues dans la vessie. Il nous dit qu'il avait uriné, environ une demi-heure auparavant. F... se couche, et nous introduisons sans aucune difficulté les bougies béniqués 45 et 48 dans l'urèthre. Il suffit pour les introduire de tendre moyennement la verge et de laisser pour ainsi dire le béniqué couler, de lui-même, dans le canal. La main droite a très nettement la sensation d'un léger ressaut au niveau du segment prostatique de l'urèthre mais qui est très facilement franchi. De même, une sonde béquille n° 20 entre très aisément dans la vessie, à condition que la verge soit moins tendue par la main gauche qu'on ne la tend habituellement, surtout dans le cathétérisme vésical des prostatiques.

Cette sonde ne recueille que quelques gouttes d'urine, d'ailleurs claires; donc le malade a vidé complètement sa vessie. On introduit dans la vessie 160 grammes d'eau boriquée. Cette quantité de liquide provoque un léger besoin d'uriner. Ce liquide ressort avec force, même lorsqu'on donne à la verge une direction obliquement ascendante.

J'ai mesuré, ce même jour, la contractilité vésicale (Voyez graphique 10, page 219).

8 février. Visite du malade. Il urine 8 fois par jour, 2 fois par nuit. Mictions faciles, non impérieuses, sans douleurs, le jet va à 75 centimètres. Urines claires (1 litre et demi par jour). Testicules jamais douloureux. Va plus facilement à la selle qu'avant d'être opéré. A eu quelques érections faibles. Il dit qu'il a pu se livrer au coït. Malade facile à sonder. Vessie vide. Capacité vésicale : 300 grammes; longueur totale de l'urèthre : 21 centimètres.

Par le toucher rectal, on ne sent rien, sauf une légère induration à droite de la ligne médiane.

Obs. XVI. — *Hypertrophie de la prostate. Début de la maladie remontant à six ans. Trois attaques de rétention complète. Fausse route prostatique récente. Hématuries. Nécessité de ponctions vésicales avant l'entrée dans le service. Prostatectomie périnéale. Guérison.*

L..., âgé de 63 ans, habitant la campagne, est apporté à la salle Velpeau, le 1er septembre 1901, en état de rétention aiguë complète avec hématurie.

C'est un homme de constitution très robuste. Il accuse, pour tout antécédent pathologique, une blennorrhagie acquise il y a 40 ans, qui a duré un mois et aurait guéri, dit-il, sans complications. Depuis lors, aucun écoulement uréthral.

Il n'a jamais eu de troubles de la miction jusqu'à il y a 6 ans. Il se levait bien une ou deux fois chaque nuit, mais il considérait cette obligation de se lever la nuit comme une très vieille habitude.

Il y a 6 ans, une nuit, sans aucune cause, le malade ne peut pas pisser.

L'envie d'uriner croît alors comme l'impossibilité de toute miction spontanée, et il mande son médecin qui pratique le cathétérisme sans difficulté et évacue complètement la vessie. Mais, à la suite de ce cathétérisme, le malade resta pendant un mois dans l'obligation de se sonder trois ou quatre fois par jour. Au bout d'un mois, il recouvra la spontanéité de la miction. C'est alors qu'apparurent vraiment les difficultés de la miction spontanée et les premières modifications dans le jet de l'urine. Quand il voulait uriner, les premières gouttes d'urine étaient longues à venir, nécessitant des efforts : la durée de la miction était prolongée et souvent, la miction se faisait en trois ou quatre reprises; à peine le malade avait-il fini de pisser qu'il devait bientôt recommencer plusieurs fois dans l'intervalle de quelques minutes. Mais, sauf ces quelques troubles de la miction, le malade continue à se bien porter jusqu'en 1899.

Vers la fin de 1899, nouvelle attaque de rétention complète survenue sans cause appréciable et traitée par le cathétérisme. De nouveau, aussi, mictions spontanées impossibles pendant une quinzaine de jours, à la suite de cette seconde attaque et qui nécessitèrent l'emploi régulier de la sonde.

Dans la suite, les troubles de la miction persistent, mais plus marqués. Les mictions deviennent plus fréquentes, plus retardées et plus prolongées que d'habitude. Mais pas de nouveau cathétérisme. Aucun nouvel accident.

Jusqu'alors, les urines restent claires, à peine ont-elles pris un aspect sanguinolent au moment des attaques de rétention et surtout dans les jours qui ont suivi ces attaques.

La nuit du 28 au 29 août 1901, troisième attaque de rétention aiguë complète, qui semble encore être survenue sans cause appréciable. Le médecin a pu pratiquer deux fois le cathétérisme avec succès, mais non sans déterminer d'hémorrhagie. La sonde introduite n'a pas été laissée à demeure. Un troisième cathétérisme fut nécessaire, mais il fut tenté sans succès. On eut alors recours, pour vider la vessie, à la ponction hypogastrique qui fut répétée trois fois. Le malade dit que les manœuvres du cathétérisme, surtout la dernière, restée infructueuse, ont été prolongées, laborieuses et ont provoqué par l'urèthre une hémorrhagie abondante. Cependant, les urines retirées par la ponction n'étaient pas sanglantes.

La dernière ponction hypogastrique ayant été pratiquée le matin du 1er septembre, le malade est adressé, dans la journée, dans le service de M. le professeur Guyon.

1er septembre. Je le vois, le soir à 5 heures, aussitôt son entrée. C'est un homme d'aspect très robuste. Il ne souffre pas de la vessie et n'éprouve pas de besoin d'uriner. Il présente une température normale. La vessie est distendue et remonte jusqu'à trois travers de doigt au-dessous de l'ombilic. Légère hémorrhagie veineuse par l'urèthre.

Le cathétérisme explorateur découvre une très légère bride de la protion bulbaire de l'urèthre et qui laisse facilement passer la boule n° 15. Poussée plus profondément, la boule s'arrête dans la région prostatique et, en raison des difficultés de cathétérisme déjà signalées, je la retire immédiatement. Une sonde béquille n° 15, fortement coudée, est arrêtée, de même, dans l'urèthre prostatique. Montée sur le mandrin courbe, elle pénètre enfin dans la vessie, non sans quelques tâtonnements. L'urine sort, légèrement teintée de sang. De temps à autre un caillot s'échappe. L'évacuation est poursuivie, « la seringue à la main », mais non complètement, et la sonde laissée à demeure munie d'un fosset. Dans le courant de la nuit, on évacue par deux fois la vessie, en remplaçant l'urine par une quantité moindre d'eau boriquée.

2 septembre. La sonde à demeure est laissée ouverte. Dans la soirée, elle doit être changée. On introduit une sonde béquille n° 17 avec le mandrin. Urines toujours teintées de sang. Caillots nombreux. Il faut répéter souvent les lavages pour désobstruer la sonde.

Du 2 au 10 septembre, les urines ont conservé leur teinte sanglante, les caillots ont diminué de quantité et finalement ont disparu.

Le toucher rectal montrait, le 2 septembre, que la prostate était très volumineuse, également hypertrophiée, molle, sans bosselure, étalée, et que ses limites supérieures n'étaient pas tangibles.

Les reins sont imperceptibles au palper et pas douloureux. Les organes génitaux externes sont sains. On ne note rien de particulier dans l'examen des autres appareils.

La sonde à demeure a été laissée en place jusqu'au jour de l'opération, mais elle a dû être renouvelée plusieurs fois, toujours avec l'aide du mandrin, car, sans le mandrin, même les sondes les plus fortement coudées ne pénétraient pas dans la vessie. La dernière sonde introduite ainsi avait le calibre 21.

Analyse chimique des urines, fait le 7 septembre, par M. Ruault.

Quantité des 24 heures	950 grammes
Couleur	rouge brun
Aspect.	louche, s'éclaircissant difficilement par filtration.
Dépôt.	abondant
Réaction	alcaline
Densité.	1.025
Urée.	20gr,35 par litre
Chlorures.	13 50 —
Phosphates.	1 50 —
Sucre	néant
Albumine.	1gr,05 par litre

L'épreuve du bleu de méthylène a montré que l'élimination était minime 3 heures et quart après l'injection, intense de 8 à 13 heures après l'injection pour redevenir minime à la 18e heure et faible à la 24e heure.

L'examen de la contractilité vésicale (voir graphique 8, page 218) montre que la contractilité paraît entièrement conservée.

Opération faite par M. ALBARRAN, *le* 14 *septembre* 1901. *Prostatectomie périnéale.* Les premiers temps de l'opération ne présentent rien de particulier. Pas d'hémorrhagie. On ne sectionne pas les bords antérieurs des releveurs de l'anus. Découverte de la prostate facile. Incision de la capsule prostatique. Son décollement avec les doigts d'une main, l'autre main faisant traction avec la pince à capsule, ne demande que quelques minutes. Boutonnière uréthrale en arrière du sphincter membraneux. Amorcement aux ciseaux du lobe droit de la prostate, les ciseaux isolant la paroi uréthrale du tissu prostatique. Extirpation facile de ce lobe droit qui se décolle avec les doigts. Même extirpation du lobe gauche mais par morcellement.

L'index de la main gauche pénètre alors dans la vessie, explore les saillies prostatiques restantes et, maintenu en place, il sert de guide aux ciseaux qui avec la main droite parachèvent l'extirpation. On termine par la résection de la paroi uréthrale dilatée et devenue inutile, la section des débris de capsule, la suture partielle de l'urèthre et la mise en place du drain vésical. Fixation du drain à la lèvre antérieure de l'incision cutanée. Tamponnement de la plaie.

La prostate extirpée a une consistance très molle. Elle pèse 66 grammes.

Suites opératoires. — A peine le malade est-il rapporté dans son lit qu'il saigne de l'urèthre antérieur assez abondamment. Cette uréthrorrhagie cède vite sous l'action de lavages de l'urèthre avec la solution boriquée très chaude. La cause de cette uréthrorrhagie a été mise sur le compte d'une petite déchirure de l'urèthre bulbaire occasionnée par l'introduction du cathéter cannelé, rigide, dans l'urèthre légèrement rétréci (voyez les résultats fournis par l'exploration de l'urèthre, lors du premier examen du malade).

Déjà, les jours précédents, on avait remarqué, sur la face dorsale de la verge, une très légère ecchymose ; il convient de rappeler, en outre, que le malade avait été sondé en province, avec des instruments métalliques, et qu'il avait eu des uréthrorrhagies à la suite de ces cathétérismes.

Le soir de l'opération, on change les pièces externes du pansement qui sont légèrement imbibées de sang. Le drain fonctionne bien. Urines teintées de sang. Plusieurs lavages de la vessie à l'eau boriquée.

15 septembre. Le malade va très bien et n'a pas d'élévation de la température. On ne défait pas le pansement.

16 septembre. On retire les mèches de gaze de la plaie. La plaie saigne en nappe. Saignement peu marqué. Nouveau tamponnement moins serré. Ce pansement est douloureux.

17 septembre. Rien de particulier. Pansement. Urines sanglantes depuis le jour de l'opération, mais de moins en moins foncées.

18 septembre. Urines troubles. Lavages de la vessie avec la solution de nitrate d'argent à 1 p. 1000. Lavage de la plaie avec la solution de nitrate d'argent à 1 p. 500.

21 septembre. On retire le drain cysto-périnéal. Mise d'une sonde béquille à demeure dans la vessie à l'aide du mandrin courbe.

23 septembre. Le malade retire sa sonde le matin et urine aussitôt seul par la verge. Au moment de la visite, il a déjà uriné deux fois, seul, en ne mouillant pour ainsi dire pas son pansement, et on ne remet pas de sonde à demeure. Dans la journée, le malade urine environ toutes les 3 heures. Les urines sont légèrement troubles. Pansement. Badigeonnage de la plaie avec de la teinture d'iode.

24 septembre. Les mictions spontanées continuent, le malade a uriné deux fois dans la nuit ; dans le jour, il urine toutes les 2 ou 3 heures. La quantité des urines émises spontanément par la verge dans les 24 heures est de 1.400 grammes. Le pansement est à peine mouillé. On passe dans l'urèthre, sans aucune difficulté, les béniqués 45, 46 et 48. Une sonde béquille ne peut pénétrer dans la vessie qu'à l'aide du mandrin courbe. La vessie est vide. On la lave avec la solution de nitrate d'argent à 1 p. 1.000.

25 septembre. Dans la journée, le malade pisse par le périnée, et ne rend par la verge, en quatre fois, que 300 grammes d'urines troubles. On remet la sonde à demeure.

27 septembre. On retire la sonde à demeure le matin. Dans la journée, le malade urine par l'urèthre, peu d'urine sort par le périnée.

29 septembre. A uriné 1.500 grammes par l'urèthre depuis hier. Pansement périnéal à peine mouillé. Le malade urine debout toutes les 3 heures environ en pressant avec la main sur son périnée. Urines claires.

3 octobre. La plaie périnéale tend à se fermer. Urines un peu troubles. Mictions faciles, non impérieuses, espacées. Quelques gouttes d'urine à peine sortent par le périnée à chaque miction. Le malade se lève et marche sans aucune difficulté.

4 octobre. Le malade continue à uriner environ toutes les 3 heures le jour, 1 ou 2 fois la nuit, mais le besoin d'uriner ne le réveille pas. Il peut très bien conserver ses urines. Mictions un peu impérieuses : depuis 4 jours, le pansement ne paraît pas taché par l'urine. Urines un peu troubles. On passe les béniqués 45, 50 et 52 sans difficulté. Mais il y a un ressaut dans l'urèthre, après la traversée sphinctérienne. Une sonde béquille pénètre sans le secours du mandrin. Vessie vide. Lavage de la vessie avec la solution de nitrate d'argent à 1 p. 1.000.

17 octobre. Trois mictions dans la journée. Le malade se couche à 5 heures. Urine à 5 heures, à 9 heures et à minuit. Puis il dort jusqu'à 5 heures du

matin. Les envies d'uriner ne sont pas très fréquentes. Mictions faciles, jet immédiat, gros, rapide. Pansement périnéal absolument sec, plaie non cependant fermée complètement. Urines légèrement troubles (urines émises spontanément). On passe les béniqués 40, 45 et 50 très aisément. Sonde béquille n° 18 entrée seule dans la vessie. Capacité vésicale : 300 grammes ; à ce taux, l'envie d'uriner est forte. Le malade se trouve très bien. Depuis le début de sa maladie, il n'avait jamais uriné avec autant de facilité. La plaie périnéale ne le gêne nullement pour s'asseoir. Il va très bien à la selle.

12 octobre. Le malade quitte provisoirement l'hôpital pour affaires de famille en province.

14 octobre. Il rentre aujourd'hui et dit que son voyage ne l'a nullement fatigué.

26 octobre. Le malade continue à vider sa vessie. La plaie périnéale est fermée. Il urine 4 à 5 fois par jour, 1 ou 2 fois par nuit. Les mictions sont très faciles, non impérieuses. Le jet est fort, rapide, projeté au loin, à 1m,50. Jamais le malade n'avait uriné de la sorte. Les urines sont claires. Il va très bien à la selle. Pas d'érections depuis l'opération.

26 octobre. Le malade quitte le service.

Le 6 décembre (nouvelles reçues par lettre). La plaie périnéale reste fermée et n'est cause d'aucune gêne pour le malade. Il continue à très bien uriner, « très gros et très vite » ; son jet va à 1 mètre en temps ordinaire, à 1m,50 quand l'envie d'uriner est vive. Il urine 3 ou 4 fois par jour, et 2 fois la nuit, à 1 heure et à 5 heures.

25 janvier (nouvelles reçues en réponse à un questionnaire).

Le malade n'éprouve plus de douleurs. Il urine 4 ou 5 fois par jour, 1 fois ou 2 fois par nuit. Mictions nullement impérieuses, jet gros, facile, projeté à 1m,30 et même à 1m,50 lorsque l'envie est forte. Ne se sonde jamais. Urines claires, 2 litres et demi par jour en moyenne. Plaie restée fermée. Testicules non douloureux. Pas de modification de la défécation. Absence complète d'érections et d'éjaculations.

Obs. XVII. — *Hypertrophie de la prostate. Deux attaques de rétention aiguë complète. Prostatectomie périnéale quinze jours après la seconde attaque de rétention. Guérison.*

P..., âgé de 67 ans, entre à la salle Velpeau le 28 octobre, en état de rétention complète récente.

A 21 ans, il a eu une fièvre typhoïde grave qui a duré 4 mois. A 25 ans, il a été soigné, pendant un an, pour fièvres intermittentes contractées dans le Poitou. A 50 ans, séjour de 3 mois à la Pitié, pour une affection des reins sur laquelle il ne peut donner que des renseignements vagues : toujours est-il qu'il fut soumis pendant tout ce laps de temps au régime lacté exclusif.

Jamais de maladie vénérienne d'aucune sorte.

La maladie actuelle a débuté, il y a 4 ans, à 63 ans, par une attaque de rétention aiguë complète, survenue brusquement, la nuit, à la suite de quelques excès de boissons. Jusque-là le malade n'éprouvait aucune difficulté pour uriner. De temps à autre, il se levait la nuit, une fois ou deux. Mais le matin, la miction était facile, le jet fort et non retardé. Parfois, les mictions exagéraient leur fréquence, soit pendant le jour, soit pendant la nuit, et la quantité des urines des 24 heures augmentait notablement.

Le lendemain de cette attaque de rétention, le malade est conduit à l'hôpital Lariboisière ; on eut quelque difficulté à le sonder et la sonde fut laissée à demeure pendant 22 jours. Les urines avaient un aspect trouble. La sonde retirée, le malade apprend à se sonder, et la rétention restant complète, il se sonde plusieurs fois chaque jour. Avant de quitter l'hôpital, orchite gauche qui n'a pas suppuré. De Lariboisière, le malade vient à Necker où il entre à la salle Velpeau. Pendant son séjour dans le service, la rétention restant toujours complète, on fit deux cathétérismes par jour, suivis de lavages de la vessie avec le nitrate d'argent. L'observation prise à cette époque mentionne que la prostate est grosse, lisse, régulière, plutôt molle.

Six semaines après le début de cette rétention, premières mictions spontanées, et le malade rentre chez lui. On lui conseille de se sonder deux fois par jour. A chaque cathétérisme, qui est pratiqué le matin et le soir aussitôt après une miction, la sonde retire une très petite quantité d'urine. Finalement, au bout de trois mois, le malade cesse tout sondage et il ne s'est pas sondé une seule fois jusqu'à la seconde attaque de rétention qui est récente.

Pendant ce long intervalle de temps de quatre années, peu de troubles de la miction. Le malade urine sept ou huit fois le jour, deux ou trois fois la nuit : mictions faciles, sans retard, mais jet un peu plus faible que d'habitude, à peine y avait-il un léger retard de la miction pendant la journée, quand le malade était obligé d'attendre pour uriner. Les mictions étaient faiblement impérieuses. Ces légers troubles s'exagéraient sensiblement lorsque le malade buvait du vin blanc. Durant cet intervalle, les besoins génitaux étaient nuls mais les érections conservées.

Le 26 octobre 1901, à 4 heures de l'après midi, nouvelle suspension complète de la miction ; depuis le matin, le jet était plus faible que d'habitude et les mictions plus fréquentes. La veille, il n'y avait rien eu de particulier, mais le malade avait pris le matin deux apéritifs. Il veut alors se sonder tout seul avec une sonde droite et n'y parvient pas. Il n'insiste pas. La nuit suivante, il éprouve des envies d'uriner fréquentes et douloureuses et il parvient après beaucoup d'efforts à rendre un demi-verre d'urine. Il vient alors à Necker le lendemain matin, où on le sonde sans difficulté. On vide complétement sa vessie, les urines sont claires. De retour chez lui, le malade peut se sonder seul, mais il se décide néanmoins à rentrer à la salle Velpeau pour se faire opérer.

Là se borne l'histoire clinique. Il n'y a jamais eu d'hématurie, jamais de graviers dans les urines, jamais le moindre signe de lithiase rénale.

A l'examen, l'explorateur n° 20 franchit l'urèthre antérieur qui est libre. Il est arrêté dans l'urèthre prostatique et ne parvient pas à pénétrer dans la vessie. Une sonde béquille n° 18 entre facilement mais en déviant son bec à droite. La vessie est en rétention complète. La longueur de l'urèthre total mesuré par le procédé habituel, la verge étant flasque, est de 21 centimètres.

La prostate est hypertrophiée dans sa totalité, le lobe gauche plus gros que le lobe droit. Elle est de surface régulière et lisse, le doigt n'atteint pas sa limite supérieure.

Appareil génital externe sain en dehors d'un petit noyau dans la queue de l'épididyme gauche.

Les différents appareils ne présentent rien de particulier. Le malade paraît jouir d'une bonne santé.

Examen chimique des urines par M. Debains.

Quantité des 24 heures.	2.150 grammes		
Aspect	trouble		
Couleur	jaune foncé		
Odeur	normale		
Réaction	légèrement alcaline		
Densité	1.010.		
Urée	9gr,20 par litre	19gr,80	par 24 heures.
Chlorures	6 90	14 80	—
Acide phosphorique. .	0 88	1 89	—
Albumine	traces.		
Sucre	néant.		

Examen de la contractilité vésicale (voir graphique 9, page 219).

Le malade est sondé deux fois par jour; on pratique, à la suite des sondages, le lavage simple de la vessie. La rétention reste complète et dure depuis 12 jours quand on fait l'opération.

Opération le 7 novembre par M. Albarran. *Prostatectomie périnéale.* Temps préliminaires habituels. Le malade est couché dans la position dorso-sacrée, cuisses fortement fléchies sur le ventre, table légèrement renversée. Dans cette position, la région du périnée a une direction presque horizontale, l'anus est sur le plan fronto-vertical qui passe par la saillie des ischions. Mise en place du cathéter cannelé coudé que l'aide tient incliné sur l'abdomen de façon à faire saillir le dôme de sa portion coudée.

Incision bi-ischiatique habituelle. Les premiers temps de l'opération se passent de la façon la plus simple ; le bulbe de l'urèthre n'est pas dilaté. On incise tout de suite le raphé ano-bulbaire et les doigts pénètrent bientôt dans le plan de clivage qui sépare le rectum de la prostate. Donc, abandon du bistouri et décollement du rectum. Les deux releveurs ne gênent pas, ils ne sont pas sectionnés. Pour opérer le décollement rectal,on a soin de redresser le manche du cathéter. Ce redressement est maintenu pour le temps suivant, c'est-à-dire pour l'incision de la capsule et son décollement. Ce décollement s'opère très facilement du côté droit, plus difficilement du côté gauche. Il est fait avec le ciseau fermé. On note que la prostate se développe au niveau de son bec sous la forme de deux cornes allongées.

On rabaisse alors le manche du cathéter, la convexité de sa béquille fait saillir ainsi la paroi inférieure de l'urèthre et la prostate. On fait sur l'urèthre une incision de 2 centimètres, médiane et antéro-postérieure, en arrière du sphincter membraneux, avec la cannelure du cathéter comme guide, et l'on retire immédiatement le cathéter. L'index entre dans l'urèthre, reconnaît un petit diverticule sur le flanc droit du canal : il atteint le col mais ne peut aller plus loin.

On extirpe alors, tout de suite, par morcellement, la partie antérieure du lobe droit. De même le lobe gauche. Sur le lobe droit, la pince fait traction sur le tissu hypertrophié, tandis que le ciseau entame le tissu, loin de la lèvre uréthrale, très obliquement dirigé en dehors et en arrière. Pour le lobe gauche, c'est un aide qui fait traction sur le lobe pendant que l'index gauche de l'opérateur, introduit dans l'urèthre, sert de guide au ciseau qui taille. Cela fait, l'index gauche peut pénétrer dans la vessie, le liquide vésical s'écoule, la région du col est abaissée dans la plaie, et l'on peut, avec cet index comme guide, exciser les segments postérieurs sous-vésicaux de la prostate. On extirpe même, en partie, par ce moyen, le lobe médian, qui, d'ailleurs, très peu saillant, s'affaisse après cette excision. Néanmoins, on parachève l'extirpation de ce lobe médian par la voie vésicale ; on prolonge en arrière la brèche uréthrale, on éverse avec l'index le petit lobe moyen, on incise la muqueuse sur une très petite étendue et on énuclée un petit fibrome avec une pince de Kocher.

Reste à parachever l'extirpation des parties antérieures de chaque lobe, car la prostate a une hypertrophie circulaire autour de l'urèthre. Du côté droit, cette extirpation a été en partie déjà faite. Du côté gauche, il reste beaucoup à faire ; on parvient, non sans difficulté, à extirper avec la pince qui fait traction tout le tissu prostatique développé le long du flanc gauche de l'urèthre et même sur sa paroi antérieure ; cela saigne très peu.

Puis, on revient à la portion sous-vésicale de la prostate, c'est-à-dire à sa base non encore extirpée. Avant de l'exciser, tout en faisant traction sur elle, on parachève le décollement de la capsule, puis on excise.

Il se produit du côté droit une petite hémorrhagie facilement arrêtée avec des pinces. On n'a pas vu les canaux déférents ni les vésicules séminales au fond de la plaie.

On termine en régularisant au ciseau, les lèvres déchiquetées de la brèche de l'urèthre, en suturant l'urèthre sur une sonde introduite par le méat, en plaçant le drain vésical à la partie antérieure de la brèche uréthrale, en excisant les portions flottantes de la capsule, en bourrant la plaie de mèches de gaze stérilisée.

Pansement habituel. Durée de l'opération : 40 minutes. Hémorrhagie minime. Poids de la prostate extirpée : 25 grammes.

Suites opératoires. — Les premières suites opératoires se passent de façon très normale. Pas de température, pas de saignement de la plaie le premier jour. Le malade est seulement troublé par des vomissements chloroformiques qui persistent jusqu'à la fin du deuxième jour. On fait des lavages réguliers de la vessie avec l'eau boriquée et le nitrate d'argent.

9 novembre. Sortie des mèches qui tamponnaient la plaie Léger suintement de sang aussitôt arrêté par un nouveau tamponnement moins serré que le premier.

10 novembre. Le malade est purgé.

11 novembre. Température du soir : 37°,6. Le malade est mal à l'aise et accuse de petits frissons. Dans l'après-midi, pansement ; la plaie dégage une mauvaise odeur, on la lave avec la solution de nitrate d'argent à 1 p. 1.000. Les urines sont légèrement troubles.

12 novembre. Retrait du drain périnéal. Mise d'une sonde à demeure par l'urèthre à l'aide du mandrin courbe et très facilement. Auparavant, lavages de la vessie et de l'urèthre. La plaie a très bon aspect. 1.500 grammes d'urines troubles dans les 24 heures.

17 novembre. La sonde à demeure changée hier soir a mal fonctionné pendant la nuit et la température s'élève ce matin à 38°,8 pour redescendre, aussitôt après la mise en place d'une nouvelle sonde, et ne plus s'élever, dans la suite, au-dessus de la normale.

20 novembre. On retire la sonde. Le malade essaye en vain de pisser par la verge. Toute l'urine passe par le périnée. Le lendemain, même état. Le malade a de la diarrhée.

23 novembre. On remet la sonde à demeure sur mandrin, avec difficulté. Diarrhée continue.

24 novembre. A la suite du cathétérisme pratiqué hier avec les plus grandes difficultés, malgré l'emploi du mandrin, le malade a éprouvé de très vives douleurs dans le périnée. Il n'y pas eu d'hématurie. Pas d'élévation de température. Plus de diarrhée.

25 novembre. On retire définitivement la sonde à demeure, 18 jours après l'opération.

26 novembre. Toute l'urine passe par le périnée. Cependant le malade

éprouve des besoins d'uriner. Il essaye d'uriner debout et les urines s'écoulent par la plaie, à peine quelques gouttes sortent-elles par la verge.

27 novembre. 250 grammes d'urines rendues par la verge depuis hier. On essaye encore d'introduire une sonde dans la vessie, d'abord sans mandrin, puis avec le mandrin. Ces tentatives restent vaines. Elles font beaucoup souffrir. Elles sont suivies de vomissements. Il n'y a cependant ni frissons ni élévation de température.

Les jours suivants, on a abandonné le malade à lui-même, sans renouveler les essais de cathétérisme. La quantité des urines rendues par la verge s'est élevée très rapidement. L'appétit revient. La plaie bourgeonne bien et tend à se combler très vite.

4 décembre. Il ne sort plus d'urine par le périnée. Le malade rend 2 litres d'urines claires. Il urine toutes les 3 heures, sans efforts. Il peut très facilement se retenir. Les urines sortent avec une certaine force. Le jet est gros, rapide, et il va à 50 centimètres.

15 décembre. Le cathétérisme de l'urèthre s'opère très facilement, sans l'emploi du mandrin. La vessie est vide, 3 litres d'urines claires. La plaie périnéale est complètement fermée. Mictions toutes les 3 heures pendant le jour. La nuit, pollakyurie dans la seconde moitié.

Le malade quitte le service cinq semaines après son opération.

21 décembre. Vessie vide, urines claires. Plaie restée fermée. Mictions non douloureuses mais légèrement impérieuses dans le courant de la journée. Le jet est projeté à environ 1 mètre.

31 janvier. Mictions restées impérieuses, peu fréquentes. Pas d'incontinence. Urines claires. Vessie vide. Malade facile à sonder. Absence d'érections.

Obs. XVIII. — *Hypertrophie de la prostate. Rétention complète récente. Prostatectomie périnéale. Guérison.*

D..., âgé de 61 ans, entre à la salle Velpeau, le 23 janvier 1902, pour rétention d'urine récente, mais persistante.

Il a eu trois blennorrhagies, la première en 1862. Toutes ont duré de 1 à 2 mois et ont guéri sans aucune complication. Il a seulement conservé pendant quelques mois, une fois l'écoulement uréthral guéri, des pertes séminales qui survenaient à l'occasion de fatigues et surtout d'efforts pour aller à la selle.

Fièvres intermittentes pendant la guerre d'Italie. A séjourné, alors, 5 ans à Rome.

La maladie actuelle remonte à 2 ans et elle a débuté par de l'*incontinence diurne*. Les besoins étaient pressants et fréquents, le malade n'avait pas le temps de les satisfaire. La nuit, il n'avait pas d'incontinence et urinait seulement une fois ou deux. A ce moment-là, urines claires. Depuis 2 ans, la fréquence des mictions n'a guère varié : 8 à 10 par jour, 2 à 3 par nuit. Dans ces derniers mois seulement, la miction est devenue pénible et le jet faible. Donc, le seul symptôme important noté chez le malade depuis le début des accidents a été l'incontinence diurne, fausse incontinence caractérisée par l'impossibilité pour le malade de conserver ses urines aussitôt que le besoin d'uriner se faisait sentir.

Jusqu'au 13 janvier 1902, ce malade avait des urines claires ; il ne s'était jamais sondé lorsque, pendant la nuit, il est pris, sans cause, de rétention d'urine aiguë complète. Il est conduit à Lariboisière où on le sonde sans difficulté. Il reste 8 jours dans cet hôpital. Deux fois par jour, on évacue la vessie. Chaque cathétérisme était suivi d'un lavage simple, les urines étant légèrement troubles.

Il quitte Lariboisière le 20 janvier. Rentré chez lui, il continue à ne pouvoir pisser sans sonde. Il se sonde donc tout seul, avec difficulté, et en se faisant saigner. Aussi se décide-t-il à venir à la clinique de Necker.

Le jour de son entrée, le malade commence à pouvoir uriner quelques gouttes spontanément, mais au prix des plus grands efforts, et de douleurs vives. Les urines sont troubles.

L'urèthre est facilement franchi avec l'explorateur n° 22. On sent des irrégularités de la région prostatique de l'urèthre. On entre dans la vessie sans obstacle. Il ne paraît pas y avoir de lobe médian. Longueur totale de l'urèthre est de 19 centimètres.

La vessie a une capacité de 300 centimètres cubes.

La contractilité est faible.

Noyau dans la tête de l'épididyme gauche.

La prostate est grosse, de surface régulière, de consistance molle. Le lobe droit paraît plus volumineux que le lobe gauche.

Reins non sentis.

Opération le 30 janvier 1902, par M. Albarran. — *Prostatectomie périnéale avec cysto-drainage*. Aides, MM. Proust et Petit. — Position dorso-sacrée du malade avec mise en renversement modéré. Deux aides tiennent les cuisses fortement fléchies sur le ventre. Mise en position du cathéter uréthral. Vessie remplie de 300 centimètres cubes d'eau boriquée.

Longue incision curviligne, pré-anale.

Hémorrhagie moyenne. Découverte du bulbe. Le bistouri le dissèque et le contourne. Incision du raphé ano-rectal et des fibres antérieures du releveur. Décollement de l'espace prostato-rectal. Mise en place de la valve rectale fixée automatiquement (valve coudée à angle aigu).

Le champ prostatique apparaît peu profond, l'opération sera facile. Incision verticale de l'aponévrose postérieure de la prostate. Elle adhère sur la ligne médiane. En dehors de cette ligne médiane, elle se décolle mal. Plus en dehors, elle se décolle bien. Hémorrhagie légère, veineuse, produite par ce décollement.

Incision sur le cathéter du tissu prostatique et de la paroi inférieure de l'urèthre avec le bistouri. Retrait du cathéter.

L'épaisseur du tissu prostatique sur la ligne médiane est plus grande que de coutume. Le doigt peut pénétrer facilement dans la vessie avant toute extirpation des lobes prostatiques. (Je rappelle que la traversée prostatique était d'une longueur à peu près normale.) Le liquide vésical commence déjà à s'écouler au dehors.

Extirpation du lobe droit au ciseau. On le saisit avec la pince à prostate et le ciseau dissèque la paroi uréthrale en agissant hors de la lèvre uréthrale. Ce lobe paraît petit. On l'enlève d'un seul bloc.

Extirpation du lobe gauche qui est plus volumineux. Elle se fait par morcellement en trois fragments.

Mais là ne se trouve pas l'hypertrophie. La prostate est développée surtout en arrière de la vessie, et sur les flancs de l'urèthre. On continue donc l'extirpation de son tissu par fragments volumineux. Ce développement siège surtout du côté droit. Il se produit une petite déchirure de la lèvre droite de l'urèthre au cours de cette extirpation. Un fibrome du volume d'un œuf de pigeon est extirpé. Il siégeait au contact de la paroi vésicale, en arrière du col, du côté droit.

Le doigt, mis dans la vessie, peut éverser sa base, et le ciseau excise, sur le doigt servant de guide, les débris de prostate.

L'extirpation achevée on constate qu'il ne reste aucune trace d'épaississement prostatique au pourtour du col.

Ligature du canal déférent du côté gauche. Pas d'hémorrhagie au cours de cette extirpation. Suture de l'urèthre. Drainage périnéal. Tamponnement de la plaie avec fermeture incomplète. La prostate extirpée est surtout glandulaire, assez consistante.

Suites opératoires. — Elles ont été des plus simples. Aucune réaction immédiate. On retire les mèches qui tamponnent la plaie, le 2e jour.

Le malade a été purgé le 4e jour.

Il a gardé le drain périnéal pendant 7 jours.

Le drain retiré, on met une sonde à demeure sur mandrin, très facilement. Deux jours plus tard, la sonde fonctionne mal, le malade a de la fièvre, le soir (38°,2). On remplace cette sonde. Elle a été changée de nouveau après 3 jours. On l'a sortie définitivement le 15e jour après l'opération.

La sonde retirée, le malade urine seul. Il ne passe que quelques gouttes d'urine par la plaie à chaque miction. Bientôt l'urine ne coule plus par la plaie. Les mictions ont lieu toutes les trois heures pendant le jour, deux ou trois fois par nuit. La plaie se rétrécit rapidement. On commence le passage des bougies béniqués dans l'urèthre par le n° 40. A la suite du passage de ces bougies, le malade a présenté, une fois, un petit frisson, et la température s'est élevée à 39°. Les jours suivants, pas de réaction.

Aujourd'hui 7 mars, le malade présente une plaie périnéale bien cicatrisée. Il urine 3 fois par jour, 2 fois par nuit. On ne peut pénétrer dans sa vessie qu'à l'aide du mandrin. On retire de la vessie 100 grammes d'urines claires. Le malade ne pouvant nous dire combien de temps auparavant il a uriné, nous faisons l'expérience suivante : on injecte 300 grammes d'eau dans la vessie, aussitôt, la sonde est retirée et le malade rejette ce liquide spontanément *dans la position couchée*, avec une telle force que tout ce liquide est projeté au delà de ses pieds. La sonde est aussitôt remise dans la vessie et elle constate que la vessie s'est vidée complètement.

Le malade a conservé ses érections, mais elles sont notablement diminuées.

Voici donc cinq observations qui présentent une similitude de conditions non douteuse. Ces malades, âgés de 63 à 67 ans, étaient, au moment de l'intervention, dans un état de rétention complète datant de douze à dix-huit jours. Leurs urines étaient troubles, hématuriques dans deux cas. L'hématurie, dans ces deux cas, résultait d'une fausse route provoquée en dehors de l'hôpital. Tous ces malades étaient dans un bon état de santé général. Un seul (obs. XIV) laissait à désirer. C'est, d'ailleurs, le seul malade qui, en raison de son mauvais état général et de conditions d'un autre ordre, qui seront exposées plus tard, nous ait donné quelque inquiétude.

L'étude de l'élimination rénale a paru bonne chez chacun de ces malades. Elle a été établie par l'examen chimique des urines, leur examen histologique et l'épreuve du bleu de méthylène.

Localement, on ne notait rien de particulier par la palpation des reins.

Trois des malades sur cinq présentaient un cathétérisme difficile. La prostate paraissait être d'hypertrophie moyenne chez chacun d'eux.

Je ne dirai rien, pour le moment, de l'état de leur contractilité vésicale. Je renvoie pour cette question au chapitre d'ensemble où j'étudie la contractilité vésicale de malades avant et après la prostatectomie.

Avant leur dernière attaque de rétention aiguë, ces quatre malades éprouvaient des difficultés de la miction, pénibles, mais variables pour chacun d'eux. Aucun ne se sondait d'habitude. Chez l'un (obs. XIV), les troubles de la miction remontaient à un an. Chez les quatre autres ils dataient de 2 ans (obs. XVIII), de 4 ans (obs. XIII et XVII), et de 6 ans (obs. XV). Le premier et le dernier de ces malades en étaient à leur première attaque de rétention aiguë. Les trois autres avaient eu, antérieurement, une ou plusieurs attaques de rétention aiguë complète, toutes suivies du retour de la miction spontanée à plus ou moins bref délai. Chacune de leurs attaques de rétention antérieure avait été traitée par les sondages réguliers de la vessie. Le cathétérisme fut toujours possible, chez deux de ces malades (obs. XIV et XVII), au moment de leur attaque. Chez le troisième (obs. XV) il fallut avoir recours au mandrin pour passer la sonde. Chez le quatrième (obs. XVI) on dut faire, en province, trois ponctions de la vessie. Mais la sonde, montée sur mandrin, pénétra sans difficulté le jour de l'entrée à l'hôpital.

Ces malades ont été opérés : les plus anciens il y a 10 mois, le plus récent il y a 3 mois. Les poids des prostates extirpées ont été de 25, 40, 50, 65 et 66 grammes. L'opération faite a été la prostatectomie périnéale sous-capsulaire par morcellement méthodique et progressif avec hémisection de l'urèthre et drainage temporaire de la vessie par le périnée. Aucun de ces opérés ne présentait de calcul dans la vessie. Ce drainage périnéal de la vessie a été laissé 5 jours, 7 jours, 9 jours et même 14 jours dans un cas (n° XVII). Le drain retiré, on mit une sonde à demeure par l'urèthre. Elle fut laissée 13 jours (obs. XVII), 11 jours (obs, XV), 6 jours (obs. XVI). Je négligerai de parler dorénavant, dans cet aperçu post-opératoire et clinique, du malade de l'observation XIV qui n'a plus été soumis à notre contrôle le 19e jour après l'opération. Ce qui va suivre ne concernera donc que les quatre autres opérés de ce groupe.

La sonde à demeure une fois retirée, définitivement, ces quatre opérés ont recouvré, de suite, leurs mictions par la verge. Chez l'un (obs. XV), je fus dans l'impossibilité de remettre la sonde qu'il fallait changer le 12e jour après l'opération; je laissai donc le malade sans sonde. Toute l'urine coula par le périnée et je pus remettre la sonde le soir même pour ne plus la sortir avant le 20e jour après l'opération. Un autre opéré (obs. XVI) retira lui-même sa sonde le 3e jour et se mit à uriner, spontanément, par la verge, avec une certaine force sans mouiller son pansement. Je le laissai donc sans sonde. Le lendemain une grande partie de l'urine passait par le périnée. La sonde à demeure fut remise pour trois jours encore. Cet opéré est celui dont la miction par la verge s'est rétablie le plus rapidement. Le 15e jour après l'opération, il ne s'écoulait plus d'urine par le périnée. La plaie périnéale était complètement cicatrisée le 30e jour. Chez les deux autres l'urine n'a plus coulé par le périnée le 30e jour, et la plaie périnéale était complètement fermée le 40e jour.

Aucun de ces malades n'a présenté de réaction testiculaire après l'opération. Je rappelle, seulement pour mémoire, que d'après la description des opérations il n'a pas été mis de ligature sur les canaux déférents. Une fois (obs. XVII) il est dit que les canaux déférents n'ont même pas été vus en opérant.

J'en viens, maintenant, aux résultats cliniques constatés chez ces quatre malades, dans ces derniers temps.

Il est certains caractères communs à ces quatre opérés. Tous présentent des urines claires, un très bon état général. Tous ont repris leur courant de vie habituel. Leurs mictions s'opèrent très facilement. Le nombre des mictions est normal pendant le jour, de 5 à 8. La nuit, deux de ces malades doivent se lever une ou deux fois. Le troisième (obs. XVII) a de la pollakyurie nocturne. Je ne pense pas que cette fréquence nocturne de la miction soit ici l'analogue de la fréquence nocturne habituelle des prostatiques. Ce malade avait de la polyurie sans albuminurie lorsque nous l'observions à l'hôpital. Son observation porte qu'il fut soigné à l'âge de 25 ans pour fièvres intermittentes, qu'il a eu la fièvre typhoïde étant jeune, qu'il a fait, enfin, un séjour à la Pitié, vers l'âge de 50 ans, pour une affection des reins. Ces antécédents permettent de penser que la pollakyurie nocturne, accompagnée de polyurie claire, reconnaît chez cet homme une cause d'ordre médical.

Les mictions ne sont nullement impérieuses ni douloureuses. Il n'y a pas d'incontinence. Le jet de l'urine est gros, rapide, projeté à une distance de 75 centimètres à 1 mètre. Un malade m'écrit même qu'il urine à 1m,50 quand il en a une envie forte. Cette distance du jet avait été vérifiée *de visu* avant qu'il nous quittât.

Chez ces quatre opérés, l'urèthre est très facile à franchir avec des sondes-béquilles n° 18, il n'y a aucune déviation de canal, aucun ressaut. La sonde n'est pas serrée dans la traversée prostatique. Aucun de ces opérés n'a présenté la moindre réaction testiculaire depuis le départ de l'hôpital. Leur plaie est restée fermée. Leur cicatrice est belle, souple, non douloureuse. Ils peuvent marcher facilement et s'asseoir sans difficulté aucune.

Je n'insiste pas sur les résultats du toucher rectal, dont je ferai plus loin une étude d'ensemble.

Je dirai, enfin, que deux de ces opérés n'ont pas eu une seule érection depuis leur opération. Un seul (obs. XV) dit avoir eu des érections rares, moyennes, mais suffisantes.

Somme toute, mis à part le cas très particulier de l'obs. XIV, je pense qu'il faut considérer l'ensemble de ces résultats comme remarquablement dignes du plus grand intérêt. Il y aurait lieu, sans doute, de les étudier comparativement avec des cas de rétentionnistes aigus complets traités tout simplement par la sonde. Chacun sait que la sonde peut guérir, temporairement, la rétention complète, après une durée quelquefois longue, qu'elle peut rétablir même, chez certains prostatiques, la faculté de vider spontanément et complètement leur vessie. Chacun sait, en outre, qu'il y a des cas où les accidents de rétention aiguë, traités convenablement et guéris, ne peuvent réapparaître que de longues années plus tard. Mais je mets en doute que la sonde puisse donner, d'une manière générale, des résultats comparables à ceux de ces quatre prostatectomies faites dans les conditions énoncées plus haut. La levée chirurgicale de l'obstacle à l'écoulement de l'urine a eu, dans ces quatre cas, des effets éminemment rapides et complets. La démonstration en est faite. Nous avons eu quatre résultats opératoires brillants. Nous avons eu quatre résultats cliniques rapides et parfaits. Ces quatre malades devront être suivis pendant longtemps, sans aucun doute. Leur avenir seul permettra de juger sainement l'utilité immédiate de l'opération qu'ils ont subie. Mais, quand on songe aux incidents de toutes sortes auxquels la masse des prostatiques en état de rétention complète récente risquent d'être soumis ultérieurement, on ne peut s'empêcher de conclure que l'état de rétention complète de l'urine par hypertrophie de la prostate, s'il ne commande pas la prostatectomie immédiate, est néanmoins une indication d'opération à bref délai. Toutefois, je ne veux pas entrer plus avant dans le chapitre des indications de la prostatectomie, cette question devant être exposée plus tard.

Tableau B. — Rétention complète récente.

N° D'ORDRE AGE	DÉBUT DE LA MALADIE accidents antérieurs	ÉTAT AVANT L'OPÉRATION	DATE de l'opération	POIDS de la prostate	L'URINE ne passe plus par le périnée	FERMETURE de la plaie périnéale	ACCIDENTS post-opératoires	ÉTAT ACTUEL — Résidu, Mictions	Urines	Urèthre, Reins, État général
Obs. 14. R., 65 ans.	Début en 1897. Ret. complète aiguë en 1899.	Urines troubles. Mauvais état général. Fièvre. Emphysème. Br. chron. Ret. complète depuis 15 jours.	27 juin 1901	65 gr.	Malade ayant quitté le service le 23e jour après son opération dans un état médiocre. La plaie périnéale ayant été trop fermée, il y a eu de la fièvre, une hémorragie secondaire et de la suppuration, obligeant à désunir.					
Obs. 15. F., 67 ans.	Début en 1900.	Urines troubles. Ret. complète depuis 18 jours avec hématurie. Bon état général.	1er juillet 1901	50 gr.	Le 33e jour.	Le 45e jour.	»	R. nul. Mict. faciles, non fréquentes, non impérieuses. Jet à 75 cent.	Claires.	Urètre facilement franchi.
Obs. 16. L., 63 ans.	Début en 1895. Deux attaques de ret. aiguë ant.	Ret. complète depuis 15 jours. Fausse route. Hématurie abondante. Difficile à sonder.	14 sept. 1901	66 gr.	Le 17e jour.	Le 39e jour.	»	R. nul. Mict. très faciles, non fréq., non impérieuses. Jet à 1m,30.	Claires.	Urètre facile à franchir.
Obs. 17. P., 67 ans.	Début en 1897 par une attaque de ret. aiguë.	Ret. complète depuis 12 jours. Urines troubles.	7 nov. 1901	25 gr.	Le 26e jour.	Le 38e jour.	»	R. nul. Mict. faciles, rares, besoins non impérieux. Jet à 1 mètre.	Claires.	Urètre facile à franchir.
Obs. 18. D., 61 ans.	Début en 1899 par incontinence d'urine.	Ret. complète depuis 12 jours.	30 janv. 1902	40 gr.	Le 18e jour.	Le 35e jour.	»	R. nul. Mict. non fréquentes, faciles. Jet à 1 mètre.	Claires.	Urètre facile à franchir.

TROISIÈME GROUPE. — Rétention complète chronique.

OBS. XIX. — *Hypertrophie forte de la prostate. Début il y a 5 ans. Rétention complète depuis 8 mois. Prostatectomie périnéale le 25 avril 1901 avec cysto-drainage. Guérison.*

D..., âgé de 57 ans, entre à la salle Velpeau le 23 avril 1901, sur les conseils qui lui ont été donnés, antérieurement, pour y subir la prostatectomie.

Chez lui, les troubles de la miction datent de 5 ans. Pendant la première année, ils vont en s'accentuant sans gêner le malade. La miction est surtout pénible le matin. Il y a de la fréquence, la nuit, un peu de douleur, mais pas d'accès de rétention. Bientôt, cependant, D... a le sentiment qu'il lui faut aider sa vessie pour la vider, et il prend l'habitude de presser au-dessus du pubis pour expulser, dit-il, les dernières gouttes d'urine. Il en fut ainsi pendant 3 ans.

Il y a 8 mois, attaque de rétention aiguë complète qui nécessite le cathétérisme. Déjà, à ce moment, le malade vint consulter à Necker où on lui fit des lavages de la vessie au nitrate d'argent parce que les urines contenaient du pus. Depuis cette époque, D... ne peut pisser sans se sonder. Il reste donc en état de rétention complète. Il est constipé, souffre des reins de temps à autre, et aussi du périnée et de la verge. Il fait des sondages réguliers de la vessie et prend tous les jours un lavement. L'état général reste bon.

Depuis six semaines, fréquence inusitée des envies d'uriner. Pollakyurie nocturne et diurne, mais le malade n'urine que quelques gouttes et doit se sonder toutes les heures. Efforts de la miction très douloureux. Urines très troubles, purulentes. Il y a un mois, à la suite d'un cathétérisme, commence une hématurie totale qui dure 5 ou 6 jours. Les urines étaient légèrement mais totalement teintées de sang. Depuis le début de la maladie, jamais de fièvre.

Comme antécédents : blennorrhagie étant jeune homme, qui fut longue à disparaître, mais guérit sans complications. Aucune autre maladie, sauf une attaque de rhumatisme articulaire aigu, compliquée d'accidents cardiaques, et, vers l'âge de 40 ans, accès de fièvre palustre compliqués de douleurs lombaires, non irradiées, survenues sans aucun trouble urinaire concomitant.

Examen à l'entrée : urèthre antérieur sain, l'explorateur à boule franchit la région prostatique très allongée, où il est cependant un peu serré, et entre dans la vessie. En pénétrant dans la vessie, on sent très nettement le ressaut du lobe médian de la prostate. On sonde le malade, on constate un allongement considérable de la portion prostatique de l'urèthre, il est nécessaire d'enfoncer beaucoup la sonde pour donner issue à l'urine.

Vessie indolore, ne se vide que grâce à la sonde, le malade n'urine pas sans la sonde. Capacité de 160 grammes. Urines troubles.

Examen cystoscopique : Vessie à colonnes, lobes médian et latéraux saillants dans la vessie. Contractilité vésicale nulle.

Les reins sont indolores. Mais on sent, à la palpation, le pôle inférieur du rein droit. Organes génitaux externes sains. Au toucher rectal, prolapsus rectal hémorrhoïdaire, prostate très hypertrophiée, dure et bosselée. Hypertrophie égale et uniforme. Vésicules non senties.

L'auscultation du cœur révèle une modification du premier bruit à la pointe. Poumons sains. L'état général est mauvais. Le malade devenu hypocondriaque n'a plus d'appétit et il a maigri depuis ces derniers mois.

Examen histo-bactériologique des urines (M. Motz).

Urines troubles. Réaction acide. Très nombreux leucocytes. Cellules plates. Très nombreux microbes et bactéries.

Examen chimique des urines (M. Debains).

Quantité	1.800 grammes
Aspect	trouble
Couleur, odeur	normales
Densité	1.015
Urée	14gr,10 par litre
Chlorures	5 10 —
Acide phosphorique	1 35 —
Albumine	0 60 —
Glucose, pigments biliaires. . . .	néant

Opération le 25 avril 1901, *par M.* Albarran. *Prostatectomie périnéale.* — Position de la taille avec coussin sous les fesses.

Lavage de la vessie au sublimé faible avec sonde métallique à clef qui servira de conducteur et qui est laissée en place. Anus fermé par une série de pinces de Kocher.

Incision bi-ischiatique légèrement concave en arrière passant à 2 centimètres en avant de l'anus. Elle pénètre latéralement et profondément dans le creux ischio-rectal. En avant, elle va vers le bulbe, coupe en travers le raphé pour aller chercher l'urèthre membraneux en arrière du bulbe. On voit très bien la pointe de la prostate et l'on sent la sonde dans l'urèthre membraneux, le bulbe étant rétracté en avant. Décollement du rectum, en arrière, très haut, facile et découvrant le mieux possible toute la face postérieure de la prostate. Section des bords inférieurs des deux releveurs entre deux pinces de Kocher. Saignement peu gênant.

Incision de la capsule prostatique sur la ligne médiane de la pointe à la base de la prostate. Repérage de la capsule avec des pinces à plusieurs dents. Décollement sous-capsulaire sur les côtés et très loin, entourant presque complètement l'urèthre. Il se fait sans saignement.

Hémisection de la prostate et de l'urèthre prostatique jusqu'au col de la vessie. Peu de sang. On voit la sonde. Saisie, avec des pinces à col de l'utérus, de la moitié latérale droite de la glande, dont le tissu quoique assez ferme se déchire parfois ; aussi, de temps en temps, on fait une reprise du tissu avec les pinces. Continuation du décollement de ce côté jusqu'au delà de l'urèthre. Tirant en dehors la moitié de la prostate qui descend assez bien, on sculpte aux ciseaux l'urèthre en le détachant de la prostate. Cela saigne peu. On arrive, ainsi, à enlever complètement la moitié droite de la prostate.

Même manœuvre à gauche, mais ici la prostate se déchire et on l'enlève en deux morceaux. Le doigt dans la vessie constate qu'il ne reste pas de prostate. Dans la plaie, on voit la sonde ; la paroi supérieure de l'urèthre conservée; en avant l'urèthre incisé en long ; en arrière le col vésical un peu déchiqueté qui se laisse facilement amener en bas.

Suture, d'avant en arrière, de la vessie à l'urèthre pour avoir une plaie longitudinale franche, un point de chaque côté suffit. puis fermeture en travers de la plaie vésicale et uréthrale laissant un orifice pour passer un gros drain. On laisse trop de place à ce drain et, pendant le pansement, le drain quoique fixé à la peau sort de la vessie. On le remplace par une béquille 24 fixée à la peau qui a été introduite dans la vessie sur le doigt. Pas de suture des releveurs. Deux crins, de chaque côté de la plaie; tamponnement peu serré à la gaze aseptique.

Durée de l'opération : 50 minutes. Aides : MM. Proust, de Sard.

Poids de la prostate enlevée : 84 grammes.

Suites opératoires. — Le 26 avril, pas de température. La sonde périnéale fonctionne bien. Aucune douleur. Lavages de la vessie avec la solution boriquée et solution de nitrate d'argent à 1 p. 1.000.

30 avril. M. Albarran enlève la sonde périnéale et met une sonde dans la vessie par l'urèthre. La vessie contient des urines troubles, purulentes. La contractilité vésicale est faible. Lavages de la vessie continués. Température toujours normale.

10 mai. Lavage de la vessie au protargol. Les urines sont redevenues plus claires. On change la sonde à demeure tous les trois jours. La plaie périnéale se ferme peu à peu. Elle a très bon aspect.

3 juin. Dilatation aubéniqué n° 55. La sonde à demeure est enlevée. Mais le malade urinant presque exclusivement par la plaie, la sonde à demeure est remise le soir même. La vessie a une capacité de 150 grammes. Le canal est un peu dévié latéralement vers la gauche. Le testicule droit est douloureux. La douleur siège au niveau de la queue de l'épididyme qui est

augmentée de volume. Peau du scrotum chaude, non adhérente. Léger épanchement vaginal. Suspensoir ouaté.

7 juin. On enlève la sonde à demeure. Le malade urine autant par la plaie que par le canal. Les jours suivants, l'urine passe peu à peu par le canal avec plus de facilité et en plus grande quantité.

12 juin. Ponction capillaire de l'épanchement vaginal. Liquide clair, jaune citrin.

14 juin. Dilatation sur conducteur de béniqués 46 au 56. Par la plaie, le stylet ne touche plus la sonde métallique que sur un espace très restreint; amélioration de l'orchi-épididymite droite. A la suite de cette séance de dilatation, frisson le soir et température de 39°,8. On fait un grand lavage simple de l'urèthre et un lavage de la vessie avec le nitrate d'argent au 1/1.000.

15 juin. Température redevenue normale ; néanmoins, on remet la sonde à demeure.

21 juin. Le malade se plaint de palpitations cardiaques qui disparaissent après la prise de teinture de digitale.

23 juin. On retire la sonde à demeure. L'urine passe par le canal et un peu par la plaie.

29 juin. Le malade est sondé sur mandrin. On constate qu'il vide complètement sa vessie. Quelques gouttes d'urine passent par le périnée.

4 juillet. Cathétérisme sans le mandrin avec la sonde n° 17 (béquille). L'urine recueillie est claire, tout au moins plus claire que l'urine rendue spontanément. Résidu d'une trentaine de grammes. Capacité vésicale de 250 grammes, c'est-à-dire qu'il faut injecter 250 grammes d'eau dans la vessie pour provoquer le besoin pressant d'uriner. Contractilité vésicale bonne. Par le toucher rectal, on ne constate plus « l'ombre de prostate ».

5 juillet. La sonde béquille n° 18 entre toute seule, à condition de tirer fortement sur la verge en la rapprochant de la paroi abdominale. On recueille ainsi 15 grammes environ de résidu très limpide. La plaie périnéale n'est pas complètement cicatrisée.

Le malade quitte le service le 6 juillet.

12 juillet. Depuis qu'il a quitté l'hôpital, D... continue à s'améliorer, l'appétit augmente, les forces reviennent.

État de la miction : de 6 heures du matin à midi, il urine toutes les 2 heures. De midi à minuit, il urine toutes les heures, les mictions sont très impérieuses. Petite sensation de chaleur dans la verge, au moment d'uriner. L'envie d'uriner persiste quelques instants à la fin de la miction. La nuit, le malade dort tranquille, pendant 5 ou 6 heures, sans être réveillé par le moindre besoin ; mais, dès qu'il se réveille, il doit uriner sans pouvoir attendre. Il remplit alors son urinal aux trois quarts. Dans le quart d'heure qui suit cette première miction, D... reprend en moyenne l'urinal 2 ou 3 fois. Puis il fait sa toilette, vaque à ses occupations, n'urinant plus, dans la journée, qu'avec la fréquence déjà signalée tout à l'heure. Les urines sont encore un peu troubles.

Chez lui, D... s'alimente et boit comme tout le monde sans que sa miction en soit troublée le moins du monde. Il accuse un état d'esprit totalement modifié. D'hypocondriaque qu'il était avant son opération il est redevenu gai, plein de confiance et de courage et il compte reprendre prochainement avec ardeur ses occupations habituelles d'ailleurs très laborieuses. La marche ne le fatigue nullement, et ne modifie point la fréquence de ses mictions. Cependant il se plaint de temps à autre de douleurs dans les reins.

Depuis l'opération, D... n'accuse ni érections, ni éjaculations. Les réactions érotiques, d'ailleurs rares, se traduisent par une très légère sensation de chaleur au niveau de la verge.

Examen de l'urèthre : on fait tout d'abord pisser le malade. Urines presque claires. Une sonde béquille n° 17 entre assez facilement. Elle retire quelques gouttes seulement d'urines claires. Donc le malade vide parfaitement sa vessie, et l'on peut dire que le léger trouble des urines est dû au balayage du foyer opératoire par le premier jet, et que l'urine vésicale est absolument propre.

Le besoin d'uriner commence avec l'injection de 150 grammes d'eau, il devient vite très impérieux. Au palper, on sent à peine la pointe du rein droit. Il n'est pas douloureux. La plaie périnéale non entièrement cicatrisée laisse passer quelques gouttes d'urine qui tachent la chemise.

20 juillet. Le malade vient à l'hôpital.

État de la miction : les mictions sont peut-être un peu moins fréquentes depuis quelques jours. Pendant le jour, urine toutes les 2 heures du lever jusqu'à midi. L'après-midi, il urine toutes les 2 heures et demie. La nuit, il dort tranquille sans uriner. Les mictions sont toujours très impérieuses, quelquefois même, si elles ne sont pas satisfaites immédiatement, l'urine sort involontairement par la verge. Habituellement, le jet est facile, fort, projeté loin. Les courses en voiture espacent les mictions ; sitôt descendu, il doit uriner sans attendre. Les urines sont toujours troubles.

D... va facilement à la selle, avec des facilités inconnues de lui depuis plusieurs années. Très bon appétit. Il a augmenté de 6 kilogrammes. On franchit facilement avec une sonde béquille n° 17, mais il faut incliner fortement la verge sur le ventre. Résidu insignifiant, quelques gouttes d'urines d'ailleurs claires. Le besoin d'uriner naît avec 140 grammes injectés dans la vessie. Il devient pressant à 180 grammes. D... rejette, sans efforts, par la sonde, le liquide injecté, on doit appuyer sur la région sus-pubienne pour chasser les dernières gouttes.

Les reins ne sont pas sentis. Plaie périnéale non complètement fermée, donne passage à quelques gouttes d'urine, principalement la nuit.

Le 30 août : (nouvelles par lettre datée de Berlin. Plaie périnéale non fermée. Envies d'uriner moins fréquentes, mais toujours très impérieuses. D... ne peut retenir ses urines, dès que le besoin se fait sentir. A chaque miction, il sort quelques gouttes d'urine par le périnée; mictions non douloureuses. État général parfait, mais D... ne peut rester debout plus de trois quarts d'heure sans éprouver de la lassitude et des douleurs dans les reins.

3 octobre : (nouvelles par lettre datée de Berlin.) Plaie périnéale non encore fermée, envies d'uriner moins fréquentes et surtout moins impérieuses. Il commence à pouvoir se retenir d'uriner. Urine sans douleur. Il dort bien mais doit se lever deux ou trois fois chaque nuit. Va très bien à la selle. « En somme, écrit-il, je me porte très bien, je travaille avec plus d'ardeur que jamais, il me semble que je recommence à vivre. » Rien de modifié quant aux réactions génitales qui restent totalement absentes.

Janvier 1902. D... écrit qu'il urine environ toutes les heures, le jour, 3 ou 4 fois la nuit. Il n'a plus les besoins impérieux allant jusqu'à l'incontinence. Il urine sans effort, sans douleur, le jet est large, et va à 1 mètre. Ne s'est jamais sondé depuis qu'il est opéré. Les urines sont jaune clair et renferment un dépôt blanchâtre (?). Il coule encore une goutte ou deux d'urine, à chaque miction, par la plaie périnéale non complètement fermée. Il n'a pas souffert des testicules depuis son départ de l'hôpital. Il va très facilement à la selle. Ne souffre plus de son prolapsus hémorrhoïdaire. Aucune érection, aucune pollution nocturne. Se porte « on ne peut mieux ». Plus d'insomnie, appétit meilleur. A repris son poids normal qui était de 65 kilogrammes. Travail intellectuel continu, redevenu possible. De même tous les exercices physiques. « Joie de vivre au lieu de dégoût de la vie. »

16 février. Le malade écrit que son état continue à être bon. Les urines sont claires. Les mictions sont faciles mais fréquentes. Elles sont de moins en moins impérieuses. Il ne perd que quelques rares gouttes d'urine par sa plaie périnéale qui n'est pas encore fermée.

Obs. XX. — *Hypertrophie de la prostate. Rétention complète datant d'un an. Prostatectomie périnéale avec drainage cysto-périnéal. Guérison.*

V..., âgé de 56 ans, entre à la salle Velpeau le 21 juin 1901. C'est un homme de constitution robuste et qui ne présente aucune tare héréditaire ni acquise. Il n'a jamais eu de blennorrhagie.

Chez lui, les troubles de la miction sont apparus il y a 2 ans, à l'âge de 54 ans. Il remarqua, d'abord, une fréquence inusitée du besoin d'uriner. Il devait se lever 2 ou 3 fois la nuit. Mais, pendant le jour, cette fréquence des mictions était encore plus accentuée, au point qu'il devait pisser 2 ou 3 fois par heure. Chaque miction était difficile, le jet d'urine long à venir et, surtout, sans aucune force. Les urines conservaient cependant leur aspect normal et l'état général restait satisfaisant. Dans la suite, ces troubles de la miction s'exagèrent, ils gênent beaucoup le malade dans son travail.

Il y a un an, survient, sans aucune cause appréciable, une attaque de rétention aiguë qui nécessite le cathétérisme de la vessie. Ce cathétérisme fut facile.

Depuis cette époque, le malade s'est sondé journellement et il se sondait 3 fois par jour, 1 fois seulement la nuit. Les cathétérismes n'ont jamais été douloureux, ils n'ont jamais occasionné d'accidents.

Le malade dit n'avoir jamais pissé une seule goutte de sang. Il n'a jamais rendu ni sables ni graviers et il dit que ses urines sont toujours restées claires. Malgré ces conditions relativement satisfaisantes, V... aspire à vider sa vessie sans le secours d'une sonde. Depuis son attaque de rétention aiguë, il a d'abord utilisé la sonde par crainte d'un nouvel accident. Plus tard, il a réglementé ses cathétérismes parce que l'urine ne venait pas malgré l'envie d'uriner. C'est un homme de la campagne et qui travaille aux champs. Il doit quitter son travail plusieurs fois par jour pour aller uriner avec la sonde, chez lui. Cela est pour lui une perte de temps qui lui cause un certain dommage, et il demande qu'on le fasse pisser tout seul.

Il vient consulter, une première fois, à la Terrasse, en avril 1901. On constate une hypertrophie moyenne de la prostate. La vessie est en état de rétention avec distension. A l'aide du cathétérisme explorateur, avec le cathéter à boule olivaire n° 21, on note que l'urèthre prémembraneux est libre, que l'urèthre prostatique est légèrement allongé, mais, surtout, que la boule rencontre une certaine résistance pour franchir le col de la vessie. Sans aucun doute, cette résistance est due à la présence du lobe moyen de la prostate considérablement hypertrophié. Quelques conseils hygiéniques sont donnés à ce malade qui n'accepte pas d'emblée l'opération qu'on lui propose, c'est-à-dire, l'ablation de la prostate, et il retourne dans son pays. Mais, comme son impotence mictionnelle persiste, il revient dans le service, au mois de juin, décidé à se faire opérer.

Examen du malade pratiqué le 22 juin 1901. — Appareil génito-urinaire : canal libre, entièrement, sauf au niveau du col de la vessie, où la boule de l'explorateur rencontre la résistance déjà signalée. Vessie en état de rétention avec distension. La sonde retire 400 centimètres cubes d'urines légèrement troubles. L'explorateur métallique ne trouve dans la vessie aucun contact de calcul. Reins non sentis. Exploration des reins non douloureuse par le palper.

Les organes génitaux externes ne montrent rien de particulier.

Le toucher rectal montre que la prostate est moyennement hypertrophiée, le lobe gauche un peu plus volumineux que le lobe droit, les vésicules séminales sont saines.

Examen cystoscopique par M. Albarran. — Il existe quelques colonnes légèrement saillantes avec points saignants de cystite. Orifices urétéraux normaux. Saillie du lobe médian en arrière du col. Il est légèrement saignant. Il entoure le col vésical dans sa partie juxtamédiane supérieure. A gauche, un petit sillon sépare cette partie de la saillie médiane. L'image a la forme d'un croissant dont la corne gauche est plus développée que la corne droite. Elle montre deux bosselures, une première qui est sombre, une seconde plus profonde qui est plus claire. On peut conclure, de cet examen cystoscopique, à un développement plus grand du lobe gauche de la prostate.

Examen histo-bactériologique des urines (par M. Motz). — Urines troubles formant un dépôt peu abondant. Assez nombreux leucocytes, cellules d'épithélium plat ; très nombreuses bactéries.

Après la compression et le massage de la prostate, il s'écoule, par le méat, un liquide qui contient beaucoup de spermatozoïdes morts, beaucoup de grandes cellules rondes granuleuses, peu de leucocytes (M. Motz).

Analyse chimique des urines (par M. Debains).

Quantité en 24 heures. . . .	1.200 centimètres cubes		
Réaction	alcaline		
Aspect	trouble		
Urée	15gr,30 par litre	18gr,40,	en 24 heures
Chlorures	7 80 —	9 35	—
Acide phosphorique . . .	1 50 —	1 80	—
Albumine	traces		
Glucose	néant		

L'examen des divers appareils n'a rien révélé. Auscultation du cœur normale. Pas de signes d'artério-sclérose. Bon état général.

L'épreuve du bleu de méthylène a montré que le maximum de l'élimination se faisait 2 heures et demie après l'injection et qu'elle était très intense à ce moment-là.

Opération par M. Albarran, *le 26 juin. Prostatectomie périnéale.* — La vessie est préalablement évacuée et lavée à l'aide du cathéter creux coudé, cannelé sur son bord convexe, puis chargée avec 300 centimètres cubes d'une solution très faible de sublimé. Cela fait, on ferme le robinet dont l'extrémité droite du cathéter est pourvue, et le cathéter est placé de telle façon que son extrémité coudée se trouve dans la région prostatique de l'urèthre. Incision transversale du périnée, selon le diamètre bi-ischiatique. Incision du raphé ano-bulbaire. Le bistouri est alors abandonné. Les doigts travaillent dans la cloison uréthro-rectale en s'éloignant le plus possible du rectum. De chaque côté, on sectionne, entre deux pinces, à l'aide des ciseaux, les faisceaux antérieurs du releveur de l'anus et le rectum est alors refoulé en arrière à l'aide d'une large valve confiée à un aide. A ce moment de l'opération, la face postérieure de la prostate entourée de sa capsule est totalement découverte. On incise la capsule prostatique, exactement sur la ligne médiane, à l'aide du bistouri. Chaque lèvre de l'incision étant saisie avec une pince de Kocher, on décolle la capsule du tissu prostatique aussi loin que possible, à l'aide de l'index.

Le cathéter étant solidement maintenu en place sur la ligne médiane, on incise tout le tissu prostatique, y compris la paroi inférieure de l'urèthre, avec, comme guide, la cannelure du cathéter. L'incision intéresse le bec de la prostate. Elle est assez grande pour permettre, après retrait du cathéter, l'introduction de l'index dans la vessie, et pour permettre de reconnaître la saillie faite sous la muqueuse par le lobe médian et le lobe gauche hypertrophiés.

A l'aide du doigt mis dans la vessie, M. Albarran essaye de faire saillir la prostate dans le champ de la plaie. Mais la prostate ne bascule pas. Il amorce alors avec le ciseau le décollement de la prostate au niveau de la section uréthrale et procède à l'extirpation des deux lobes. Le lobe droit est enlevé facilement d'un seul bloc, attiré au dehors par une pince à traction et décollé avec l'index de la main droite. Pour le lobe gauche, l'extirpation est plus pénible et se fait par morcellement. Pour extirper le lobe médian, il faut prolonger la section de la paroi inférieure de l'urèthre jusqu'au col vésical. Alors, seulement, l'extirpation de ce lobe est possible, par arrachement et par section aux ciseaux. Il est très adhérent à la vessie. Les fragments de prostate enlevés sont de petites masses arrondies analogues à de petits fibromes qu'on énuclée pour ainsi dire.

Pendant tout le cours de cette extirpation, l'index introduit dans la vessie servait de guide à l'autre main agissant seule ou munie des ciseaux, et il fut ainsi facile de reconnaître, à la fin de cette extirpation, que la région du col était devenue libre de tout débris de prostate.

A la fin de cette extirpation, les vésicules séminales se montrent dans le champ opératoire. On enlève totalement la vésicule droite et on pose une ligature sur la vésicule gauche.

On procède alors à la réfection de l'urèthre prostatique. Il est fermé par des ligatures au catgut. Toutefois, la portion antérieure, rétrosphinctérienne, de sa brèche, est laissée libre pour donner passage à un drain introduit dans la vessie. Ce drain est fixé à la lèvre postérieure de l'incision cutanée. On s'assure de son bon fonctionnement et l'on tamponne profondément la plaie avec des mèches de gaze stérilisée laissant toute la plaie ouverte, hormis ses deux extrémités où la peau est réunie avec deux crins de Florence.

Durée de l'opération : environ 50 minutes. Le malade a perdu peu de sang.

Poids de la prostate enlevée : 20 grammes.

Suites opératoires. — 26 juin. Température du soir : 37°. Le pansement est légèrement imbibé de sang. On change seulement les pièces externes du pansement. Lavages de la vessie.

27 juin. Pansement renouvelé. On retire les mèches de la plaie. Léger suintement sanguin. Nouveau tamponnement de la plaie. Le drain fonctionne bien. Le malade a uriné 500 grammes. Urines un peu teintées de sang. Pas de vomissement. Aucune réaction. Le soir, la température s'élève à 38°. Le pansement est refait en totalité.

28 juin. Température normale, 1.200 grammes d'urines.

Du 28 juin au 3 juillet. Pansements journaliers, avec lavages de la vessie fréquents. La température atteint deux fois 37°,8 le soir. Le malade n'éprouve aucun malaise et la quantité d'urines émises varie de 1.200 à 1.500 grammes.

4 juillet. Le drain vésical tombe spontanément. On met une sonde béquille à demeure sur mandrin dans la vessie.

5 juillet. La sonde à demeure est retirée le matin. Le malade a envie d'uriner mais il n'urine pas par la verge de tout le jour. Toute l'urine, lorsque le malade veut pisser, sort par le périnée. On peut introduire dans la vessie une sonde béquille n° 17 sans mandrin. On retire 80 grammes d'urines par cette sonde et, comme ce cathétérisme a lieu 2 heures après que le malade a uriné, on en conclut que la vessie se vide mais par la plaie périnéale. Les urines sont un peu troubles et alcalines (la vessie n'a pas été lavée depuis le matin). On fait un lavage vésical au protargol et la sonde est laissée à demeure.

6 juillet. Température du soir 38°. Changement de la sonde à demeure, lavage de la vessie et de la plaie avec la solution de nitrate d'argent à 1 p. 1.000.

9 juillet. Les urines émises sont redevenues claires. La plaie périnéale a bon aspect. Noyau d'épididymite à droite, un peu douloureux.

10 juillet. On enlève la sonde à demeure, le matin à 8 heures et demie. Le soir, température, 38°. Le malade urine par la verge, quatre fois, de 9 heures du matin à 7 heures du soir, et rend 500 grammes d'urines. Il mouille son pansement.

11 juillet. Passage facile des béniqués 42 et 45, dans l'urèthre.

12 juillet. Urines claires. Lorsque le malade urine debout et qu'il presse avec la main sur son pansement, il se sent à peine mouillé après la miction.

Les jours suivants la quantité des urines émises spontanément par la verge augmente progressivement.

19 juillet. Le malade ne mouille plus son pansement et il vide complètement sa vessie, car, après une miction, la sonde ne retire que quelques grammes de résidu.

Progressivement, la plaie se ferme. Le malade a de 4 à 6 mictions par jour, 1 par nuit, quelquefois 2. Il continue à vider sa vessie et les urines restent limpides. On a fait, de temps à autre, des cathétérismes de l'urèthre avec les bougies béniqués 45 et 50.

Le malade a quitté l'hôpital le 20 août. Depuis quelques jours déjà, sa plaie était complètement fermée, le canal facilement franchissable et les urines claires.

21 septembre. Les nouvelles envoyées par l'opéré sont les suivantes : la plaie périnéale est restée fermée. V... se lève 3 ou 4 fois la nuit pour uriner. Le jour, il urine toutes les heures mais pourrait, dit-il, se retenir d'uriner 1 heure et demie, quand le besoin se fait sentir. Il urine toujours sans aucune souffrance ni difficulté. Il n'a jamais eu recours à la sonde depuis qu'il a quitté l'hôpital. Les après-midi, au cours de son travail, il éprouve parfois quelques douleurs dans la verge, en urinant. Les urines sont restées claires.

26 octobre. Malade revu aujourd'hui. Mictions très faciles 4 ou 5 fois le jour, 1 ou 2 fois la nuit. Jet très rapide et projeté à 1m,50. Pas d'incontinence. Urines claires. Vessie vide. Pas d'érections.

Janvier 1902 (6 mois après l'opération), par lettre. Se trouve beaucoup mieux qu'avant d'être opéré. Pisse 7 ou 8 fois par jour, 3 fois la nuit. Urine sans difficulté, jet projeté à 60 centimètres, à 1 mètre même, parfois. Accuse une légère douleur dans la verge quand il a fini d'uriner. Ne s'est pas sondé une seule fois depuis qu'il a quitté l'hôpital. Urines très claires. 2 litres en 24 heures. Plaie restée fermée. Pas de modifications dans la défécation. Va très bien à la selle. Pas d'érections.

Le malade vient nous voir le 13 février 1902, 8 mois après l'opération, nous ne l'avions pas revu depuis le mois d'octobre, il habite la campagne et a repris son métier sans discontinuer. En janvier dernier, il a eu une poussée d'orchite gauche, il a dû se reposer à ce moment-là. Actuellement, l'épididyme gauche est induré et légèrement douloureux, le malade doit porter un suspensoir.

Les mictions sont faciles, non douloureures, jamais impérieuses, mais il existe une légère cuisson dans la verge à la fin de la miction. Elle dure peu de temps, le jet est très gros, très fort, il se termine quelquefois d'une manière brusque, le malade urine à 1 mètre au maximum. Au cours du travail, les mictions ont lieu toutes les heures, pendant le repos toutes les 2 heures, la nuit 2 ou 3 mictions en moyenne. Le malade se plaint d'insomnie, mais ce n'est pas le besoin d'uriner qui l'empêche de dormir.

L'urèthre très facile à franchir avec la sonde béquille n° 19 présente cependant dans la région prostatique une sorte de bride sans aucun ressaut au retour. Vessie absolument vide aussitôt une miction. Urines très claires avec quelques filaments en suspension, la quantité des urines émises oscille entre 2 litres et 2 litres et demi. Longueur totale de l'urèthre mesurée selon le procédé habituel égale 17 centimètres. Capacité vésicale : 350 grammes. Le besoin d'uriner ne s'est montré qu'avec 300 grammes de liquide. Contractilité très bonne. Tout le liquide ressort avec la sonde maintenue très oblique. La cicatrice du périnée très belle est entièrement souple et nullement douloureuse.

Le toucher rectal montre l'absence de prostate. A droite de la ligne médiane, très en arrière, petite saillie souple. A gauche de la ligne médiane et en avant autre saillie un peu dure. Entre ces deux saillies, le doigt déprime le bas-fond vésical. Toucher rectal non sensible.

Le malade n'a remarqué aucune modification dans la défécation.

Le malade n'a eu depuis son opération aucune érection.

L'état général est parfait.

Obs. XXI. — *Hypertrophie de la prostate. Calcul vésical. Rétention restée complète depuis 8 mois. Pyélo-néphrite. Prostatectomie périnéale, extraction du calcul. Guérison.*

B..., âgé de 60 ans, entre à la salle Velpeau le 28 juin 1901. Il a eu la blennorrhagie à 25 ans, blennorrhagie de courte durée, sans complications. Fièvre typhoïde à l'âge de 40 ans.

Les troubles urinaires ont débuté, chez ce malade, il y a 7 ou 8 ans, par des difficultés, d'ailleurs très irrégulières, de la miction. Le malade devait, parfois, faire des efforts, surtout le matin, en se levant. Ces difficultés survenaient, par intervalles, particulièrement lorsqu'il faisait des repas copieux ou qu'il buvait un peu plus que de coutume. L'apparition de ces troubles, d'abord rares, est devenue assez rapidement plus fréquente et plus tenace. Mais, le malade n'y attachait pas d'importance. Il ne souffrait pas. Les urines conservaient leur aspect habituel.

Il y a 8 mois, sans cause appréciable, attaque de *rétention aiguë complète*. Sondé au bout de 24 heures, la sonde n'a pu être introduite la seconde fois que 36 heures après le premier cathétérisme. Il s'est produit alors une hématurie assez abondante qui a duré plusieurs jours. Ensuite, le malade a pu se sonder seul et il était obligé de se sonder pour uriner. Il n'y a pas eu de nouvelle hématurie. Il se sondait 3 et 4 fois la nuit, et autant de fois, sinon plus, le jour. Quand il ne se sondait pas, les besoins d'uriner étaient très fréquents, plus fréquents la nuit que le jour. Il a donc pris l'habitude de se sonder, pour combattre cette fréquence inusitée des mictions. Quelque temps après son attaque de rétention, il avait des mictions volontaires, mais faibles et difficiles. La nuit, il devait se relever toutes les heures. La fréquence des mictions était moins marquée le jour que la nuit. Ce malade se sondait donc régulièrement jusqu'à son entrée à l'hôpital, pour lutter contre la difficulté extrême sinon contre l'impossibilité absolue des mictions.

Il n'a jamais éprouvé de douleurs dans les reins. Il n'a jamais souffert pendant la marche ou les courses en voiture. Il n'a jamais pissé la moindre goutte de sang depuis son attaque de rétention aiguë, mais, ces derniers temps, les urines sont devenues très troubles, le cathétérisme très douloureux et l'état général mauvais.

Examen fait à l'entrée du malade. — Appareil génito-urinaire : Urèthre antérieur libre. Boule arrêtée dans l'urèthre postérieur par une barre prostatique. La sonde béquille n° 17 ne peut franchir cet obstacle; la sonde n° 15 le franchit. On constate, par la recherche du « point d'écoulement », que l'urèthre prostatique est sensiblement allongé. Les urines recueillies sont uniformément troubles. Capacité vésicale : 180 grammes. La sonde a, dans la vessie, la sensation de contact. L'exploration métallique permet de constater l'existence d'un gros calcul vésical, mou, phosphatique, mesurant 3 centimètres environ. En avant de ce calcul et en dessous de lui, l'explorateur reconnaît un lobe moyen considérablement augmenté de volume.

Testicules, épididymes et canaux déférents normaux.

Par le toucher rectal, on note que la prostate est hypertrophiée; lobe droit moins volumineux que le lobe gauche, tous les deux sont de consistance molle, à surface régulière. Il existe un petit nodule glandulaire, dur, régulier, et complètement détaché du lobe droit.

Rien de particulier du côté des vésicules séminales.

Le rein gauche n'est ni sensible à la palpation ni perceptible.

Le rein droit est augmenté de volume, mobile, non tendu, régulier, à surface lisse, de consistance partout égale. Il déborde manifestement les fausses côtes. Le malade étant couché, l'extrémité inférieure de ce rein arrive à 3 centimètres au-dessus de la ligne passant par l'ombilic.

Examen bactériologique des urines (M. Motz).

Urines : louches.
Dépôt : peu abondant.
Réaction : acide.
Nombreux leucocytes.
Rares hématies.
Epithélium plat.
Rares bactéries.
Nombreux microcoques.

Examen chimique des urines (2 juillet) (M. Debains).

Quantité.	1.200 centimètres cubes
Aspect	légèrement trouble
Couleur	rouge vif
Odeur	normale
Réaction.	légèrement alcaline
Densité	1.006
Urée	5gr,10 par litre, 6gr,10 en 24 heures, 6gr,70 le 3 juil.

Chlorures	1gr,50 par litre, 1gr,80 en 24 heures 3gr,10
Acide phosphorique.	0 48 — 0 957
Albumine	3 10 (sang dans l'urine)
Glucose	néant
Pigments biliaires .	néant
Urobiline	néant

L'épreuve du bleu de méthylène montre que l'élimination est : faible, deux heures et demie après l'injection; *intense*, cinq heures et demie après l'injection ; *très intense*, sept heures après l'injection; qu'elle redevient ensuite moyenne jusqu'à la 18e heure pour se terminer après la 36e heure.

L'exploration manométrique de la contractilité vésicale (voir graphique 12, page 221) montre chez ce malade une contractilité moyenne de la vessie.

Opération le 3 juillet par M. Albarran. *Prostatectomie périnéale extracapsulaire. Extraction d'un calcul vésical.* — Préparation de la vessie avec le cathéter cannelé coudé. On l'emplit de 30 centimètres cubes de la solution de sublimé très faible.

Périnée moyennement épais.

Incision transversale bi-ischiatique, intéressant la peau et le raphé ano-bulbaire. Décollement du rectum. Découverte de la capsule prostatique. Hémorrhagie moyenne. Tamponnement. On applique la valve qui protège le rectum en le réclinant en arrière. Incision du releveur gauche seul entre deux pinces.

Incision médiane et antéro-postérieure de la capsule prostatique. On cherche à la décoller selon le procédé habituel, décollement impossible : elle est ou très adhérente ou très friable et elle saigne.

Boutonnière uréthrale en arrière du sphincter membraneux faite à l'aide du bistouri, avec la cannelure du cathéter comme guide. Amorcement avec le ciseau du décollement du lobe droit de la prostate, les sections ménageant la paroi uréthrale. On extirpe ainsi le lobe droit avec difficulté et avec hémorrhagie.

Mêmes tentatives d'extirpation du lobe gauche, mais sans succès. Il se déchire étant friable et de consistance molle, comme était la capsule.

M. Albarran prolonge alors l'incision de la paroi inférieure de l'urèthre jusqu'au col vésical, intéressant légèrement celui-ci par l'incision. Avec la tenette mise dans la vessie par cette fente, il extrait un calcul mou, blanc, du poids de 30 grammes.

L'opération continue par l'extirpation du lobe gauche de la prostate, lobe plus volumineux que le lobe droit et extirpation aussi plus difficile qui se fait par morcellement, avec une hémorrhagie persistante mais moins abondante qu'au début de l'opération.

Le doigt étant mis dans la vessie, et éversant sa paroi inférieure, on enlève de nouveaux fragments de prostate qui sont très adhérents au tissu de cette paroi. Mais on sent encore d'autres épaississements dus à la présence de lobules prostatiques hypertrophiés. On ne peut les enlever tous, en raison de leur extrême adhérence. Ils ne pourraient être extirpés qu'en réséquant simultanément la vessie.

L'hémorrhagie qui persiste se fait à la fois aux dépens des débris de prostate et aux dépens de la muqueuse vésicale qui est friable sous le doigt, vallonnée et comme recouverte de végétations papillaires. On renonce donc à poursuivre l'extirpation complète du tissu prostatique.

Réparation du col de la vessie et de la paroi inférieure de l'urèthre à l'aide de l'aiguille de Hagedorn et de fils de catgut. Elle se fait le cathéter cannelé restant maintenu dans l'urèthre. Cette réparation effectuée, la région du col fait une légère saillie en arrière et au-dessus de l'urèthre prostatique. On met un drain dans la vessie par la partie la plus antérieure de l'urèthre prostatique réparé. Ligature du releveur gauche sectionné : fixation du drain à la lèvre antérieure de l'incision périnéale. Tamponnement serré de la plaie, deux crins de Florence rapprochent les extrémités seules de l'incision.

Le malade a perdu une quantité notable de sang au cours de l'opération. Le pouls est petit et rapide. Piqûre de caféine.

On fait une injection sous-cutanée d'un litre de sérum à 2 heures. La prostate enlevée pèse 65 grammes.

Suites opératoires. — Température du soir, 37°,4.

4 juillet. Température, 37°,4 le matin ; 37°,2, le soir. Pouls régulier, bat 94, il est fort. On retire les mèches qui tamponnent la plaie. Elles sont imbibées de sang, mais l'hémorrhagie est arrêtée. On refait un nouveau tamponnement moins serré.

5 juillet. Température, 37°,4, le matin ; 37°,6, le soir. Bon état général. Le malade rend, par le drain, 1 litre d'urine. Nouveau pansement. Odeur sphacélique de la plaie. On badigeonne sa surface avec une mèche de gaze imbibée de la solution de nitrate d'argent à 1 p. 100.

6 juillet. Température, 37°, le matin, et 37°,8, le soir. Même état de la plaie et même pansement que la veille. Lavage de la vessie plusieurs fois par jour avec la solution boriquée. Un lavage vésical par jour avec la solution de nitrate d'argent à 1 p. 1.000.

La température atteint encore 37°,8, le soir du 8 juillet.

Les jours suivants, elle redevient normale. Les urines sont toujours troubles.

10 juillet. On retire le drain périnéal et on met une sonde à demeure sur mandrin. Cette sonde fonctionne bien et évacue à peu près la totalité des urines (1 litre).

12 juillet. On retire la sonde. Le malade éprouve le besoin d'uriner, mais il n'urine pas par la verge. Le soir, température normale. On réintroduit une sonde dans la vessie et on recueille une petite quantité

d'urines troubles (environ 30 grammes). Donc le malade a vidé presque complètement sa vessie par la plaie périnéale.

A partir de ce jour, le malade est laissé sans sonde à demeure. Les mictions spontanées se sont établies les jours suivants, et la quantité des urines émises par la verge est allée en augmentant. De 600 grammes le 14 juillet elle atteignait 2 litres le 19 juillet.

Chaque jour le malade a été pansé, la vessie a été lavée au moins une fois avec la solution de nitrate d'argent à 1 p. 1.000.

Le 29 juillet, on a pu passer très aisément, dans le canal, des bougies béniqués nos 49 et 50.

La quantité des urines rendues par le périnée est allée diminuant. Les mictions se faisaient aussitôt que le besoin d'uriner était senti. Le malade urinait 5 ou 6 fois par jour, 1 ou 2 fois par nuit. Jamais on n'a constaté une évacuation complète de la vessie.

Le malade a quitté le service le 20 août, avant d'être complètement guéri. Il présentait depuis deux jours un noyau d'épididymite du côté droit. La plaie périnéale non encore fermée complètement donnait issue à quelques gouttes d'urine à chaque miction. Le résidu vésical était de 60 grammes. L'état général s'était considérablement relevé. Le malade avait recouvré l'appétit et repris de l'embonpoint.

Le 30 septembre, B... écrit qu'il est retenu au lit depuis quelques jours par une poussée d'orchi-épididymite du côté gauche. En dehors de cette petite complication, il se trouve bien, urine facilement. Sa plaie périnéale est fermée, mais nous ne savons pas s'il vide complètement sa vessie.

Le 13 décembre, B... vient nous voir à Necker. La plaie périnéale est restée fermée depuis le 23 août. Il urine 1 litre et demi en 24 heures. Il urine 5 ou 6 fois par nuit, dans le jour il peut rester 2 heures sans uriner, s'il est assis. Dès qu'il se lève, envie impérieuse qu'il n'a pas toujours le temps de satisfaire, et, par mesure de précaution, il porte un urinal en caoutchouc. L'urine sort involontairement au moindre effort. Le malade n'est jamais obligé de se sonder, mais il se lave la vessie tous les 2 jours avec de l'eau boriquée. Mictions très faciles, sans aucune douleur. Jet moyen. Urines claires, acides. La vessie se vide complètement. Aucune érection. Aucune éjaculation. Le malade se porte à merveille, il est très heureux d'avoir été opéré et se considère comme guéri de sa maladie.

30 janvier. Le malade continue à être très satisfait de son opération. Il dort bien et ne souffre plus. Mais il perd un peu d'urine, de temps à autre, quand il marche, et il continue à porter par précaution, un urinal en caoutchouc. Il urine 4 à 5 fois par nuit. Les mictions sont impérieuses. L'urine sort sans force, le jet est nul. Il se sondait, ces derniers temps, 2 fois par semaine, pour laver sa vessie. Aujourd'hui, les urines sont claires, et il ne se sonde plus. Malade facile à sonder. Vessie vide. Il se plaint d'avoir les testicules douloureux (a eu 2 poussées d'orchite). Va

plus facilement à la selle qu'avant l'opération. Absence totale d'érections. Etat général resté très bon. Se considère comme guéri malgré l'incontinence d'urine très légère qu'il accuse pendant le jour.

Obs. XXII. — *Hypertrophie moyenne de la prostate. Gros calcul vésical. Début de la maladie par une attaque de rétention aiguë complète survenue il y a 5 ans. Depuis cinq ans, rétention d'urine restée complète. Phénomènes de cystite intense. Prostatectomie périnéale le 29 août 1901 avec extraction d'un calcul pesant 60 grammes. Guérison.*

L. M..., âgé de 68 ans, entre à la salle Velpeau le 23 août 1901, parce qu'il pisse difficilement, parce que les mictions sont fréquentes et très douloureuses. Ces douleurs de la miction datent de 2 mois et demi environ, mais, en fait, il y a *cinq* ans que le malade a de la peine pour uriner. D'abord irrégulière et à peine accentuée, la difficulté des mictions est allée s'aggravant très vite et il y eut dès le début de la maladie, il y a 5 ans, une attaque de rétention aiguë complète. Le malade resta 24 heures sans pouvoir rendre une seule goutte d'urine. Il fut alors très facilement sondé par un médecin qui vida la vessie et donna le conseil de continuer les sondages dorénavant toutes les 4 heures, ce que le malade fit pendant 5 ans sans aucune difficulté. Souvent, il essaya, néanmoins, de pisser tout seul, mais n'y parvint jamais. De guerre lasse, il eut désormais recours à la sonde à chaque besoin d'uriner. Les urines ont été alternativement claires ou troubles depuis 5 ans, le malade n'a jamais souffert.

Il n'accuse aucune blennorrhagie. Jamais d'hématurie, jamais de douleurs lombaires. Il n'a jamais remarqué ni sables ni graviers dans ses urines ; seulement, de temps à autre, quand il retirait la sonde de l'urèthre, les parois de la sonde étaient imprégnées d'une fine poussière blanche, d'ailleurs facile à enlever avec un linge.

Chaque jour, depuis 5 ans, le malade a fait un lavage de vessie à l'eau boriquée, à la suite d'un cathétérisme. Son médecin a continué à le visiter sans jamais avoir été obligé d'intervenir lui-même pour les sondages.

Ce malade n'a donc, en somme, souffert de sa vessie, que tout au début de sa maladie, c'est-à-dire il y a 5 ans.

Les douleurs ont reparu, il y a 2 mois et demi, dans l'intervalle des cathétérismes. Il était obligé de se sonder plus souvent que d'habitude, toutes les deux heures pendant le jour, cinq ou six fois pendant la nuit. A partir de ce moment, les urines sont devenues plus troubles. De temps à autre, quelques gouttes de sang mélangées à l'urine au début de l'évacuation. Mais pas d'hématurie franche. Depuis 2 mois, aussi, la marche déterminait des douleurs dans le bas-ventre et au niveau de la verge. Ces derniers temps, même, le travail était devenu complètement impossible.

État à l'entrée. — Le malade ne parvient pas à pisser sans la sonde. Quand il essaye d'uriner, il souffre dans la verge et rien ne sort. Les douleurs reparaissent quand le malade va à la selle.

L'exploration de l'urèthre ne révèle rien de particulier. La boule de l'explorateur éprouve, dans la vessie, une sensation de contact aussitôt le col franchi. La vessie est sensible au contact de l'explorateur. Capacité vésicale de 150 grammes.

La prostate présente un volume moyen, consistance dure au niveau du lobe droit et du bec, mais surface lisse et régulière. Le lobe gauche est plus étalé que le lobe droit. En arrière du lobe droit, sensation par le doigt d'une masse dure, douloureuse, que l'on pense être un gros calcul vésical séparé seulement du lobe droit de la prostate par l'épaisseur de la paroi vésicale.

L'appareil génital externe est sain. On ne sent pas les reins par la palpation. Rien à signaler dans l'examen des autres appareils.

Le malade a maigri depuis deux mois qu'il souffre. Son état général paraît mauvais. Pas d'appétit, langue sèche, mauvaises digestions.

Examen chimique des urines (M. Debains).

Volume des 24 heures	2.250 grammes
Odeur	ammoniacale
Couleur	jaune foncé
Dépôt	assez abondant
Réaction	alcaline (AzH^3)
Densité	1.012
Urée	10gr,08 par litre
Chlorures.	6 26 —
Phosphates	1 15 —
Albumine.	traces
Sucre	néant

Examen de la contractilité vésicale : la contractilité est conservée mais faible (Voyez graphique 15, page 224).

Opération le 29 août 1901, par M. Albarran. *Prostatectomie périnéale. Extraction d'un gros calcul. Cysto-drainage.* — Préparation du malade. Les urines retirées par la sonde avant le lavage de la vessie sont très troubles, d'odeur ammoniacale. La vessie est remplie de 300 centimètres cubes d'eau boriquée mélangée d'une très petite quantité de sublimé. Le cathéter cannelé est maintenu exactement sur la ligne médiane de façon que son bec soit engagé dans la portion prostatique de l'urèthre.

Incision transversale bi-ischiatique. Périnée peu épais. Incision du raphé ano-bulbaire, le bulbe de l'urèthre fait une saillie exagérée, étant très dilaté. On travaille avec les doigts pour isoler la prostate de la cloison rectale, et on place la grande valve qui doit protéger le rectum pendant toute la durée de l'opération. De chaque côté, les releveurs ne gênent pas, ils ne sont pas sectionnés.

Incision de la capsule sur la ligne médiane. On la décolle assez facilement du lobe droit, plus difficilement du lobe gauche.

Puis, longue incision antéro-postérieure médiane faite avec le bistouri en plein tissu prostatique, avec la cannelure du cathéter comme guide. Ouverture de l'urèthre prostatique dans toute la longueur de sa paroi inférieure. On retire le cathéter. Introduction d'une tenette dans la vessie pour saisir le calcul et l'extraire. Le calcul est irrégulier, très gros, difficile à pincer d'ailleurs, et on ne parvient pas à le sortir. Il occupe le bas-fond vésical, mais il est mobile. Retrait de la tenette. Introduction d'un lithotriteur dans la vessie. Il ne peut davantage saisir le calcul. La vessie saigne assez abondamment. M. Albarran agrandit alors la brèche faite à l'urèthre prostatique du côté du col. L'agrandissement se fait à l'aide du ciseau, le doigt étant mis dans la vessie pour servir de conducteur. La tenette peut alors saisir le calcul et l'extraire, ce calcul était unique. Lavage de la vessie avec la solution boriquée pour la débarrasser des caillots.

On continue par l'extirpation de la prostate selon le procédé habituel. Tout d'abord, le lobe droit, après avoir amorcé avec les ciseaux son décollement de la paroi uréthrale fendue. Ce lobe est extirpé d'une seule pièce sans déterminer d'hémorrhagie, sauf au niveau du bord droit où il faut mettre une pince.

L'extirpation du lobe gauche est plus difficile. Elle se fait par morcellement. A ce moment, l'index gauche introduit dans la vessie éverse son bas-fond vers la plaie. Il reste en place le lobe moyen hypertrophié. En raison de l'état de la muqueuse très épaisse qui le recouvre, M. Albarran excise à la fois, aux ciseaux, ce lobe moyen et la muqueuse épaissie qui le double, pratiquant ainsi une cystectomie très limitée du bas-fond vésical. Quelques autres lobules restants sont abrasés avec les ciseaux. On régularise les lèvres de l'incision uréthrale, on sectionne les débris de capsule prostatique. Reconstitution de la région du col et de l'urèthre prostatique par des sutures au catgut. Drainage de la vessie. Drain fixé à la lèvre antérieure de l'incision cutanée. Hémostase par ligature et tamponnement.

Au résumé, cette opération a été compliquée uniquement par l'extraction du gros calcul vésical. Il a fallu pour l'extraire prolonger l'incision de l'urèthre prostatique jusque sur le col. L'hémorrhagie n'a eu pour cause que les manœuvres intravésicales dans une vessie anciennemen enflammée.

Le poids de la prostate extirpée est de 60 grammes.

Quant au calcul, il pèse 61 grammes. C'est un calcul phosphatique (?) oviforme, avec une surface bombée, irrégulière et une autre surface exavée et lisse faisant croire que ce calcul s'emboîtait, par cette excavation, sur la saillie que faisait le lobe droit dans la vessie.

Suites opératoires. — 30 août. On retire les mèches du pansement. Pas d'hémorrhagie par la plaie, mais urines sanglantes depuis l'opération. Bon état général. Pas de température. Lavages de la vessie au nitrate d'argent à 1 p. 1.000.

31 août. Selles spontanées avec diarrhée. Le malade a de l'incontinence des matières fécales. Mêmes soins que la veille pour la plaie périnéale et la vessie. Obligation de renouveler plusieurs fois le pansement dans la journée. Pas de température.

1er septembre. Le malade est purgé. L'incontinence anale continue.

4 septembre. Le drain vésical sort spontanément de la plaie. On ne le remplace pas ; on met une sonde n° 18 à demeure, avec le mandrin, dans l'urèthre. L'introduction de cette sonde est difficile. La température reste normale dans l'après midi. Grands lavages de la vessie, de l'urèthre et de la plaie après l'introduction de la sonde. Pas de frissons. Le relâchement du sphincter anal continue. Urines toujours très troubles ; lavage de la vessie, le soir, avec le nitrate d'argent (solution à 1 p. 1.000).

7 septembre. Malgré la sonde à demeure, il sort de l'urine par la plaie périnéale.

8 septembre. On renouvelle la sonde à demeure.

10 septembre. La sonde est retirée le matin. On passe dans l'urèthre les béniqués 40 et 45. Puis, le soir, sonde sur mandrin mise dans la vessie, on constate que la vessie est vide. Mais le malade a rendu toute l'urine par le périnée. Pas une seule miction spontanée par la verge. Depuis deux ou trois jours, la diarrhée a cessé, le malade ayant pris des cachets de bismuth. Il peut maintenant garder ses matières, l'incontinence fécale a totalement disparu.

11 septembre. Même état, pas de mictions par la verge. Béniqués 45 et 46.

12 septembre. Même état. Béniqués 45 et 50 passent facilement. Le malade perd ses urines, d'une manière continue, par sa plaie. Mais, quand il se lève, bien qu'il n'ait pas de miction par la verge, il rend une certaine quantité d'urine par le périnée. Les urines sont troubles. Donc, malgré la grande brèche que l'on a dû faire au cours de l'opération pour extraire le calcul, brèche intéressant d'ailleurs le col, on peut dire que la vessie n'est pas totalement incontinente. D'autre part, la sonde mise sur mandrin, dans la vessie, ne retire pas d'urine, aussitôt cette miction périnéale. Donc la vessie peut conserver de l'urine et elle se vide en totalité. Ce qui fait défaut aujourd'hui, chez ce malade, c'est le besoin d'uriner, c'est à peine s'il éprouve ce besoin. D'ailleurs, il rappelle qu'avant son opération, et surtout plusieurs mois auparavant, les besoins d'uriner n'ont jamais été très nets. Cela ne le surprend guère, aujourd'hui, de ne jamais éprouver pour ainsi dire le besoin de pisser. Sans doute ce fait doit-il être attribué à la large ouverture faite à la vessie qui se vide sans jamais avoir le temps de se mettre sous une tension suffisante pour

amener la sensation de besoin. Quand on injecte une quantité de 150 grammes d'eau dans la vessie, le besoin d'uriner ne se fait pas encore sentir et déjà le liquide commence à ressortir par le périnée.

13 septembre. Devant cet état de choses, on remet une sonde à demeure. Grâce à elle, il ne sort pour ainsi dire plus d'urine par le périnée.

Même état les jours suivants. La plaie périnéale se referme très lentement. Pansements journaliers. Badigeonnages de la plaie avec de la teinture d'iode.

18 septembre. On retire la sonde à demeure après avoir passé dans l'urèthre, sans aucune difficulté, les plus gros béniqués de la série. Les urines sont toujours troubles.

20 septembre. Depuis le 18, suppression de la sonde à demeure et pas encore de mictions par la verge. La totalité de l'urine sort par le périnée.

21 septembre. Le malade accuse une amygdalite légère qui élève la température à 38° et disparaît le lendemain. Tous les jours, lavages de la vessie au nitrate à 1 p. 1.000. Pansements secs.

2 octobre. On retire définitivement la sonde à demeure.

3 octobre. De nouveau, pas de mictions par la verge, malgré le conseil donné au malade d'uriner debout en appuyant fortement sur son périnée, d'avant en arrière. D'ailleurs, comme précédemment, besoins d'uriner à peine sentis. Toute l'urine s'écoule par le périnée, une partie s'écoule de temps à autre quand le malade se remue dans son lit, l'autre partie sort goutte à goutte lorsqu'il se lève pour pisser. On passe les gros béniqués dans l'urèthre. Ils rentrent pour ainsi dire d'eux-mêmes, avec la plus grande facilité. On peut introduire dans la vessie une sonde béquille n° 18 sans l'emploi du mandrin courbe. Les urines retirées sont troubles. On remplit la vessie de 300 grammes de liquide, sans que le liquide ressorte par la plaie périnéale. Au moment où le malade accuse le besoin d'uriner, on retire la sonde et le malade rejette tout le liquide vésical par la verge. Le jet présente assez de force. De nouvelles instructions sont données au malade pour qu'il parvienne enfin à rejeter son urine par la verge. Mais, dans la journée, nouveaux insuccès, toute l'urine continue à sortir par la plaie du périnée. Il en est de même pendant la nuit.

Le 4 octobre. Beniqués 50, 55 et 60; la plaie très rétrécie est cautérisée au nitrate d'argent neutralisé par un badigeonnage de teinture d'iode, et bourrée fortement de gaze stérilisée. Sonde mise sans mandrin dans la vessie qui contient une petite quantité d'urine plus claire que d'habitude. L'expérience d'hier est renouvelée, le malade peut rejeter l'eau boriquée par la verge, dans la position couchée ; le jet du liquide manque de force. Cependant, il continue à rejeter toute son urine par le périnée. Il urine ainsi toutes les heures en redoublant de précautions sans plus de succès.

5 octobre. Le malade a pissé aujourd'hui, spontanément, pour la première fois, par la verge. Dans la journée, il a ainsi pissé un litre en six fois, sans douleur aucune. Il a mouillé, toutefois, son pansement.

7 octobre. Beniqués 50, 55 et 60. A uriné, en 24 heures, un litre, par la verge; mictions espacées non douloureuses. Dans le jour, il ne sort pas d'urine par la plaie, à condition que le malade ne se lève pas.

10 octobre. De toute la journée, le malade n'a pas eu une seule miction par la verge. On passe les béniqués 50, 55 et 60. La sonde passe facilement et retire de la vessie 100 grammes d'urine trouble. On injecte 250 grammes de liquide sans que ce liquide ressorte par la plaie périnéale. Cette quantité provoque le besoin d'uriner. On retire immédiatement la sonde et le malade rejette le liquide par la verge et le périnée à la fois. On remet immédiatement la sonde dès que le malade dit avoir fini de pisser. Cette sonde retire 100 grammes de liquide. Donc, la vessie ne se vide pas complètement.

11 octobre. Quatre mictions spontanées par la verge, depuis hier soir, ayant donné 800 grammes d'urine. Cette nuit, il n'a pas mouillé son pansement et a pu dormir. Lavage de la vessie au nitrate d'argent à 1 p. 1.000. Vessie très sensible à l'action du nitrate. Le nitrate sort par la plaie aussitôt injecté.

13 octobre. A uriné 1l,200 par la verge depuis hier. On continue le passage des gros béniqués dans l'urèthre et le lavage de la vessie au nitrate d'argent. Urines à peine troubles.

18 octobre. Passage des gros béniqués 50, 52, 55, sonde béquille 19 passe facilement. Vessie vide et cependant le malade n'a pas pissé par la verge depuis une heure. L'urine s'échappe donc par la plaie périnéale, cela parce que le malade s'est levé. S'il reste couché, la vessie est continente, elle se distend, le besoin d'uriner se fait sentir, le malade peut uriner par la verge, mais l'urine s'échappe en même temps par le périnée. La vessie continue à conserver un résidu de 100 grammes sur 300 grammes d'eau injectée et qui est rejetée immédiatement par miction.

19 octobre. Résidu de 60 grammes, constaté aussitôt une miction.

27 octobre. Fistule non encore fermée. La plaie est complètement cutanisée et ne présente plus qu'un petit orifice central au milieu d'une dépression.

2 novembre. Le malade accuse un point douloureux dans la fosse iliaque droite, à ce niveau douleur au point de Mac Burney. Défense musculaire, constipation, pas de vomissements. A l'auscultation, respiration soufflante dans la base du poumon droit et submatité à ce niveau. Température 38°,5. Pouls 120. On fait des applications de glace et l'on donne une pilule d'opium. Remise d'une sonde à demeure.

Les jours suivants, cet état s'améliore, le malade a des selles spontanées le 8 novembre. La douleur iliaque disparaît.

Pendant cette crise, on abandonne le traitement de la plaie périnéale.

La crise passée, nouveaux pansements à la teinture d'iode qui est injectée dans la plaie périnéale. La sonde à demeure est retirée le 9 novembre. Les urines s'écoulent tout d'abord entièrement par la plaie. Puis, le 12, les mictions reprennent leur cours.

22 novembre. Le malade ne perd plus que quelques gouttes d'urine par le périnée, quand il se lève. Les urines sont un peu troubles et renferment des traces de pus (0gr,10 d'albumine par litre).

26 novembre. Résidu vésical nul pour la première fois. La vessie présente une capacité de 300 grammes. Le jet est fort gros. Mictions toutes les heures et demie le jour, 3 ou 4 fois la nuit. Pansement périnéal pas mouillé, mais le malade perd quelques gouttes d'urine par le périnée quand il se lève. Urèthre total : 12 centimètres de longueur.

Le malade va très bien à la selle ; avant son opération, il allait avec les plus grandes difficultés.

Il quitte l'hôpital.

21 décembre. Le malade a recouvré son appétit. Il se porte très bien et se considère comme guéri. Quatre mictions dans la journée, 2 dans la nuit. Il urine très facilement. Pas d'incontinence. Le jet est gros et fort, projeté à un mètre, mais il s'écoule quelques gouttes d'urine par le périnée à chaque miction. Il n'est plus obligé de se sonder. Les urines sont légèrement troubles. Il urine 3 litres par jour. Testicule un peu sensible au palper, mais sans tuméfaction ni induration épididymaire. Il va plus facilement à la selle qu'avant son opération. Il a eu 2 érections faibles depuis son départ de l'hôpital, pas d'éjaculation. Résidu de 40 grammes, légèrement trouble, constaté aujourd'hui.

17 février (nouvelles reçues par réponse à un questionnaire). Il urine 5 à 6 fois par jour ; 2 fois par nuit. Mictions faciles, non douloureuses, impérieuses. Perd quelquefois quelques gouttes d'urine par la verge quand il tousse. Le jet va à 1 mètre. Ne s'est pas sondé une seule fois depuis son départ. Les urines sont claires. Urine 3 litres en 24 heures. Conserve une fistulette périnéale qui laisse passer quelques gouttes au moment des mictions environ une fois sur deux. A conservé ses érections matinales, Mais elles sont faibles.

Obs. XXIII. — *Énorme hypertrophie de la prostate datant de 16 ans. Rétention complète datant de 18 mois, précédée de nombreux accidents variés (hémorrhagie, rétention complète. Cystite). Prostatectomie périnéale. Guérison.*

M..., âgé de 73 ans, entre à la salle Velpeau le 20 août 1901. C'est un ancien malade du service de la clinique où il a fait de nombreux séjours pour des accidents variés causés par sa maladie.

Chez lui, les premiers troubles urinaires datent de 1885. Tout d'abord, à chaque excès de boisson, il avait des mictions pénibles et fréquentes.

En 1888, sans cause apparente, première attaque de rétention aiguë complète. On le traite pendant 11 jours par le cathétérisme. Les urines sont purulentes. Dès qu'il eut commencé à uriner seul, il quitta l'hôpital, mais il dut se sonder seul chez lui, pendant quelque temps.

Dans les années suivantes, tous les 3 mois environ, les crises de rétention aiguë reparaissent, sitôt que le malade fait quelque excès de boisson, ou bien lorsqu'il reste trop longtemps sans satisfaire ses besoins d'uriner. Dans cet état, ou bien le malade peut se sonder seul, ou bien il vient se faire sonder à la clinique. C'est ainsi qu'il a séjourné 5 fois dans le service dans l'espace de 6 ans. A chaque séjour, on l'a traité par la mise de la sonde à demeure, les lavages de la vessie avec le nitrate d'argent, et, après 7 à 8 jours de ce traitement, le malade pouvait pisser sans sonde et rentrer chez lui. Dans l'intervalle de ces attaques de rétention, M... ne suivait aucun traitement spécial et ne prenait aucune précaution.

Lors d'une nouvelle attaque de rétention survenue en 1894, au mois de mars, M... entre à la salle Velpeau parce qu'il ne peut encore se sonder tout seul. Pour la première fois, la sonde ne peut pénétrer dans la vessie qu'avec le secours du mandrin. Cette fois encore, amélioration rapide, grâce à la sonde à demeure et aux lavages de la vessie.

En octobre de cette même année, épididymite suppurée double qui nécessite l'incision et un nouveau séjour à l'hôpital.

Jusqu'ici, donc, M... est un prostatique chez lequel le symptôme dominant a été la rétention aiguë survenue par attaques dont le nombre est considérable, mais qui ont toutes cédé très rapidement à la sonde à demeure et aux lavages de la vessie. Sa prostate présente un volume énorme, elle est régulière, fortement saillante dans le rectum. Le canal est libre, sans obstacle au niveau du col. Les urines reprennent vite leur aspect normal après quelques jours de traitement à l'hôpital. Dans l'intervalle des crises, M... ne se sonde pas, mais il accuse depuis 1889, et cela d'une manière à peu près régulière, une fréquence inusitée de la miction pendant la nuit. Le jour, il urine tantôt toutes les 2 heures, tantôt avec une fréquence normale.

En 1895, M... entre à l'hospice d'Ivry, et c'est à cette époque qu'il commence à faire un usage assez régulier de la sonde parce que toutes les mictions sont pénibles et ne donnent issue qu'à quelques gouttes d'urine. Depuis 1895, il vient de temps à autre se faire laver la vessie à la Terrasse. Il se cathétérise sans aucune difficulté. De temps à autre, quelques gouttes de sang apparaissent au niveau du méat après le cathétérisme. Les urines sont habituellement troubles. La rétention est complète depuis 18 mois et le malade ne peut uriner que grâce à la sonde.

Le 20 août 1901, M... vient à Paris. Il se sonde et se fait saigner abondamment. C'est dans ces conditions qu'il se décide à entrer de nouveau dans le service. Aussitôt l'entrée, on place la sonde à demeure, l'hémorrhagie cesse.

Examen pratiqué le 26 août 1901. — L'explorateur à boule n° 20 reconnaît que le canal antérieur est libre, l'urèthre prostatique allongé considérablement et que le lobe médian de la prostate fait une saillie marquée au niveau du col mais n'empêchant pas la pénétration de la boule dans la vessie. La vessie est sensible au contact de l'explorateur.

Canaux déférents et épididymes durs et volumineux des deux côtés.

On sent le pôle inférieur du rein droit, on ne sent pas le rein gauche.

Par le toucher rectal, on trouve une prostate très grosse, dont on n'atteint pas la limite supérieure, dont le lobe droit a une consistance molle et le lobe gauche une consistance ferme.

Le malade a la sonde à demeure mais non fixée. Il a, dit-il, la notion exacte du point d'écoulement ayant l'habitude de placer lui-même la sonde à demeure pendant la nuit, et cela depuis des années.

Examen chimique des urines (2 septembre).

Volume des 24 heures	1,750 grammes
Aspect	sanglant
Couleur	rouge brun foncé
Dépôt.	assez abondant
Réaction.	alcaline AzH^3)
Densité	1.018
Urée	16gr,46 par litre
Chlorures	8 30 —
Phosphates.	0 67 —
Albumine	0 30 —
Sucre.	néant

L'exploration de la perméabilité rénale, par le bleu de méthylène, a montré que l'élimination était commencée 1 heure après l'injection, qu'elle était intense 3 heures plus tard et non prolongée.

L'examen de la contractilité vésicale au manomètre (voir graphique 17, page 227) montre que la vessie paraît avoir conservé un pouvoir contractile normal.

Le malade paraît avoir un bon état général. Les bruits du cœur sont peu frappés et réguliers, les artères sont un peu dures et sinueuses. Quelques râles sonores dans les deux bases de la poitrine, le malade dit qu'il a la respiration bonne, mais qu'il s'enrhume très facilement.

On lui propose l'extirpation de la prostate malgré son âge (70 ans, mais il nous a avoué, le lendemain de son opération, 73 ans au lieu de 70), et il ne demande qu'à être débarrassé de cette affection restée si longtemps bénigne mais qui le fait souffrir depuis plus de 6 ans.

Opération le 12 septembre 1901, par M. Albarran. *Prostatectomie périnéale.* — Malade à périnée très épais. Malgré le maintien de la sonde à demeure depuis l'entrée à l'hôpital et les lavages quotidiens de la vessie, les urines sont troubles. Chaque cathétérisme provoque une hématurie légère. L'introduction du cathéter cannelé coudé détermine encore une hémorrhagie. Il permet de préparer la vessie, selon les règles déjà suivies au début des prostatectomies, et on remplit la vessie de 300 centimètres cubes d'eau boriquée mélangée d'une très petite quantité de sublimé.

Incision bi-ischiatique. Recherche du bulbe de l'urèthre. Périnée saignant. Découverte de la prostate. Les releveurs ne sont pas incisés.

Incision médiane et antéro-postérieure de la capsule. Celle-ci est épaissie. Son décollement avec le doigt s'opère assez facilement. On repère les lèvres de la capsule à droite et à gauche avec deux pinces.

Incision du tissu prostatique sur la ligne médiane, jusqu'à la paroi uréthrale et y compris cette paroi, en arrière du sphincter membraneux, avec la cannelure du cathéter comme guide. Pendant le temps de cette incision, un aide maintient, comme d'habitude, très franchement, le manche du cathéter sur la ligne médiane, après avoir engagé la partie coudée du cathéter dans l'urèthre prostatique.

On amorce l'extirpation du lobe droit de la prostate en séparant, aux ciseaux, le tissu de ce lobe de la paroi uréthrale. L'extirpation du lobe droit se fait par morcellement, mais entièrement. Puis l'extirpation est continuée par le lobe médian. Ce lobe est très développé. Il existe une hypertrophie circulaire de la prostate au niveau du col. Le lobe médian est enlevé en cinq fragments, mi-partie aux ciseaux, mi-partie avec les doigts.

Jusqu'ici, l'index n'a pas encore été mis dans la vessie. On repère l'orifice du col vésical à l'aide d'un cathéter introduit dans la boutonnière uréthrale. Puis, le cathéter est retiré et remplacé par l'index qui peut à peine atteindre la cavité vésicale malgré les fortes pressions exercées par un aide au-dessus du pubis. L'index, ainsi introduit, peut néanmoins faire saillir le lobe gauche, très volumineux, de la prostate, et servir de guide pour éviter, dans l'extirpation de ce lobe, la blessure de la paroi vésicale.

M. Albarran termine par l'ablation de quelques autres fragments prostatiques, avec, toujours, l'index comme guide pour protéger la vessie ; puis il repère, avec des pinces, les deux lèvres de l'urèthre prostatique sculptées pour ainsi dire en plein tissu prostatique. Il régularise ces deux lèvres aux ciseaux, sectionne les débris de capsule et suture l'urèthre prostatique avec des fils de catgut, d'arrière en avant, en ne conservant de cet urèthre, dont la paroi inférieure dilatée considérablement est devenue beaucoup trop grande, que ce qu'il en faut pour reconstituer le canal.

Drainage de la vessie par la partie antérieure, rétro-membraneuse, de la fente uréthrale. Par ce drain, injection d'eau boriquée dans la vessie. L'eau revient par le drain, la suture de l'urèthre est continente. Tamponnement serré de la plaie. Deux crins de Florence à chaque extrémité de l'incision cutanée. Fixation du drain à la lèvre antérieure de l'incision cutanée.

Durée de l'opération : 1 h. 20. L'opéré a pris environ 40 grammes de chloroforme. Aussitôt l'opération, injection sous-cutanée d'un litre de sérum artificiel, caféine.

Le poids total de la prostate extirpée est de 229 grammes.

Suites opératoires. — 13 septembre. Pansement. On change les pièces externes du pansement, elles sont imbibées de sang et d'urine. Pas de température. Malade faible. Injection sous-cutanée d'un demi-litre de sérum, caféine.

14 septembre. Nouvelle injection de sérum de 500 grammes. On refait le pansement en changeant les mèches du tamponnement, lavage de la plaie avec le nitrate d'argent à 1 p. 1.000. Odeur sphacélique de la plaie. Le malade n'a uriné, jusqu'ici, par le drain, que 600 grammes par jour. Un peu d'urine paraît avoir souillé son pansement. La température du soir atteint 37°,5. Elle reste telle les deux jours suivants, et les pansements sont refaits de la même façon, mais on touche la plaie une fois avec le nitrate d'argent à 1 p. 100. Jusqu'ici, le malade a été maintenu constipé par l'extrait d'opium.

18 septembre. Température du matin 37°,5. L'odeur sphacélique persiste. On touche la plaie avec le nitrate d'argent à 5 p. 100. Lavages journaliers et multiples de la vessie avec le nitrate d'argent à 1 p. 1.000. Les selles ont lieu régulièrement.

19 septembre. L'état général est meilleur. Température normale. La plaie a bon aspect. Par le lavage de la plaie, on fait sortir des fragments sphacélés, sans doute débris de capsule. Urines toujours troubles. Le pansement n'est plus souillé par l'urine.

22 septembre. On retire le drain vésical. Et on met une sonde à demeure dans la vessie à l'aide du grand mandrin courbe. Les jours suivants, pansements journaliers et lavages répétés de la vessie. Bon état général.

30 septembre. On retire définitivement la sonde à demeure dans la soirée.

1er octobre. Depuis hier soir, une seule miction spontanée, cette nuit, et en très petite quantité. Toute l'urine a passé par la plaie, mais la vessie s'est vidée, car on ne retire avec une sonde mise sur mandrin que quelques grammes d'urines troubles. Lavage de la vessie avec le nitrate d'argent à 1 p. 1.000.

3 octobre. Le malade commence à uriner spontanément par la verge, mais peu à la fois. Aujourd'hui, 4 mictions. On passe avec difficulté dans l'urèthre les béniqués 40 et 45. Une sonde mise avec le mandrin recueille, aussitôt une miction, 10 grammes d'urines troubles. On injecte 200 grammes de liquide. Cette quantité provoque le besoin d'uriner, le liquide ne ressortant nullement par le périnée, la sonde est retirée, et le malade rejette tout le liquide injecté par la verge. Le jet est fort, rapide

4 octobre. Depuis hier, très peu d'urine par la verge, toute l'urine ou à peu près est sortie par le périnée. On passe les béniqués 45, 48.

7 octobre. Depuis 24 heures, le malade a uriné 400 grammes par la verge. Urines troubles. On passe les béniqués 35 et 36 avec la plus grande facilité. La vessie contient 80 grammes d'urines troubles, une demi-heure après la dernière miction. Le pansement est à peine mouillé. La quantité d'urines rendues par la verge en 24 heures est de 700 grammes. Le besoin d'uriner commence après l'injection de 150 grammes d'eau que le malade rejette aussitôt spontanément d'un jet fort et rapide. Lavage de la vessie avec le nitrate d'argent à 1 p. 1.000.

10 octobre. Il passe encore de l'urine par le périnée. Mictions toutes les heures et demie, non impérieuses pendant le jour, mais impérieuses pendant la nuit. Urines troubles. Vide sa vessie.

11 octobre. Un litre d'urines claires par la verge en 24 heures. Mictions toutes les heures et demie, le jet a lieu aussitôt que le besoin se fait sentir, mais le malade peut le retarder de quelques minutes. L'urine sort en petite quantité par le périnée, surtout dans la position verticale. Mictions non douloureuses. On retire de la vessie 50 grammes d'urines trois quarts d'heure après la dernière miction. La sonde n° 17 entre dans la vessie sans le secours du mandrin. Très bon état général.

14 octobre. Un litre et demi d'urines en 24 heures rendues par la verge. La nuit, sommeil régulier. S'est réveillé à 2 heures, ayant besoin d'uriner, besoin impérieux. L'urine sort facilement, le jet est rapide. La plaie donne passage à une très petite quantité d'urines. Urines troubles. Dans la journée, miction toutes les heures et demie, va très bien à la selle.

15 octobre. Difficulté de passer la sonde sans le secours du mandrin. La vessie est vide.

18 octobre. On passe les bougies béniqués n°s 40, 41 et 42. La sonde 17 pénètre seule, sans mandrin. La vessie est vide. Capacité de 150 grammes.

19 octobre. Urines troubles, sondage facile. La vessie est vide. Mictions toutes les heures et demie pendant le jour. Une ou deux mictions impérieuses la nuit.

28 octobre. Béniqués 48, 49, 50. Vessie vide. Lavages de nitrate d'argent.

4 novembre. La sonde 17 passe à frottement serré dans le canal. Les urines sont légèrement troubles. Le malade urine toutes les deux heures le jour, aussi souvent la nuit. Néanmoins il dort bien et incomparablement mieux qu'avant son opération. Quand il marche, le besoin d'uriner est un peu fréquent, mais il n'est plus impérieux. La plaie périnéale paraît fermée.

L'examen de la contractilité vésicale par le manomètre montre que la contractilité vésicale ne paraît guère modifiée. Elle était bonne avant l'opération. Quand le malade urine debout, le jet est projeté à 1^{m},50.

Sortie le 4 novembre.

Le malade est revenu à l'hôpital le 28 décembre. Il vidait sa vessie.

16 janvier (4 mois après l'opération). M... témoigne une vive satisfaction de son état présent. Il ne s'est pas sondé une seule fois depuis qu'il nous a quitté. Il urine toutes les deux heures le jour, 4 à 5 fois par nuit. Mictions non impérieuses, très faciles, l'urine sort sans effort, sans douleur, elle est projetée à un mètre. Jet plein, rapide. Urines claires, 2 litres par jour environ. Plaie restée fermée. Cicatrice souple, non douloureuse. Testicules non douloureux. Pas de modification appréciable du côté de la défécation. Absence totale d'érections et d'éjaculations. Cet état était déjà ancien avant l'opération. Pour sonder le malade, il faut utiliser le mandrin. Le canal est un peu dur, profondément. La vessie se vide complètement. Capacité 260 grammes. Bonne contractilité vésicale.

25 février 1902. Ce malade continue à pisser très facilement sans sonde. Il urine toutes les heures la nuit, toutes les deux heures le jour. Urines claires. Plaie périnéale restée fermée. Jet moyen. La vessie est complètement vide aussitôt une miction. Pour sonder le malade, on est encore obligé d'avoir recours au mandrin, et la sonde paraît être serrée dans la traversée du col.

Obs. XXIV. — *Petite hypertrophie glandulaire totale et surtout juxta-cervicale de la prostate. Rétention aiguë complète il y a 3 mois, restée depuis complète. Prostatectomie périnéale le 23 octobre 1901 avec drainage cysto-périnéal. Guérison.*

G..., âgé de 67 ans, entre à la salle Velpeau le 5 octobre en état de rétention d'urine chronique complète.

Cet homme, de petite taille et d'aspect un peu chétif, jouit pourtant d'une bonne santé. A part une période de douleurs ressenties dans les jambes il y a 3 ans, qui le tinrent au lit pendant 3 mois, il n'accuse aucune maladie antérieure. Il n'a jamais eu d'écoulement uréthral.

Les premiers troubles de la miction dateraient du mois de juin de cette année. A cette époque, il remarque que les mictions sont un peu retardées et pénibles, surtout le matin ; le jet est faible, il s'accompagne d'efforts et se termine sous forme de gouttes. Ces phénomènes prennent assez vite un accroissement considérable. En juillet il pissait avec les plus grandes difficultés et avec douleur. Brusquement, dans les premiers jours d'août, rétention complète des urines survenue sans cause occasionnelle apparente. G... se fait alors transporter à l'hôpital Saint-Antoine. A son arrivée on le sonde sans difficulté et on laisse la sonde à demeure. Lavages réguliers de la vessie par cette sonde. Après quelques jours, on la retire ; mais la rétention complète persistant, cette sonde est remise à demeure. Durant le séjour à l'hôpital, plusieurs nouvelles tentatives de sortir la sonde. Mais comme le malade ne pouvait donner une seule goutte d'urine sans la sonde, on prit le parti de la laisser définitivement dans la vessie. Finalement, le malade fut adressé à Necker en état de rétention restée complète consécutivement à une attaque de rétention aiguë survenue deux mois auparavant.

L'examen de l'urèthre montre que l'ensemble du canal est libre, l'urèthre prostatique non allongé, mais qu'au moment d'entrer dans la vessie, le bec de la sonde béquille dévie assez fortement à gauche. Il y a donc, très probablement, une saillie exagérée du lobe droit de la prostate. La vessie n'est pas douloureuse. Elle est moyennement distendue et elle ne contient pas de calcul d'après l'exploration métallique.

L'appareil génital externe ne présente rien de particulier. La prostate, pas très volumineuse, présente une saillie très marquée du lobe droit. Les reins ne sont pas sentis à la palpation. Les urines recueillies par la sonde sont un peu troubles, non teintées de sang. D'ailleurs, le malade n'a jamais eu la moindre hématurie. L'examen des divers appareils ne montre rien de spécial, sinon une dureté assez nette du pouls radial et un renforcement du deuxième bruit aortique. Appareil respiratoire sain.

Le malade ne pouvant pisser seul, on laisse la sonde à demeure pendant 2 jours ; ensuite, on la retire et l'on pratique chaque jour deux cathétérismes évacuateurs suivis de lavages boriqués. On se propose de l'opérer et l'on décide de faire un examen cystoscopique lorsqu'il accuse, le 9 octobre, une légère épididymite du côté droit ; donc, examen remis. Cet examen a été fait, le 19 octobre, par M. Albarran.

Examen cystoscopique. — Le col est irrégulier, sauf au niveau de la partie médiane supérieure. Il présente des saillies plus ou moins marquées, de l'œdème de la muqueuse, mais on ne peut pas dire qu'il existe de lobe médian réel. Les saillies latérales sont plus marquées du côté gauche. Dans le restant de la vessie, colonnes habituelles et lésions de cystite verruqueuse semi-hémorrhagiques. Par places, exulcérations. Aspect tomenteux de la muqueuse en dehors et en avant des uretères, au delà du trigone.

En définitive, hypertrophie juxtaverticale totale, sauf au niveau de la partie supérieure et médiane du col.

Examen histo-bactériologique des urines (M. Motz).

Les urines sont louches, contiennent d'assez nombreux leucocytes, de très nombreuses hématies, de l'épithélium plat en amas et de très nombreuses bactéries.

Examen chimique des urines (M. Debains).

Quantité des 24 heures. .	1.300 centimètres cubes
Aspect.	clair
Couleur.	normale
Odeur.	normale

Réaction.	acide	
Densité.	1.012	
Urée.	10gr,30 par litre	13gr,40 en 24 heures
Chlorures.	9 40 —	11 20 —
Acide phosphorique.	1 10 —	1 43 —
Albumine.	0 10 —	0 13 —
Glucose.	traces	

Examen manométrique de la contractilité vésicale (voir graphique 16, page 225). — Contractilité très faible.

Opération le 23 *octobre* 1901, *par* M. Albarran. *Prostatectomie périnéale.* — Les premiers temps opératoires (préparation de la vessie, incision bi-ischiatique, découverte du bulbe de l'urèthre, de la région membraneuse et du bec de la prostate) comme d'habitude. Très vite on quitte le bistouri ; séparation, aux doigts, de la paroi rectale. Inutilité de sectionner les bords antérieurs des deux releveurs. Valve mise sur le rectum pour l'écarter fortement en arrière ; cette valve est fixée à l'appareil construit par M. Collin, sorte de plaque métallique sur laquelle repose le bassin du malade. Cette plaque est munie d'une crémaillère terminée elle-même par une articulation (Voyez page 254 la description de cet instrument). C'est au niveau de cette articulation que se fixe le manche de la valve. Ce moyen de fixation de la valve a rendu les plus grands services, au cours de cette opération, en produisant, automatiquement, l'écartement maximum du rectum et par conséquent en assurant sa protection parfaite et en supprimant un aide. Donc, découverte du champ prostatique. Prostate assurément petite. Section antéro-postérieure et médiane de la capsule. Décortication capsulaire poussée loin sur les côtés et en arrière. Mais, en arrière, la capsule adhère fortement.

Section antéro-postérieure et médiane de tissu prostatique et de la paroi inférieure de l'urèthre, en arrière du sphincter membraneux, avec la cannelure du cathéter coudé comme guide. Amorcement, au ciseau, du décollement prostatique de chaque lèvre uréthrale ; le ciseau étant tenu loin de la muqueuse uréthrale, chaque lobe prostatique est ainsi très rapidement extirpé. Tout de suite, le liquide vésical sort, on peut aisément introduire l'index dans la vessie et l'on reconnaît qu'il n'existe pas de lobe médian. L'hypertrophie est circulaire, juxta-cervicale. Le col est entouré d'une série de petits fibromes qu'on énuclée facilement. Il reste cependant, encore, un léger épaississement des parois vésicales en arrière du col. L'excision de ces fragments prostatiques se fait aisément avec le doigt mis dans la vessie.

On note que la paroi uréthrale a été perforée, au cours de l'extirpation, à droite de l'incision. On réunit d'un coup de ciseaux les deux ouvertures. Suture de l'urèthre à l'aide de fils de catgut. La suture est faite, avec, comme guide, une sonde béquille passée par l'urèthre anté rieur. Sans clore complètement l'urèthre, on retire la sonde et on introduit un drain dans la vessie par la partie la plus antérieure de l'urèthre prostatique non suturé. On termine comme d'habitude.

Dans le cours de l'opération, pas d'hémorrhagie, sauf au moment de l'excision de la partie postéro-latérale du lobe droit. En ce point, la capsule, très adhérente, n'avait pu être décollée, sans doute, le ciseau dépassa-t-il les limites de la capsule et il y eut blessure d'artère facilement arrêtée, d'ailleurs, par une ligature.

Le poids de la prostate enlevée n'est que de 10 grammes.

L'opération a duré 1 h. 20, allongée par une syncope chloroformique.

Ce fut une extirpation rendue particulièrement difficile par le faible volume de la prostate. Aussitôt l'opération, injection de 0gr,25 de caféine.

Suites opératoires. — 23 octobre. Le soir de l'opération, température : 36°,9. Pouls : 88. On fait une injection sous-cutanée de sérum de 500 grammes. Léger schock.

24 octobre. Température le matin : 37°,3; le soir : 37°,7. Pouls du soir : 120. Langue sèche, le malade a uriné 900 grammes. Urines troubles, un peu sanglantes.

25 octobre. Température le matin : 37°,2 ; le soir : 38°. Pouls : 110. On purge le malade.

Les jours suivants, la température est toujours restée normale.

27 octobre. Langue un peu sèche, bien que le malade ait été purgé hier. Il se plaint aujourd'hui de coliques et présente de la diarrhée. Quantité d'urines des 24 heures : 600 grammes.

1er novembre. On retire le drain périnéal et l'on met une sonde n° 18 dans la vessie sur mandrin. Pénétration de la sonde difficile, obligation de diriger le mandrin avec un doigt mis dans la plaie périnéale. Urines troubles. Quantité des 24 heures : 1 litre. Langue encore un peu sèche. Bon état général. Il coule dans la journée un peu d'urine par la plaie, bien que la sonde à demeure soit placée au goutte à goutte et fonctionne régulièrement. La plaie a très bon aspect.

Jusqu'ici, donc, le malade a conservé un état général un peu moins bon que les précédents opérés. On met cet état sur l'incident de chloroforme survenu au cours de l'opération.

2 novembre. Malgré le bon fonctionnement de la sonde, il ne passe plus d'urine par le périnée, et même, en lavant l'urèthre avec la seringue, le liquide va directement dans la vessie sans sortir par le périnée. Urines troubles. Lavages au nitrate d'argent.

7 novembre. Après lavage de la vessie avec le nitrate d'argent, on retire définitivement la sonde à demeure à 11 heures du matin. A 4 heures, envie d'uriner, miction impossible ; à 6 heures, envie plus intense, le malade essaye d'uriner dans la station verticale. Il sort par la verge quelques

gouttes d'urine, il ne sort rien par le périnée; à 7 heures, le besoin d'uriner est impérieux, la miction est impossible, et l'on peut mettre dans la vessie, sans l'aide du mandrin, une sonde béquille n° 20 qui est laissée à demeure après évacuation d'urines troubles et lavages avec le nitrate d'argent. Pas de température. Bon état général.

8 novembre. La sonde, mise à demeure hier soir, est retirée ce soir à 4 heures. Première miction spontanée à 7 heures.

9 novembre. En 24 heures, le malade pisse 1l,400 par la verge. Pas une goutte d'urine n'est sortie par le périnée.

10 novembre. 1.200 grammes d'urines rendues par la verge, depuis hier, en une dizaine de fois. Les mictions sont plus fréquentes la nuit, surtout de 4 à 7 heures du matin. Mictions faciles, sans retard, non impérieuses, rapides, et le jet présente une force qu'il n'avait pas eu depuis longtemps.

11 novembre. Résidu trouble de 200 grammes. Lavages avec le nitrate d'argent. Passage des béniqués 36, 38, 40, assez difficile.

13 novembre. Passage des béniqués 39, 40, 41 et 42 assez difficile. Cependant, la sonde béquille entre facilement sans mandrin. Résidu de 30 grammes une demi-heure après une miction non commandée. Le malade paraît donc avoir vidé sa vessie. La contractilité vésicale est faible. Il faut abaisser la verge au-dessous de l'horizontale et appuyer sur la région hypogastrique pour faire sortir le liquide injecté dans la vessie. Lavage au nitrate d'argent.

14 novembre. Une heure après une miction non commandée, on retire, avec la sonde, 125 grammes d'urines un peu troubles. Et le malade urine 2 litres dans les 24 heures. Il urine toutes les 2 heures, un peu plus souvent dans la seconde moitié de la nuit.

15 novembre. Aussitôt une miction, on ne retire aucun résidu de la vessie. Passage difficile des béniqués 40, 45, 48. Lavage au nitrate d'argent. La contractilité vésicale paraît augmentée légèrement.

16 novembre. La sonde entre dans l'urèthre sans l'aide du mandrin. Le malade a 2 litres d'urines légèrement troubles. Résidu vésical de 80 grammes. Lavages au nitrate d'argent.

17 novembre. Résidu vésical trouble de 50 grammes. On passe les béniqués 46, 47, 48 avec quelques difficultés. Il existe, dans la région prostatique, un ressaut difficile à franchir avec les béniqués. L'urèthre, mesuré par le procédé déjà indiqué, a une longueur totale de 17 centimètres. Contractilité vésicale faible. Il faut baisser la verge au-dessous de l'horizontale pour que l'urine sorte. Cependant, le malade dit qu'il urine facilement, que son jet est fort, rapide et projeté, d'après sa mensuration, à 70 centimètres.

18 novembre. Résidu vésical de 30 grammes, trois quarts d'heure (?) après la miction. Donc la vessie paraît se vider seule. Lavage au nitrate d'argent.

21 novembre. Résidu vésical clair de 40 grammes, 20 minutes après la

miction. On passe les béniqués 48, 49 et 50 avec facilité. Lavage au nitrate d'argent. Le malade urine 4 fois, dans la journée. La nuit, il dort bien, mais, à partir de 4 heures du matin, il a des mictions fréquentes et impérieuses bien qu'il puisse cependant retenir le besoin d'uriner. La totalité des urines des 24 heures égale 2 litres. Elles sont claires. Depuis plusieurs années, déjà, le malade accusait cette pollakyurie nocturne, alors qu'il n'avait encore aucune difficulté de la miction.

Le malade quitte l'hôpital le 23 novembre.

16 décembre. Urines claires, résidu vésical de 10 grammes, aussitôt une miction commandée. Le malade est facile à sonder. Plaie restée fermée. Cicatrice souple, mictions faciles, non douloureuses, pas d'incontinence. Conserve une certaine fréquence des mictions dans la seconde moitié de la nuit. Dans le jour, fréquence normale toutes les 3 heures environ. Absence totale d'érections.

15 février 1902. Le malade urine 8 fois le jour, il a de la pollakyurie dans la seconde moitié de la nuit. Mictions faciles, jet gros, fort ; va à 1 mètre. Pas d'incontinence. Polyurie (3 litres). Urines claires. A des érections assez fortes, de temps à autre, quand il urine. Canal facile à franchir. Vessie vide. Capacité vésicale ; 400 grammes. On dit au malade d'uriner debout les 400 grammes de liquide; il n'en rejette que 250 grammes et conserve un résidu de 150. Longueur de l'urèthre : 16 centimètres.

Au toucher rectal, on sent une petite saillie en barre à la place de la prostate. Plaie bien cicatrisée.

Obs. XXV. — *Hypertrophie moyenne de la prostate. Rétention complète datant de 5 ans. Calcul vésical phosphatique. Prostatectomie périnéale. Amélioration.*

B..., âgé de 61 ans, entre à la salle Velpeau, le 24 octobre 1901, en état de rétention complète.

Il a eu 3 fois la blennorrhagie entre 20 et 30 ans. La seconde fois, blennorrhagie compliquée d'orchite droite.

Il y a 12 ans, à la suite d'un excès de boisson, rétention aiguë complète qui dure 3 heures et se termine spontanément sans sondage. N'a point rendu de calcul à cette époque. Les difficultés de la miction datent de cette première rétention. Mictions non augmentées de fréquence, mais jet faible nécessitant l'effort et provoquant quelque douleur. Cependant le malade ne se fait pas soigner. Il ne souffrait jamais pendant la marche. Jamais il n'a rendu ni sables, ni graviers. Jamais de coliques néphrétiques. Jamais la moindre hématurie.

Il y a 5 ans, seconde attaque de rétention survenue sans cause apparente. Un médecin le sonde à la douzième heure et lui conseille de se sonder les jours suivants. Et, depuis 5 ans, le malade se sonde régulièrement, 7 ou 8 fois le jour, 4 ou 5 fois la nuit. Il s'est d'abord sondé avec une sonde n° 16. Ces derniers temps, il ne pouvait passer dans l'urèthre que la sonde n° 12. L'urine est restée habituellement claire. Rarement, elle s'est troublée. Les cathétérismes étaient faciles. Quelquefois, lorsque la sonde était défectueuse, il sortait quelques gouttes de sang à la fin du cathétérisme.

Et, depuis 5 ans, le malade continue à se bien porter, n'ayant jamais été soigné par les médecins, n'ayant jamais présenté le moindre accès de fièvre ni le moindre malaise.

Il y a 3 mois, à la suite d'une période prolongée de constipation, les urines se troublent et le malade souffre quand il se sonde, surtout au moment où il retire la sonde. Quand il marche, il ressent des picotements au méat urinaire et à l'anus. Il consulte alors un médecin qui trouve un rétrécissement de l'urèthre et une pierre vésicale. Le médecin pratique la dilatation de l'urèthre. La dernière séance a eu lieu il y a 8 jours. On a passé le béniqué 50 et, de nouveau, le malade peut se sonder avec la sonde n° 16 qu'il avait dû abandonner depuis longtemps. Enfin, il ne vient à l'hôpital que pour se faire opérer de la pierre.

C'est un homme de bonne constitution et chez lequel l'examen des différents appareils, en dehors de l'appareil génito-urinaire, ne présente rien de particulier.

L'urèthre est libre, l'explorateur à boule entre dans la vessie sans difficultés. La rétention est complète. Urines troubles. Vessie sensible à la distension. L'injection de 40 grammes de liquide suffit pour provoquer le besoin d'uriner et 100 grammes de liquide élèvent la colonne du manomètre au delà de 90 centimètres. La longueur totale de l'urèthre, la verge étant flasque, est de 21 centimètres. Pour déterminer ce chiffre, on mesure la sonde, depuis son œil placé sur la béquille, jusqu'à la sortie de la sonde par le méat. Avec l'explorateur métallique, on reconnaît dans la vessie la présence d'un calcul phosphatique mou, peu sonore, long de 2 centimètres. La prostate est moyennement hypertrophiée, l'hypertrophie porte sur les deux lobes latéraux qui sont, d'ailleurs, peu saillants dans le rectum. Ils sont de consistance molle, de surface un peu irrégulière. Noyau dans l'épididyme droit.

Examen chimique des urines (par M. Debains).

Quantité des 24 heures . . .	1.100 centimètres cubes		
Aspect	trouble		
Couleur.	jaune rosé		
Réaction	alcaline		
Densité.	1.017		
Urée.	14gr,80 par litre	16gr,30 en 24 heures	
Chlorures	9 50	—	10 40 —
Acide phosphorique	1 40	—	1 54 —

Albumine . . . . 3 50 par litre.
Sucre . . . . néant

Opération le 31 octobre, par M. Albarran. *Prostatectomie périnéale.* — Périnée épais. Incision bi-ischiatique. Les plans superficiels sont très vasculaires. On doit poser plusieurs pinces (6 à 8) sur les vaisseaux, veines et artères, qui saignent abondamment. Ligatures immédiates. Le saignement en nappe rend la découverte de la prostate laborieuse. On a de la peine à trouver le plan de clivage prostato-rectal. Enfin, ce plan trouvé, et le rectum décollé, on met en place l'écarteur rectal fixé automatiquement.

Incision de la capsule prostatique sur la ligne médiane. Décortication de cette capsule très difficile, impossible même par places, car elle adhère intimement à la prostate. Boutonnière uréthrale et incision médiane de la prostate. Celle-ci saigne abondamment. Le morcellement de la prostate est très difficile, car il s'agit d'une hypertrophie glandulaire ; son tissu est très vasculaire et très friable. Il se déchire à la moindre traction de la pince. Aussi, une grande partie de la glande est extirpée par grattage avec le ciseau et avec l'ongle. Ce morcellement a été extracapsulaire par places ; à la partie postérieure de la glande, mise d'une ligature sur les deux pédicules vasculaires supérieurs. Pas de lobe médian.

L'extirpation de la prostate achevée, M. Albarran pratique l'écrasement du calcul vésical phosphatique avec une tenette et il fait un grand lavage de la vessie avec un gros drain.

Suture de la brèche uréthrale qui est d'ailleurs de petite étendue. Drain vésical introduit par la partie antérieure de l'ouverture de l'urèthre. Bourrage de la cavité. Pansement.

La prostate extirpée pèse 15 grammes. Elle est molle, friable, glandulaire.

Suites opératoires. — Suites opératoires immédiates parfaites. Pas la moindre élévation de température. Les mèches sont retirées le second jour. Léger suintement sanguin. Nouveau tamponnement peu serré. Le malade urine 250 grammes le 1er jour et 1l,200 le 3e jour. Purgation le 3e jour.

6 novembre. On retire le drain périnéal. Mise d'une sonde à demeure dans la vessie à l'aide du mandrin.

Les jours suivants, le malade urine peu, de 600 à 800 grammes par 24 heures.

Les urines sont très troubles. On fait chaque jour deux lavages de la vessie avec le nitrate d'argent.

13 novembre. Sonde à demeure retirée définitivement.

14 novembre. Urines rendues par la verge : 730 grammes. Passage des béniqués 36, 38, 40, avec quelques difficultés. Le malade urine par devoir, n'éprouvant aucun besoin. Le jet est très faible. Il passe un peu d'urine

par le périnée. Les urines ont une odeur infecte. Lavage au nitrate d'argent.

15 novembre. Passage difficile des béniqués 45, 47, 48. La sonde ne peut pénétrer sans l'aide du mandrin. Résidu vésical : 150 grammes, très purulent. La contractilité vésicale est nulle. Il faut abaisser complètement le pavillon de la sonde pour que l'urine coule et la vessie ne se vide, à l'aide de la sonde, qu'à la condition d'appuyer sur la région hypogastrique.

16 novembre. Le malade urine seulement 400 grammes par la verge. I est sorti davantage d'urine par la plaie périnéale. Toujours aucun besoin. Les mictions se font par devoir. l'urine sort par la plaie, à chaque miction, avant de sortir par la verge. Béniqués 49, 50, 52.

17 novembre. Le besoin d'uriner commence à se faire sentir ; 650 grammes d'urines par la verge. Le malade croit qu'il n'est pas passé d'urine par la plaie depuis hier. Béniqués 52, 56, 57 passés facilement. Mais la sonde ne passe pas sans l'aide du mandrin. Résidu très trouble de 160 grammes, une demi-heure après la miction. Longueur de l'urèthre : 18 centimètres au lieu de 21. Le malade urine 4 fois dans la journée, 5 ou 6 fois la nuit, surtout dans sa seconde moitié.

18 novembre. Béniqués 52, 54, 56. Résidu de 180 grammes un quart d'heure après la miction. 1^l,200 d'urines très troubles dans les 24 heures.

22 novembre. Résidu : 130 grammes, 10 minutes après une miction. La plaie périnéale ne donne plus passage à l'urine. Depuis 5 jours elle se rétrécit. Il faut encore utiliser le mandrin pour introduire la sonde dans la vessie. La contractilité vésicale augmente et aussi la capacité de la vessie. On peut la remplir de 300 centimètres cubes d'eau boriquée avant de provoquer un fort besoin d'uriner. Tout le liquide sort par la sonde mise dans la position verticale, sauf une trentaine de grammes pour la sortie desquels il faut abaisser le pavillon de la sonde.

25 novembre. Résidu vésical de 200 grammes, trois quarts d'heure après la miction. La sonde n° 17 pénètre sans mandrin. Le malade urine une dizaine de fois par jour. Le jet est fort et projeté à 60 centimètres. Un litre et demi d'urines en 24 heures.

30 novembre. Le malade quitte le service. La plaie périnéale est pour ainsi dire fermée. La sonde ne pénètre dans la vessie qu'avec le mandrin. Résidu vésical de 150 grammes, aussitôt une miction non commandée. Urines troubles avec léger dépôt de pus dans le vase. Longueur de l'urèthre : 17 centimètres.

L'état général est parfait. Le malade, qui était entré à l'hôpital amaigri, ayant perdu l'appétit, en sort transformé, avec l'appétit recouvré. Mais, s'il peut maintenant uriner seul et sans douleur il ne vide cependant pas tant s'en faut sa vessie ; on peut dire que le résidu moyen est de 150 grammes.

11 décembre. Depuis qu'il a quitté l'hôpital, B... se sonde une fois

par jour chez lui, et se fait un lavage de la vessie. Aujourd'hui, la sonde 18 entre facilement à condition d'abaisser la verge. Résidu : 100 grammes. Urines troubles mais moins troubles qu'à la sortie. Plaie périnéale fermée.

17 décembre. Le malade urine sans avoir besoin de recourir à la sonde. Il urine une dizaine de fois dans la journée, 3 fois par nuit. Pas d'incontinence. Mictions faciles. Quelquefois il doit attendre avant que l'urine sorte, mais il n'est pas obligé de pousser. Le jet va à 60, 70 centimètres. Il se fait un lavage de la vessie chaque jour. La sonde entre très facilement, bien plus facilement qu'avant l'opération et sans provoquer de douleur. Résidu trouble de 120 grammes. La plaie périnéale reste fermée. Testicules non douloureux. Les selles se font plus facilement qu'avant l'opération. Absence totale d'érection. Le malade a pu déjà reprendre ses occupations qu'il avait dû abandonner. Il a recouvré l'appétit et dit se porter très bien étant donné son état antérieur.

Examen de la contractilité vésicale par le manomètre (Voir graphique 14 page 223). — Il montre que la vessie est très améliorée quant à la sensibilité à la distension et que la contractilité est affaiblie et retardée.

Fin janvier. — L'état du malade est le même. Très bon état général. Mictions faciles restées fréquentes. Mais évacuation incomplète. Résidu moyen de 100 à 150 grammes, trouble. Le malade se sonde une fois par jour.

Obs. XXVI. — *Hypertrophie de la prostate. Rétention complète datant de 18 mois. Prostatectomie périnéale avec cysto-drainage périnéal. Guérison.*

M. D..., âgé de 62 ans, entre à la maison de santé des frères Saint-Jean-de-Dieu pour y subir la prostatectomie.

Ce malade a commencé à avoir des crises de coliques néphrétiques il y a 10 ans, à l'âge de 52 ans. Auparavant, il avait souvent du sable rouge dans les urines. Plus tard, il rendit une vingtaine de calculs, dont trois avaient la grosseur d'une petite lentille.

Il a fait quatre saisons à l'hôpital militaire de Vichy. Au cours de la dernière saison, les calculs expulsés étaient blancs au lieu d'être jaune foncé ou rouge. Leur forme était arrondie, sans aspérités, et leur expulsion se faisait sans douleur, sans même parfois troubler le sommeil.

Depuis 6 ans, plus de douleurs dans les reins, urines claires.

Les troubles de la miction ont commencé à la fin de l'année 1899. Le jet était faible, sans force, irrégulier, la miction se terminait par l'expulsion pénible de gouttes d'urine. A cette époque, le malade craignant d'avoir la pierre consulte un chirurgien. Celui-ci n'explore pas la vessie, mais il constate que la prostate est grosse et il recommande un régime approprié, hygiénique et rafraîchissant.

En mai 1900, la difficulté des mictions augmente. L'exploration de la vessie est négative. On porte de nouveau le diagnostic d'hypertrophie de la prostate et on prévient le malade qu'il devra bientôt faire usage de la sonde pour vider sa vessie.

En juin 1900, le malade commence donc à se servir de sondes en caoutchouc. Il se sonde ainsi régulièrement toutes les 5 ou 6 heures depuis 18 mois.

Grâce aux sondages, le malade ne souffre plus. Il lui arrive parfois de pisser quelques gouttes d'urine spontanément, surtout quand il marche. Au repos, toute miction volontaire est impossible. La rétention reste donc complète depuis 18 mois. Les urines sont légèrement troubles.

En septembre 1901, phlébite de la jambe gauche pour laquelle le malade entre à l'hôpital du Val-de-Grâce. C'est un variqueux, varices des deux membres inférieurs, volumineuses et anciennes.

Au Val-de-Grâce, les sondages sont continués, mais au mois de novembre dernier, la sonde molle devient insuffisante, le malade doit avoir recours aux sondes en gomme à béquille pour se sonder. Une nuit même, il lui fut impossible de faire pénétrer l'une de ces dernières sondes. Il ne put se cathétériser cette nuit-là qu'après de nombreuses tentatives et en se faisant saigner.

Examen du malade. — Urèthre long de 21 centimètres. La sonde béquille n° 18 entre facilement. Rétention complète d'urine. Vessie peu contractile. Prostate très grosse. On atteint mal sa limite supérieure. Mais le malade est gros et a le périnée très épais. Urines purulentes, ayant une odeur ammoniacale. Reins non sentis.

État général mauvais, malade pâle et affaibli.

Opération par M. Albarran, *le* 15 *novembre* 1901. *Prostatectomie périnéale. Drainage cysto-périnéal.* — Malade placé sur la table de Jayle moyennement renversée, les cuisses fléchies fortement sur le bassin (écarteur de V. Hott).

Vessie lavée et chargée, comme d'habitude, avec 300 centimètres cubes d'une solution de sublimé très faible.

Incision bi-ischiatique habituelle, légèrement convexe en avant. Périnée épais, graisseux. Le bistouri arrive bientôt sur le bulbe qui est très dilaté. Il va à la recherche du cul-de-sac bulbaire et du bec de la prostate, en travaillant en arrière ; il sectionne le raphé ano-bulbaire. Déjà, profondeur extrême du champ opératoire et, malgré l'effort fait par la béquille du cathéter, introduit dans l'urèthre, pour faire saillir la prostate, celle-ci ne saille point. Le doigt même sent bien la saillie du cathéter mais il ne peut délimiter, si profondément, le siège du bec de la prostate, ce qui permettrait de décoller facilement le rectum. Néanmoins, les deux index continuent leur travail, profondément. On s'assure, par mesure de précaution, avec l'index mis dans le rectum, recouvert d'un protecteur, que la paroi du rectum n'a pas été jusqu'ici blessée et qu'elle a conservé son épaisseur. Car l'hémorrhagie est continue, en nappe, et il n'y a pas encore d'écarteur qui protège le rectum. Après une dissection assez longue, parce que prudente et conduite dans un champ opératoire profond, on achève sans encombres le décollement du rectum. Les deux releveurs ne sont pas sectionnés. Mise en place de la valve postérieure prérectale fixée automatiquement.

On présume que l'extirpation de la prostate sera difficile. En avant, le bulbe recouvre, par la saillie énorme de son cul-de-sac, le bec de la prostate, et la prostate a le bec situé à bout de doigt.

Le bistouri incise la capsule, celle-ci difficile à décoller à droite où elle adhère, plus facile à décoller du côté gauche.

Incision au bistouri, sur la ligne médiane, et avec la saillie cannelée du cathéter comme guide, du tissu prostatique et de la paroi inférieure de l'urèthre. La boutonnière uréthrale mesure 3 centimètres.

On s'attaque, d'abord, à la partie antérieure du lobe droit et on le sectionne suivant le procédé habituel avec le ciseau fortement incliné en dehors pour fuir l'urèthre, en faisant traction avec la pince. Mais cette extirpation du lobe droit comme d'ailleurs, plus tard, celle du lobe gauche, a présenté les plus grandes difficultés. Ces difficultés tenaient essentiellement à la profondeur où il fallait agir et, surtout, à la friabilité extrême du tissu prostatique. Du côté gauche cette friabilité s'expliquait bien par la présence de deux petits abcès dont l'un, antérieur, situé aux confins du bec de la prostate, était vide de pus, dont l'autre, proche du col, ne s'était pas encore ouvert dans l'urèthre. Néanmoins, M. Albarran parvient à exciser les parties antérieures sous-uréthrales des deux lobes prostatiques. Mais cette excision est faite par morceaux nombreux. Le morcellement a été poussé à ses extrêmes limites à cause de la consistance si friable de la prostate. Du côté droit, il y avait, contigu à la paroi de l'urèthre, un gros fibrome sous-muqueux dont l'énucléation, quelques précautions qui aient été prises, a été suivie d'une déchirure de l'urèthre

A ce moment, la vessie, jusque-là fixée dans sa profondeur, commence à descendre. L'index peut pénétrer dans le col et l'attirer au dehors. On achève alors, au ciseau, l'extirpation de la prostate sur l'index intra-vésical comme guide. Les fragments de prostate sous-vésicaux sont de consistance plus ferme que les fragments sous-uréthraux, ils ne se déchirent pas sous la traction faite par la pince.

Il existe une saillie médiane inférieure au niveau du col vésical. Cette saillie assez accentuée est étalée, sessile. C'est un lobe médian qui résulte non pas de l'hypertrophie des glandes prostatiques sous-cervicales, mais de l'hypertrophie totale de la glande. Pour exciser ce lobe médian on a recours à la voie inférieure extra-vésicale, c'est-à-dire que, au lieu d'énucléer le lobe à travers une incision de la muqueuse du col qu'il serait ici très facile d'éverser, on sectionne sur le doigt intra vésical comme guide à l'aide du ciseau. Ainsi le lobe médian s'affaisse au point de ne plus faire saillie dans la vessie.

La suture de l'urèthre s'est opérée très facilement presque à fleur de peau. A cause de la perforation faite au flanc droit de l'urèthre, un peu en avant du col, perforation qu'il aurait été facile de suturer isolément, on a préféré prolonger la partie postérieure de la brèche prostatique jusqu'à cette perforation. La brèche, ainsi agrandie, a été suturée d'arrière en avant, au catgut n° 2 monté sur des aiguilles de Hagedorn.

Une sonde-béquille en gomme avait été préalablement mise dans la vessie par le méat pour servir de guide dans la suture. Et comme l'urèthre très dilaté fût resté trop large après l'ablation de la prostate, on a réséqué longitudinalement, au ciseau, un lambeau de la lèvre gauche de sa paroi.

On termine par la mise en place du drain vésical et le pansement habituel.

L'opération a duré environ une heure et demie. Elle a été rendue remarquablement difficile, au début, par la profondeur de la prostate et son extrême friabilité. Les derniers temps ont présenté leur simplicité habituelle.

Poids de la prostate enlevée : 40 grammes.

Suites opératoires. — Elles ont été des plus simples. Pas de choc immédiat. Température restée toujours à 37°.

Le premier pansement est fait le second jour ; on ne retire que quelques-unes des mèches de gaze qui tamponnent la plaie. Les autres mèches sont enlevées le 4e jour.

Le drain périnéal est sorti le 5e jour, et l'on met une sonde à demeure dans la vessie par l'urèthre à l'aide du mandrin.

Le 10e jour légère orchite sans élévation de température.

La sonde à demeure a été retirée définitivement le 18e jour. Aussitôt le malade peut uriner seul, et l'on constate qu'il vide sa vessie. Cette constatation a été renouvelée plusieurs fois pendant la durée du séjour à la maison de santé.

A sa sortie, fin décembre, le malade continuait à vider sa vessie. Les mictions étaient faciles.

L'opéré a donné de ses nouvelles fin janvier. Il ne se sonde plus, il urine facilement, les urines sont claires et il se porte à merveille.

Obs. XXVII. — *Hypertrophie de la prostate. Calculs phosphatiques. Rétention complète datant de 10 ans. Prostatectomie périnéale. Guérison.*

B..., âgé de 66 ans, entre à la salle Velpeau, le 19 décembre 1901, lit n° 30, pour rétention complète ancienne de l'urine compliquée récemment de difficultés de sondage et de douleurs.

Il a eu la blennorrhagie à 35 ans. Elle a guéri sans complications. Pas d'autre maladie antérieure.

Il y a environ 10 ans, à 56 ans, rétention complète, survenue brusquement, dans une promenade, sans cause apparente, et sans avoir été précédée d'aucune difficulté de la miction. On sonde alors le malade sans difficultés. Le lendemain, il pisse seul, mais avec peine. Le surlendemain, on le sonde de nouveau, et il prend alors l'habitude de se sonder régulièrement.

Depuis 10 ans, chaque essai de miction spontanée a provoqué des douleurs et est resté infructueux. Toujours les cathétérismes ont été faciles. De temps à autre, le malade venait se faire laver la vessie à l'hôpital. Quelquefois, le passage de la sonde déterminait une hémorrhagie légère et sans durée. Depuis 10 ans, il n'y a eu qu'une seule complication : une orchi-épididymite gauche survenue il y a 4 ans qui suppura et qu'il fallut inciser ; à cette époque, les urines, restées jusque-là claires, étaient devenues troubles.

Au début de sa maladie, ce malade avait l'habitude de se sonder 4 ou 5 fois par 24 heures. Plus tard, il dut se sonder toutes les 3 heures, environ 8 fois par jour. Depuis 5 à 6 semaines, les besoins d'uriner sont devenus plus fréquents, le malade doit se sonder toutes les heures. Les envies d'uriner sont douloureuses et les cathétérismes le font aussi souffrir. Les urines sont troubles. Le sommeil a disparu. C'est pour ces raisons que le malade se décide à entrer à l'hôpital.

A part ces troubles, il ne se plaint de rien. Bonne santé habituelle. Bon état général ; bon appétit. Les érections sont conservées, mais faibles.

Examen à l'entrée : exploration de l'urèthre avec la boule 21. Elle franchit librement le canal prémembraneux. Dans la région prostatique, elle rencontre des saillies rugueuses, les dépasse aisément et est arrêtée au niveau du col par une saillie qui ne l'empêche cependant pas de pénétrer dans la vessie. Exploration non douloureuse. Au retour, la boule rencontre un anneau produisant le ressaut dans la région bulbaire. La sonde béquille n° 19 entre donc facilement et retire de la vessie 40 grammes d'urines troubles avec filaments de mucus, mais, on note, d'une manière très nette, que la sonde est serrée comme dans un étau sur toute la longueur de la traversée prostatique. Pas de douleur au retrait de la sonde. L'urine s'écoule de la sonde, facilement, la sonde ayant le pavillon obliquement ascendant. Pas de sensation de contact dans la vessie. Le malade éprouve un besoin violent d'uriner quand on injecte 100 grammes de liquide dans sa vessie. Le besoin est tel que laissant le piston de la seringue livré à lui-même, il est bientôt refoulé complètement, en sorte que les 100 grammes du liquide injecté reviennent dans le corps de la seringue. La longueur totale de l'urèthre mesurée par le procédé habituelle est de 23 centimètres.

Prostate moyennement mais uniformément saillante dans le rectum. Elle est allongée dans le sens vertical, peu étalée. Les deux lobes paraissent avoir un volume égal. La consistance de la glande est semi-dure, sans noyaux ni bosselures.

21 décembre. L'examen de la vessie avec l'explorateur métallique, à cause de la très grande sensibilité vésicale constatée la veille, a été fait ce matin, sans lavage préalable de la vessie, le malade ne s'étant pas sondé depuis 1 heure et demie. On a pu introduire sans difficulté l'explorateur n° 3 de M. Guyon. Cependant, la région bulbaire, sans doute très dilatée, a obligé à recommencer plusieurs fois la manœuvre de l'engagement du cathéter dans la région sphinctérienne. Le cathéter reconnaît une légère saillie de la lèvre inférieure du col et il a la sensation du choc donné habituellement par les calculs. Cette exploration, non douloureuse, ne provoque pas d'hémorrhagie.

Examen chimique des urines.

Quantité en 24 heures .	700 centimètres cubes			
Aspect	trouble, dépôt dense assez volumineux			
Couleur.	normale			
Odeur	forte			
Réaction.	alcaline			
Densité.	1.019			
Urée.	18gr,10	par litre	12gr,70	en 24 heures
Chlorures	12 20	—	8 55	—
Acide phosphorique . .	1 76	—	1 33	—
Albumine	1 »	—	0 70	—
Glucose.	néant			
Pigments biliaires. . .	néant			

Examen de la perméabilité rénale par le bleu de méthylène. — Montre que l'élimination est normale tant au point de vue de l'heure de l'apperition du bleu que de son intensité maximum et de sa prolongation.

Examen manométrique de la contractilité vésicale (voir graphique 13 page 222). — La vessie est sensible à la mise en tension et cependant la pression manométrique est faible.

Opération le 23 décembre 1901, par M. ALBARRAN. Prostatectomie périnéale avec fermeture incomplète de l'urèthre et drainage cysto-périnéal. — Position du malade légèrement déclive, le bassin dépassant le rebord de la table est soulevé par des alèzes, les cuisses maintenues fortement fléchies sur le ventre avec l'appareil de von Hott. En sorte que la région périnéale se présente à l'opérateur dans un plan proche de l'horizontale.

Préalablement, la vessie a été lavée et remplie, sous chloroforme, de 300 centimètres cubes d'une solution d'oxycyanure de mercure à 1 p. 2.000. On met dans l'urèthre le cathéter cannelé, coudé, incliné sur la paroi abdominale de telle façon que son angle de coudure fasse saillir le bulbe de l'urèthre.

Les premiers temps opératoires ne présentent rien de particulier. Incision prérectale habituelle, suivant la ligne bi-ischiatique un peu convexe en avant. Le périnée est moyennement vasculaire. Découverte rapide du bulbe, il est extrêmement dilaté. On le contourne avec le bistouri. Il faut le soulever avec un écarteur de Farabeuf parce qu'il cache le bec de la prostate. La zone décollable prostato-rectale est facilement mise en évidence et le rectum isolé aussi haut que les doigts le permettent. Car on note, tout de suite, la profondeur inhabituelle de la prostate et l'on pressent de grandes difficultés opératoires. Inutile de sectionner les bords antérieurs des deux releveurs, ils ne gênent nullement la rétropulsion du rectum, étant très extensibles. Mise en place de la valve rectale, fixée automatiquement comme d'habitude.

On incise l'aponévrose prostato-péritonéale (capsule prostatique) sur la ligne médiane. On essaye de la décoller de la prostate. Ce décollement s'opère très mal du côté du lobe droit où du tissu prostatique reste adhérent à la face profonde de l'aponévrose. A gauche, le décollement s'opère mieux, mais non encore d'une manière satisfaisante. On ne poursuit pas cet isolement de la glande.

Le bistouri pratique une boutonnière uréthrale médiane, longue d'environ 3 centimètres, qui commence en arrière du sphincter membraneux. On note la faible épaisseur du tissu prostatique qui double la paroi uréthrale au niveau de la tranche de section, c'est-à-dire sur sa paroi inférieure.

Sans plus tarder, on s'attaque à l'extirpation du lobe droit. Ici, le tissu prostatique est d'une friabilité rare. La pince, qui le mord pour l'attirer et le sectionner, le déchire constamment. On ne peut faire qu'un morcellement par fragments très ténus ; l'hémorrhagie est faible. L'extirpation du lobe gauche est plus facile. Ce lobe a la consistance habituelle d'une prostate hypertrophiée. Il ne se déchire pas et le morcellement s'opère assez vite par fragments de la grosseur d'un œuf de pigeon. De ce côté l'extirpation peut être faite complète et tout entière sous-capsulaire. Les doigts parviennent sans difficultés à décoller la capsule au fur et à mesure que le morcellement progresse. L'hypertrophie, peu marquée sur la paroi inférieure du canal, est considérable sur la paroi latérale gauche et elle s'étend même en avant de l'urèthre. Il s'agit, sans nul doute, dans ce cas, d'une hypertrophie péri-uréthrale. L'index introduit dans la lumière du canal surveille l'action des ciseaux afin d'éviter toute perforation uréthrale. Cette surveillance exercée par l'index est nécessaire, ici, plus que jamais, parce que l'on sent des irrégularités sur la muqueuse uréthrale, et l'énucléation non surveillée des fibromes prostatiques qui causent ces irrégularités entraînerait, sans nul doute, des déchirures.

Cela fait, on revient au lobe droit dont l'extirpation, si pénible tout à l'heure, avait été abandonnée. On espérait que l'ablation du lobe gauche libérerait l'urèthre et le lobe droit et permettrait ainsi son abaissement. Il n'en est rien. Le champ de l'opération reste toujours profondément situé. Mais, étant donnée la disposition péri-uréthrale de l'hypertrophie ignorée au début de l'opération et maintenant connue depuis l'extirpation du lobe gauche, la pince à prostate s'attaque franchement au tissu de la glande, loin de la brèche de l'urèthre, sur les confins antérieurs de la glande. Ce tissu moins friable ne déchire plus et l'on parvient, moins facilement, il est vrai, que du côté gauche, à extirper le lobe droit en entier; comme du côté gauche le lobe droit est surtout développé sur les parois latérale et antérieure. Malgré les difficultés du décollement capsulaire rencontrées au début de l'opération, cette extirpation du lobe droit se fait en dessous de la capsule.

Malgré les précautions prises, il se fait une déchirure inféro-latérale droite de l'urèthre, au voisinage du col vésical. D'un coup de ciseau, cette déchirure est réunie à la commissure postérieure de la brèche uréthrale primitive, mais l'abrasion de la prostate a sans doute été faite trop près de la muqueuse de l'urèthre, et l'on voit la lèvre droite de la brèche uréthrale se déchirer vers son milieu.

Finalement, la loge prostatique, complètement vidée, apparaît avec toute l'intégrité de ses parois. Elle est profonde, rétro-symphysienne, et l'on sent que les deux index pourraient se toucher par devant l'urèthre. Toute cette extirpation s'est faite sans grande hémorrhagie.

Alors, seulement, l'index peut pénétrer dans la vessie et la vessie s'abaisser. Il n'y a point d'hypertrophie du lobe médian sinon une hypertrophie sessile, étalée, qu'on abrase sans peine aux ciseaux par la face externe de la vessie avec un index intravésical comme guide. Mise d'une ligature sur la vésicule séminale et le canal déférent du côté droit. Ceux du côté gauche ne se montrent pas.

La vessie explorée présente une muqueuse légèrement saignante, de surface irrégulière. On en retire un petit gravier phosphatique qui s'écrase sous le doigt et un calcul phosphatique plus consistant, aplati comme un galet et ayant un centimètre et demi de côté.

La suture de l'urèthre se fait très aisément, presque à fleur de peau, à l'aide d'une aiguille de Reverdin et de fils de catgut n° 2 sur une sonde béquille n° 22 introduite dans la vessie par le méat. On suture avec soin la déchirure latérale droite. On fronce, de ce côté, la paroi uréthrale par un plan de suture double afin de renforcer l'urèthre. On résèque longitudinalement la lèvre gauche de la brèche uréthrale. La suture longitudinale de l'urèthre se fait d'arrière en avant de façon très soignée. On met dans la vessie, par la partie antérieure de la brèche non suturée, un drain de calibre n° 25. Fixation du drain à la lèvre antérieure de la plaie. Pansement par tamponnement avec des mèches de gaze sans qu'il soit nécessaire de lier un seul vaisseau. Deux sutures latérales de la plaie cutanée et c'est tout.

L'opération, l'une des plus difficiles faites jusqu'ici, a duré une heure et demie.

La prostate extirpée pèse 45 grammes.

Suites opératoires. — Les suites opératoires ont été des plus normales. Pas de choc post-opératoire, le malade lit son journal le lendemain de l'opération.

Le second jour, pansement complet. Le retrait des mèches du tamponnement provoque une petite hémorrhagie. Nouveau tamponnement. Quand on lave la vessie par le drain périnéal, un peu d'eau sort par la plaie. Cependant, le drain fonctionne bien, il est très bien placé et le pansement n'est pas souillé par l'urine.

Le 3e jour, purgatif. La plaie dégage une légère fétidité. On la badigeonne avec le nitrate d'argent à 3 p. 100. Lavages de la vessie continués.

Le 6e jour, le drain périnéal tombe. On le remplace par une sonde à demeure introduite par l'urèthre avec le mandrin. Cette sonde est changée tous les deux jours, toujours à l'aide du mandrin.

Le 2 janvier (10e jour). Diarrhée. Jusque-là, le malade avait été à la selle grâce à des lavements. Cette diarrhée s'accompagne d'incontinence anale. Elle persiste les jours suivants et on l'arrête en donnant au malade de l'extrait d'opium.

Le 7 janvier. Plus de diarrhée. Les selles reprennent un cours normal, sans incontinence.

Le 12 janvier (20e jour). On laisse le malade sans sonde. Il urine seul, toutes les 3 heures, par la verge, d'emblée, sans mouiller son pansement. La plaie est très grande, très profonde, la lèvre postérieure fait une saillie énorme, mais cette plaie a très bon aspect et ne suppure pas. Les jours suivants, elle se rétrécit progressivement, on la badigeonne simplement de temps à autre avec de la teinture d'iode sans faire aucun lavage.

Le 13 janvier. Le malade urine bien, le jet est fort, plein, rapide, mais les mictions sont un peu impérieuses. Le malade ne peut se retenir. Les urines sont troubles. On lave la vessie avec la solution de nitrate d'argent à 1/1.000. La vessie se vide complètement.

18 janvier. Résidu de 5 grammes aussitôt une miction commandée. Urines claires. L'urèthre total a une longueur de 20 centimètres. Mictions toutes les 3 heures. Elles ne sont pas impérieuses. Le jet va à 50 centimètres (?). Plaie rétrécie. On passe les béniqués 45 et 50 sans difficulté.

23 janvier. Le malade quitte l'hôpital, un mois exactement après son opération.

25 janvier. Vessie vide. La sonde entre sans mandrin. Plaie presque fermée. Très bon état général. Le malade continue d'uriner toutes les 3 heures sans douleur et sans aucune difficulté.

1er mars. La plaie périnéale est fermée depuis le 15 février. Mictions faciles, 6 à 7 par jour, 1 ou 2 par nuit. Le malade vide sa vessie. Les urines sont claires. Jet à 1 mètre et même quelquefois à 1m,50. Capacité vésicale : 300 grammes. Très bon état général. Ce malade a repris son travail. Absence d'érections.

Obs. XXVIII. — *Grosse hypertrophie de la prostate. Calculs vésicaux. Trois lithotrities antérieures. Une taille hypogastrique. Rétention complète depuis un an. Prostatectomie périnéale. Drainage vésical. Guérison.*

M. R..., âgé de 60 ans. Accuse des troubles de la miction depuis 8 ans. Dès l'âge de 45 ans il souffre d'hémorrhoïdes. Il a, alors, une profession sédentaire. Chaque poussée hémorrhoïdaire s'accompagne de difficultés de la miction. Après 10 ans, les poussées hémorrhoïdaires s'atténuent. Mais les difficultés de la miction continuent coïncidant avec des repas un peu copieux ou des refroidissements.

En 1894, apparaissent des besoins fréquents d'uriner, besoins vifs, difficiles à satisfaire. La nuit, le malade est réveillé plusieurs fois par ces besoins.

En août 1894, après un banquet et une retenue prolongée et volontaire de la miction, attaque de rétention complète aiguë accompagnée d'une violente poussée hémorrhoïdale. Un médecin sonde très facilement le malade et porte le diagnostic d'hypertrophie de la prostate. Après cette attaque, les phénomènes dysuriques s'accentuent : fréquence, intensité des besoins, difficulté pour les satisfaire. Cependant, le malade ne se sonde pas.

En juin 1897, sans cause apparente, seconde attaque de rétention complète aiguë survenue la nuit, le malade se sonde lui-même, les urines deviennent troubles les jours suivants et les mictions sont douloureuses. Jusqu'en août 1848, le malade continue à souffrir pour uriner ; de temps à autre, il rend du sable dans ses urines et il doit quelquefois se sonder pour évacuer sa vessie.

En août 1898, circoncision et méatotomie ; les accidents continuent.

En octobre 1898, à la maison Dubois, l'exploration de la vessie est négative, on sonde fréquemment le malade. Ces sondages fréquents apaisent les douleurs et améliorent le malade. On lui conseille le régime lacté, les bains.

En février 1899, lithotritie par M. Albarran (4 séances) pour calculs vésicaux. A la suite de cette opération, la miction reste douloureuse, difficile, les urines troubles, et souvent les sondages donnent issue à de petits graviers.

En avril 1900, taille hypogastrique par M. Albarran. On trouve un gros calcul enchatonné dans une cellule vésicale et de très nombreux petits calculs ; drainage hypogastrique de la vessie. Le malade quitte la maison de santé avec la plaie sus-pubienne fermée. Rentré chez lui, il est repris par des difficultés extrêmes de la miction, et, à la suite d'efforts pour uriner, la plaie se rouvre. La fistule hypogastrique finit néanmoins par se fermer. Il reste une éventration au-dessus du pubis. La miction continue à être très pénible.

En février 1901, M. Guyon pratique de nouveau la lithotritie (7 séances, dont 4 chloroformisations). Il se produit une amélioration sensible pendant 3 mois. Bientôt les besoins redeviennent très impérieux, les efforts pour uriner restent souvent inutiles.

En septembre 1901, nouvelle lithotritie faite par M. Albarran. Courte amélioration.

Depuis cette dernière opération, le malade se sonde toutes les 2 heures; la nuit, il laisse la sonde à demeure. Cependant, les besoins persistent impérieux. Ils sont suivis d'efforts violents qui provoquent un prolapsus hémorrhoïdaire qu'il faut ensuite réduire. Le malade reste toujours très constipé. L'urine est trouble, purulente. Quelquefois les cathétérismes sont très douloureux.

Examen du malade. — Prostate très volumineuse. On atteint difficilement la limite supérieure, la surface est lisse et régulière.

Par le palper hypogastrique combiné avec le toucher rectal, on constate la saillie intravésicale très nette que fait la prostate. La prostate paraît avoir le volume d'une mandarine.

Urèthre facile à franchir avec la sonde n° 17: longueur totale, 21 centimètres. Pas de péricystite, mais l'épaisseur de la vessie paraît augmentée.

Le rein droit est légèrement sensible à la pression, et on sent son pôle inférieur. De temps à autre, le malade souffre des reins.

Urines très purulentes, polyurie (2 litres et demi). État général médiocre, malade amaigri, à faciès terreux, ne pouvant plus se livrer à aucune occupation et chez qui les douleurs persistantes ont engendré des idées de suicide. Pas d'athérome artériel. Hémorrhoïdes volumineuses.

Opération le 13 *janvier* 1902 *par* M. ALBARRAN. *Prostatectomie périnéale avec drainage cysto-périnéal.* — Table de Jayle. Inclinaison moyenne du malade. Les cuisses sont tenues fortement fléchies par deux aides.

Soins préparatoires habituels.

Incision transversale bi-ischiatique des téguments. Le périnée est épais et il saigne assez abondamment. Le bulbe de l'urèthre est dilaté. On le contourne en le disséquant pour atteindre le raphé ano-bulbaire qui est incisé. Inutile de sectionner les releveurs. Découverte assez facile du bec de la prostate, le décollement du rectum est difficile. Cela saigne.

Incision de la capsule prostatique, on ébauche son décollement, mais ce décollement s'opère très mal. La capsule est adhérente et saignante à la moindre tentative de décollement.

Incision de la paroi inférieure de l'urèthre sur le cathéter cannelé coudé comme guide. Il n'y a pour ainsi dire pas d'épaississement prostatique au niveau de la tranche de section de l'urèthre.

Extirpation du lobe droit, par fragmentation progressive méthodique, selon le procédé habituel. Cette extirpation se fait sans hémorrhagie. On a soin de décoller, au fur et à mesure, la capsule, sur le côté. Ce décollement, qui avait été difficile, tout à l'heure, au niveau de la face postérieure de la prostate, s'opère assez bien sur sa face latérale.

Extirpation analogue du lobe gauche. Il s'agit d'une prostate développée circulairement autour de l'urèthre et du col vésical. Elle présente quelques fibromes dans son épaisseur, lesquels s'énucléent facilement.

Il existe un lobe médian de la grosseur d'une petite noix. M. Albarran, pour l'extirper, incise la muqueuse vésicale au niveau du col. Ce lobe ne s'énuclée pas, car il adhère. On doit l'abraser au ciseau. La muqueuse incisée n'a pas été recousue, les deux lèvres de l'incision s'adaptant bien.

En complétant l'extirpation du lobe gauche, M. Albarran déchire la lèvre gauche de la boutonnière faite à l'urèthre.

Restent les calculs contenus dans la vessie. On agrandit en arrière la brèche uréthrale faite au col. Extraction d'un gros calcul pesant 15 grammes. Il est plat sur une face, concave sur l'autre. Avec les tenettes, on sort trois autres calculs plus petits. Tous sont phosphatiques.

Pour réparer l'urèthre, on suture d'abord la brèche faite accidentellement à la lèvre gauche de l'urèthre. Puis on suture d'arrière en avant la brèche médiane. Sutures faites au catgut n° 2 avec l'aiguille de Reverdin courbe. Mise du drain vésical n° 25 dans la partie antérieure de la brèche uréthrale non suturée. On vérifie les sutures avec la seringue et on complète les sutures jusqu'à ce que le liquide ne sorte plus par le drain.

Grands lavages de la vessie avec le nitrate d'argent à 1 p. 1.000. Pansement avec mèches qui tamponnent la plaie. Fermeture partielle de celle-ci.

L'opération a duré une heure et demie.

La prostate extirpée pèse 90 grammes.

Suites opératoires. — 13 janvier. On retire les mèches du pansement. Nouveau pansement. La plaie dégage une mauvaise odeur, on la lave avec le nitrate d'argent.

14 janvier. Bon état. Le malade ne souffre plus.

18 janvier. On enlève le drain périnéal et l'on met une sonde à demeure par l'urèthre à l'aide du mandrin. Elle fonctionne bien.

19 janvier. La sonde fonctionne mal. On l'enlève ; toute l'urine s'écoule par le périnée.

20 janvier. Mise d'une nouvelle sonde à demeure qui fonctionne bien. Lavages vésicaux à l'acide borique et au protargol.

30 janvier. On enlève la sonde. Aussitôt, le malade urine seul par la verge.

Les jours suivants, on constate que, à chaque sondage qui est facilement pratiqué, la vessie est vide. Les urines commencent à s'éclaircir. L'état général s'améliore rapidement.

Le malade dit que cette opération lui a été beaucoup moins pénible qu'une taille hypogastrique qu'il a subie il y a près de 2 ans.

Il a pu se lever le 25e jour après l'opération. Il ne souffre plus, mais accuse encore quelques douleurs à la fin de la miction. On continue chaque jour les lavages au nitrate à 1 p. 2.000. Le malade prend chaque jour 1 gramme d'urotropine.

Dans le cours de la convalescence, le malade a eu une décharge de calculs par l'urèthre. (une trentaine environ).

La plaie périnéale était complètement cicatrisée le 30 janvier, c'est-à-dire le 18e jour.

Actuellement (7 mars), le malade urine bien, avec facilité. Il ressent une petite douleur à la fin de la miction et un peu de lourdeur dans les reins. L'urine est à peu près normale, à peine trouble. Il y a de la polyurie surtout nocturne.

Le malade accuse une légère incontinence qui ne se produit que lorsqu'il est debout depuis un certain temps et principalement quand il a beaucoup marché. Cette incontinence, plus accentuée il y a quelque temps, paraît avoir été améliorée par une injection épidurale faite selon la méthode de Cathelin (1).

L'état général est très satisfaisant.

J'ai exploré le malade le 7 mars. Urèthre très facile à franchir avec la sonde en gomme n° 18. Vessie vide. Toucher rectal non douloureux. On ne constate pas l'ombre de prostate. Plaie bien cicatrisée, reste fermée.

Obs. XXIX. — *Hypertrophie de la prostate. Rétention complète depuis 19 mois. Prostatectomie périnéale avec cysto-drainage. Guérison.*

M. P..., âgé de 54 ans. Début de la maladie, il y a 4 ans. Mictions fréquentes, surtout la nuit, ténesme à la fin. Prostate déjà grosse, à cette époque, surtout dans son lobe gauche. Urines sales. On fait des lavages vésicaux.

Peu de temps après, pyélo-néphrite droite grave avec haute température, 1 gramme d'albumine. Coli-bacilles dans les urines.

M. Albarran voit le malade en mars 1899. Il a une rétention incomplète de l'urine variant entre 150 et 250 grammes. Il conseille des sondages réguliers avec des lavages de la vessie au nitrate d'argent.

Six mois plus tard, la rétention augmente, les sondages doivent être pratiqués 6 à 8 fois par jour. Depuis 2 ans, le malade a eu de nombreuses orchites.

Sa rétention d'urine demeure complète depuis 19 mois.

Avant l'opération, le malade présente une prostate grosse, régulière, molle ; l'urèthre est long de 20 centimètres. Les envies d'uriner sont pressantes, le malade se sonde 10 à 12 fois par jour. Urines purulentes.

(1) Albarran et Cathelin, les Injections épidurales sacrées de sérum et de cocaïne dans certains cas d'incontinence d'urine. *Association française d'urologie*, p. 296, Paris, 1901.

Polyurie trouble de 3 litres. Les reins ne sont pas sentis (malade très gros). État général médiocre. Malade très abattu. Pas de fièvre.

Opération le 20 janvier 1902, par M. ALBARRAN. *Prostatectomie périnéale.* — Soins préliminaires habituels. Je passerais sur les premiers temps opératoires n'était que, en l'absence du cathéter cannelé coudé habituellement placé dans l'urèthre, on a utilisé comme conducteur un béniqué n° 45. La courbure du béniqué, différente de la coudure du cathéter, a rendu un peu plus délicate la découverte de l'espace décollable recto-prostatique. Néanmoins, en contournant avec soin le bulbe très développé, M. Albarran est parvenu à opérer ce décollement assez vite. Le sujet très obèse avait, de plus, le périnée tapissé d'une épaisse couche de graisse. et la prostate, bien que moyennement hypertrophiée, était difficile à atteindre par le toucher rectal.

Une fois mise en place et fixée la valve postérieure destinée à protéger le rectum, on sectionne au bistouri la capsule prostatique. Son décollement est difficile. Elle adhère à la prostate. On se contente d'amorcer ce décollement des deux côtés.

Puis, ouverture longitudinale de l'urèthre (paroi inférieure) ; la boutonnière uréthrale mesure 2 centimètres. Cela est très profondément placé. Le doigt ne peut atteindre, par cette brèche, le col de la vessie. Le désenclaveur spécial à deux branches ne peut davantage pénétrer dans la vessie.

Sans s'attarder plus longtemps à vouloir abaisser la prostate dans le champ opératoire, M. Albarran, suivant sa manière de faire habituelle, extirpe par fragments et progressivement le tissu des deux lobes prostatiques en faisant traction sur ces lobes avec sa pince et en sectionnant avec le ciseau. Il a soin de faire porter la section à distance de la lèvre uréthrale correspondante. Au fur et à mesure que le morcellement avance, il poursuit le décollement de la capsule de façon que ce morcellement reste toujours sous-capsulaire. Dans le tissu extirpé, il y a quelques corps sphéroïdes qui s'énucléent facilement. Bientôt, la prostate commence à s'abaisser sous les tractions de la pince, le doigt mis dans l'urèthre peut contrôler le travail du ciseau. Cela paraît ici, une fois de plus, nécessaire, afin d'éviter l'ouverture de l'urèthre, particulièrement du côté du lobe gauche où certains corps sphéroïdes font saillie dans la cavité uréthrale en soulevant sa muqueuse.

A ce moment seul l'introduction du désenclaveur est possible. On le tourne bec en bas. On écarte ses deux branches. Il permet d'attirer le col de la vessie et la prostate à tel point que l'on peut extirper le restant de prostate non pas sous l'œil, mais sous le doigt. Cette extirpation faite, le désenclaveur est retiré, l'index gauche pénètre dans la vessie et, à l'aide de cet index intravésical comme guide, capable en même temps d'éverser pour ainsi dire la vessie, l'index droit peut apprécier l'épaisseur de la paroi vésicale et dire où il reste encore quelques fragments de prostate qui la doublent.

C'est ainsi qu'on reconnaît qu'il existe un lobe médian. Lobe médian développé non pas aux dépens des glandes sous-cervicales, mais aux dépens de l'hypertrophie totale de la prostate. On l'abrase sur le doigt, le ciseau agissant sur la face externe et inférieure de la paroi vésicale.

L'opération se termine par la ligature des deux canaux déférents, la résection longitudinale des deux lèvres de la brèche faite à l'urèthre, la suture longitudinale de l'urèthre avec fils de catgut n° 2, montés sur aiguille de Reverdin courbe, la mise en place du drain vésical (n° 25), à la partie antérieure de la brèche uréthrale. Pansement par tamponnement avec mèches de gaze. Fermeture partielle de l'incision cutanée.

L'opération a duré 1 heure. La prostate extirpée pèse 40 grammes. C'est une hypertrophie mixte avec prédominance de corps sphéroïdes.

Suites opératoires. — Elles sont normales. Drain périnéal enlevé le 24 janvier (le 4e jour). Mise d'une sonde à demeure sur mandrin qui est définitivement retirée le 3 février (le 13e jour). Six jours plus tard, il ne s'écoule plus d'urine par le périnée. La plaie périnéale est presque complètement fermée le 24 février. Le cours des mictions s'est parfaitement rétabli. Le malade vide sa vessie. Il urine toutes les 2 ou 3 heures. L'état général est excellent. Il a eu une légère orchite à gauche, vers le 20e jour, après l'opération.

Obs. XXX. — *Hypertrophie de la prostate. Rétention complète depuis 4 mois. Prostatectomie périnéale. Guérison.*

M. V..., âgé de 57 ans, se plaint de troubles dysuriques depuis deux ans. Fréquence nocturne de la miction.

Il y a un an et demi, attaque de rétention aiguë complète, qui disparaît après un seul sondage.

Il y a un an, influenza, deuxième attaque de rétention aiguë complète avec fièvre. Le malade garde le lit pendant 40 jours, et on doit le sonder plusieurs fois par jour. Pendant cet intervalle, hématurie qui disparaît avec la sonde à demeure. Dans la suite, le malade se sonde deux fois par jour.

En septembre 1901, troisième accès de rétention aiguë complète, fièvre hématurie. On mit la sonde à demeure.

Depuis 4 mois, le malade conserve une rétention complète de l'urine. Il se sonde environ toutes les 4 heures, jour et nuit. Il n'a pas eu de nouvelle hématurie. Il ne souffre pas quand il marche. Orchite non suppurée il y a six mois.

Actuellement, les urines sont abondantes (2 litres et demi par jour), sales, purulentes. Le malade accuse des douleurs lombaires, et le rein droit, douloureux, est senti par le double palper.

Urèthre long de 23 centimètres. Vessie sensible à la mise en tension. Prostate très grosse, régulière. Il existe un lobe médian saillant dans la vessie. Il y a de la périvésiculite double.

État général défectueux. Amaigrissement, inappétence, langue blanche et demi-sèche.

Opération le 31 *janvier* 1902 *par* M. Albarran. *Prostatectomie périnéale avec cysto-drainage.* — Le malade est couché sur la table à renversement de Jayle munie d'épaulières mobiles. On lui adjoint des montants obliques en haut et en arrière, du côté de la tête du malade, pour fixer les jambes. Ces deux montants réalisent l'idéal de fixation des jambes autant pour l'opérateur que pour ses aides.

Préparation habituelle du malade.

Incision bi-ischiatique, pré-anale, convexe en avant. Couche de graisse périnéale épaisse et dure, non saignante.

Découverte du bulbe ; il est disséqué et contourné par le bistouri. Incision du raphé ano-bulbaire. On pénètre de suite dans l'espace décollable, et le rectum est décollé très haut. Mise en place de la valve postérieure qui protège le rectum. On la fixe automatiquement.

Incision antéro-postérieure médiane de la capsule. Elle se décolle mal sur la ligne médiane, bien sur les côtés. Ce décollement provoque une hémorrhagie faible, sang noir.

Sur la cannelure du cathéter comme guide, on incise la paroi inférieure de l'urèthre et la très faible épaisseur de tissu prostatique qui la double. Retrait immédiat du cathéter coudé. Il ne sort point encore de liquide de la vessie.

Résection du lobe prostatique droit en un temps, selon le procédé habituel. Résection du lobe gauche en plusieurs temps.

Alors seulement, l'index gauche peut pénétrer dans la vessie et commencer son abaissement. Le liquide vésical commence également à faire issue dans la plaie.

On reconnaît l'existence d'un gros lobe médian pédiculé dans la vessie Avant de chercher à l'extirper, on parachève l'excision extra-vésicale des lobules prostatiques qui doublent encore la vessie et les flancs de l'urèthre, particulièrement le flanc droit. Au cours de cette excision, la lèvre droite de l'hémisection uréthrale se déchire. Il existe là un diverticule de l'urèthre.

Au fur et à mesure que cette excision prostatique avance, le liquide tend à sortir plus facilement de la vessie. De même, la vessie s'abaisse davantage.

L'extirpation du lobe médian a présenté une particularité intéressante. Ce lobe, énorme, pédiculé, était profondément placé dans la vessie. Le doigt pouvait à peine l'atteindre. On le saisit donc avec une pince à prostate comme on eût saisi un calcul avec des tenettes. Mais, en raison de son volume, ce lobe, qui est pédiculé et mobile, ne peut franchir la boutonnière faite à l'urèthre. Celle ci est agrandie en arrière, sans incision du col. Alors la pince peut attirer le lobe à la façon d'un forceps pour une tête et l'amener dans la plaie. Il s'agit bien d'une énorme masse à pédicule assez large. On incise la muqueuse vésicale à son niveau et on la décolle. Néanmoins, le pédicule de ce lobe adhère profondément à la musculeuse du col. On ne peut l'énucléer ; il faut exciser sa base.

Il n'a pas été fait de suture spéciale de la muqueuse vésicale incisée. Mais la muqueuse est comprise dans les sutures qui sont faites pour reconstituer l'urèthre prostatique. Donc réparation de l'urèthre, réparation aussi de la déchirure faite à son flanc droit. La vessie saigne peu. On met un drain vésical n° 25 par la partie antérieure de l'urèthre prostatique. La vessie est continente quand on injecte de l'eau par le drain. Donc les sutures faites à l'urèthre sont suffisantes. Il n'est pas mis de fil à ligature sur les canaux déférents. Pansement habituel.

L'hypertrophie est glandulaire totale. La prostate pèse 52 grammes. Le lobe médian à lui seul pèse 12 grammes. Il est constitué aux dépens des glandes sous-cervicales.

Suites opératoires. — Normales. Pas de température. Le drain est retiré le 5e jour et remplacé par une sonde à demeure mise sur mandrin. La sonde à demeure a été maintenue en place pendant 16 jours. On la changeait tous les 3 ou 4 jours.

Aussitôt le retrait de la sonde, le malade urine spontanément par la verge, et il ne coule pas d'urine par le périnée. La vessie se vide complètement à chaque miction.

Aujourd'hui 14 mars, la plaie périnéale n'est pas encore complètement fermée. Le malade continue à vider sa vessie. Les urines sont devenues presque claires. Les reins ne sont pas sensibles ni sentis. Urèthre long de 18 centimètres. Le malade a bon appétit, il a engraissé. Jusqu'ici, pas trace d'orchite.

Ces 12 observations présentent donc une condition clinique analogue : la rétention d'urine complète chronique et ancienne. L'ancienneté de cette rétention chronique est d'ailleurs variable. Elle était de 3 mois, seulement, dans un cas, de 4 mois dans deux autres cas. Trois fois la rétention datait de 8 à 12 mois. Trois fois elle datait de 18 mois. Deux de nos malades étaient en rétention complète depuis 5 ans. Le dernier ne pouvait uriner sans le secours de la sonde, depuis 10 ans.

Mais la rétention complète s'accompagnait, chez tous ces malades, de symptômes absolument dissemblables. Je passe rapidement sur l'âge de nos opérés ainsi que sur leurs antécédents uréthraux, pour lesquels il suffira de consulter le tableau annexé à la fin de ce chapitre (tableau C). J'insisterai davantage sur la durée de leur maladie et les divers épisodes par lesquels ces malades sont passés

Sur ces 12 opérés, il y en a 7 dont la seconde ou la troisième attaque de rétention aiguë (2 fois) et plus souvent la première (6 fois) est restée définitive. C'est là un premier point intéressant et qui témoigne bien du caractère irrémédiable de certaines rétentions chez les prostatiques. La rétention, définitive d'emblée, a même été, chez 2 de ces malades, le premier symptôme de la maladie. Nos autres opérés se sont acheminés progressivement à la rétention définitive après avoir passé par des épisodes divers, ce qui est la règle habituellement. L'un d'entre eux (obs. XXIII) est, à ce point de vue, des plus instructifs. C'était un vieillard de 73 ans, vieil habitué de l'hôpital Necker et dont l'observation, que nous avons recueillie le plus complètement possible, contient, pourrait-on dire, la longue théorie des complications classiques des prostatiques.

Si nous envisageons les conditions cliniques de ces malades, au moment de leur opération, nous pouvons les résumer de la façon suivante :

Tous sont faciles à cathétériser, sauf un (obs. XXIII), chez lequel la sonde ne pénètre qu'à l'aide du mandrin. Tous ont des urines purulentes, tous présentent des signes de cystite, sauf 2 (obs. XX et XXIV).

Cinq de ces malades ont des calculs vésicaux. L'un de ces 5 prostatiques calculeux (obs. XXVIII) est un calculeux récidiviste ayant subi antérieurement 3 lithotrities, chacune suivie de plusieurs vérifications sous le chloroforme. Entre la première et la seconde de ces lithotrities, ce malade a même été taillé par la voie hypogastrique.

A part les 2 opérés qui ne présentaient pas de phénomènes de cystite, tous les autres étaient dans un état général médiocre sinon très mauvais. On percevait nettement une augmentation du volume des reins, généralement le rein droit, chez 7 d'entre eux. Ces malades réclamaient pour la plupart une opération. L'un avait des idées de suicide.

Tous ont subi, à des dates qui varient entre 3 mois et un an, la prostatectomie périnéale sous-capsulaire par le morcellement méthodique progressif. Chez tous, la vessie a été drainée par le périnée, pendant une huitaine de jours. Quand il y avait un ou plusieurs calculs dans la vessie, ces calculs étaient extraits intégralement. Une fois (obs. XXII), pour extraire un gros calcul de 61 grammes, il a fallu fendre le col vésical. Le volume de ce calcul n'a pas permis son broiement préalable par le grand lithotriteur.

Le poids moyen des prostates extirpées a été de 60 grammes. Trois fois la prostate pesait de 10 à 20 grammes. Une fois, chez le malade de l'observation XXIII, il a été extirpé 229 grammes de tissu prostatique.

Tous nos malades, sauf 2, ont eu leur plaie périnéale complètement cicatrisée au plus tôt le 30e jour, au plus tard le 50e jour après l'opération. Deux d'entre eux (obs. XIX et XXII) ont quitté l'hôpital avec une fistulette périnéale qui existe encore mais ne laisse aujourd'hui passer, qu'à de rares intervalles, quelques gouttes d'urine au moment des mictions.

Donc, tous ces malades ont guéri de leur opération, et ils nous ont quitté dans d'excellentes conditions. A part les 2 périnées fistuleux dont j'ai parlé, la fermeture de la plaie dans les 10 autres cas s'est effectuée normalement. Les pansements régulièrement et soigneusement faits, la vessie journellement lavée, l'urèthre dilaté de temps à autre, après la sortie de la sonde à demeure, avec les bougies béniqués, tous ces soins ont contribué, sans doute, au rétablissement normal du cours des urines et à la fermeture de la plaie.

Sur ces 12 malades, je n'ai observé que 5 cas d'orchi-épididymite post-opératoire. Deux fois, cette complication est survenue alors que la sonde à demeure était encore en place. Deux autres fois, l'orchite s'est montrée tardivement, le 38e jour dans un cas (obs. XIX), le 50e jour dans un autre cas (obs. XXI). Un opéré (obs. XX) qui avait eu une orchite gauche précoce et très légère a présenté récemment, en janvier, une seconde poussée d'orchite gauche. Un autre malade (obs. XXI) a été retenu au lit, pendant un mois, par une orchite à bascule. L'orchite, habituellement légère dans ses manifestations, a nécessité une fois une ponction de la vaginale. Elle n'a jamais déterminé de suppuration.

J'ai hâte d'en arriver à considérer l'état actuel de ces malades.

Un premier résultat à signaler, c'est que, de ces malades, un seul continue à se sonder depuis l'opération. C'est le malade de l'observation XXV. Pour en finir tout de suite avec lui je rappellerai qu'il avait une cystite datant de 5 ans, qu'il était calculeux, qu'il conserve aujourd'hui un résidu trouble oscillant entre 100 et 150 grammes, et qu'en fin de compte ce malade, très amélioré quant aux mictions puisqu'il urine seul, très amélioré quant à son état général, demeure un prostatique en partie tributaire des sondages.

Tous nos autres opérés ne se sont jamais sondés depuis leur départ de l'hôpital. Tous ont des mictions faciles, des urines claires, et ils vident leur vessie. Ils urinent en moyenne de 5 à 8 fois par jour et de 1 à 3 fois par nuit. Leur jet est gros, rapide, projeté à une distance qui varie de 60 centimètres à 1m,20. Leur canal est souple, facile à franchir avec de grosses sondes. Il n'en est qu'un (obs. XXIII) chez lequel il ait encore fallu, récemment, utiliser le mandrin pour pénétrer dans la vessie.

Au point de vue de l'état général tous ces malades sont absolument transformés. Ils ont recouvré l'appétit et le sommeil. D'aucuns disent avoir recouvré leur poids normal. D'aucuns ont pu reprendre des occupations laborieuses qu'ils avaient dû abandonner.

A part l'opéré non guéri dont je parlais précédemment on ne saurait mettre en doute les modifications heureuses apportées au fonctionnement des reins, puisque tous ces malades ont des urines claires et que l'on ne sent plus, aujourd'hui, l'augmentation du volume des reins constatée avant l'opération. A coup sûr, c'est chez cette troisième catégorie d'opérés que les résultats les plus remarquables ont été obtenus.

Il n'y a qu'une ombre à ce tableau, c'est l'atteinte portée aux fonctions génitales. L'un de nos opérés, âgé de 67 ans, dit bien qu'il a conservé des érections suffisantes, voire même que ces érections se montrent, chose curieuse, au moment des mictions. Un autre malade, âgé de 68 ans, m'écrit qu'il a des érections matinales comme avant l'opération. Un troisième, homme plus jeune que tous les autres, dit qu'il a conservé ses érections. Tous les autres opérés restent sans aucune érection. Bien qu'ils disent n'éprouver aucun regret de cette impuissance parce qu'ils peuvent désormais pisser sans le secours de la sonde, et bien que nous puissions peut-être élever des doutes, d'une manière générale, sur la thermométrie génitale antérieure de certains de ces prostatiques, il est permis, je pense, de constater que, chez ceux dont l'âge excusait encore certaines prétentions, l'absence de toute érection constitue une conséquence regrettable de la prostatectomie.

Je terminerai en répétant que les résultats obtenus chez ces prostatiques opérés en état de rétention complète ancienne représentent l'un des plus beaux succès des prostatectomies pratiquées par M. Albarran. Onze guérisons maintenues jusqu'à aujourd'hui, une amélioration, doivent être considérées comme le plus bel ensemble clinique des interventions dirigées contre l'hypertrophie.

Mais, le succès est-il définitif ? Les vessies de ces malades conserveront-elles une valeur fonctionnelle suffisante pour se vider, toujours, d'une manière complète, et mettre les malades à l'abri de toute complication nouvelle ? Je dois me contenter d'en manifester l'espoir sans autres commentaires. Je ne puis que rapporter des faits qui sont, je crois, bien observés. Mais je ne puis m'empêcher, toutefois, d'insister sur ce point capital, que la guérsion de ces malades constitue pour eux tous un retour inespéré de la santé en même temps qu'elle supprime chez eux les soucis des sondages répétés, difficiles et douloureux la plupart du temps. Quand le chirurgien peut obtenir de pareils résultats, il a, je pense, réalisé le but principal de son art.

TABLEAU C. — **Rétention complète ancienne.**

Nos D'ORDRE AGE	DÉBUT DE LA MALADIE accidents antérieurs	ÉTAT AVANT L'OPÉRATION	DATE de l'opération	POIDS de la prostate calculs vésicaux	L'URINE ne passe plus par le périnée	FERMETURE de la plaie périnéale	ACCIDENTS post-opératoires	ÉTAT ACTUEL		
								Résidu, Mictions	Urines	Urèthre, Reins État général
Obs. 19, D., 57 ans.	Début en 1896. Rét. aiguë en 1900.	Rét. complète depuis 8 mois. Urines purulentes. Rein droit senti. Très mauvais état général.	25 avril 1901	66 gr.	Conserve petite fistule périnéale	»	Orchite g. le 38e jour.	R. nul, ne se sonde plus. Mict. faciles, mais fréquentes et impérieuses.	Claires.	Urèthre facile à franchir. Rein dr. non senti. Très bon état général.
Obs. 20, V., 56 ans.	Début en 1899. Rét. aiguë en 1900.	Rét. complète depuis 1 an. Urines légèrement troubles. Bon état général.	26 juin 1901	20 gr.	Le 23e jour.	Le 50e jour.	Orchite dr. le 13e jour. Orchite g. forte en janv. 1903.	R. nul, ne se sonde plus. Mict. restées un peu fréquentes, faciles, non impérieuses.	Claires.	Urèthre facile à franchir.
Obs. 21, B., 60 ans.	Début en 1894. Rét. aiguë en 1900 avec hématurie.	Rét. complète depuis 8 mois. Urines très purulentes. Pyélonéphrite; gros rein droit. Mauvais état général. Calcul vésical.	3 juillet 1901	P. 51 gr. Un calcul phosph. pesant 30 gr.	Le 80e jour.	Le 3e mois.	Orchite dr. en avril, g. en sept.	R. nul, ne se sonde plus. Mict. non fréquentes. Légère incontinence dans le jour. Jet nul.	Claires.	Urèthre facile à franchir. Rein non senti. Bon état général.
Obs. 22, L., 68 ans.	Début en 1896 par rét. aiguë.	Rét. complète depuis 5 ans. Urines très purulentes. Pyélonéphrite, gros calcul vésical. Mauvais état général.	29 août 1901	P. 66 gr. Gros calcul phosph. pesant 61 gr.	Sorti avec fistulette périnéale.	»	»	R. nul, ne se sonde plus. Mict. faciles, non fréquentes, non impérieuses.	Presque claires. Polyurie.	Urèthre très facile à franchir. Perd encore quelques gouttes d'urine par la fistule de temps à autre. Bon état général.
Obs. 23, M., 73 ans.	Début en 1865. 1re rét. aiguë en 1888. Plus tard nombr. attaques de rét. aiguë. Hémat. fréq. Orchite suppurée	Rét. complète depuis 18 mois. Urines troubles. Urèthre difficile à franchir. Hématurie. Rein droit senti.	12 sept. 1901	229 gr.	Le 36e jour.	Le 53e jour.	»	R. nul, ne se sonde plus. Mict. faciles, non impérieuses.	Claires.	Urèthre difficile à franchir sans mandrin. Rein non senti.
Obs. 24, G., 67 ans.	Début en 1901 par rét. aiguë. Orchite dr. récente.	R. restée complète depuis 3 mois. Urines troubles. Assez bon état général.	23 oct. 1901	10 gr.	Le 17e jour.	Le 30e jour.	»	R. nul, ne se sonde plus. Mict. faciles, restées fréquentes.	Claires. Pollakyurie nocturne.	Urèthre facile à franchir.
Obs. 25, Br., 64 ans.	Début en 1889 par rét. aiguë.	Rét. compl. depuis 5 ans. Urines purulentes. Cystite ancienne. Pyélonéphrite. Mauvais état général, se sonde 10 à 15 fois par jour.	31 oct. 1901	P. 15 gr. Petit calcul phosph.	Le 17e jour.	Le 30e jour.	»	R. 120 à 150 gr., se sonde 1 fois par jour. Mict. fréquentes, faciles.	Troubles.	Urèthre facile à franchir. État général très amélioré.
Obs. 26, D., 64 ans.	Début en 1899, se sonde depuis juin 1900. Lithiase rénale, depuis 10 ans a expulsé plusieurs calculs.	Rét. complète depuis 18 mois. Urines purulentes. Reins non sentis. Phlébite récente.	15 nov. 1901	40 gr.	Le 20e jour.	Le 45e jour.	Orchite légère le 10e j.	R. nul, ne se sonde plus. Mict. très faciles.	Claires.	Urèthre facile à franchir. Très bon état général.
Obs. 27, R., 66 ans.	Début en 1891 par rét. compl.	Rét. complète depuis 10 ans. Urines purulentes. Cath. doul. depuis plusieurs mois.	23 déc. 1901	P. 45 gr. Calcul phosph. et graviers.	Le 16e jour.	Le 40e jour.	»	R. nul, ne se sonde plus. Mict. faciles, non fréquentes.	Claires.	Urèthre facile à franchir.
Obs. 28, R., 60 ans.	Début en 1893, 2 rét. aiguës, 1 taille, 3 lithotrities.	Rét. complète depuis 4 mois. Polyurie trouble. Rein droit senti et doul. Mauvais état général.	13 janv. 1902	P. 80 gr. 4 calculs phosph.	Le 17e jour.	Le 45e jour.	»	R. nul, ne se sonde plus. Mict. faciles. Légère incontinence après longues marches.	Presque claires.	Urèthre facile à franchir. Rein non senti. Bon état général.
Obs. 29, P., 51 ans.	Début en 1897. Rét. incomplète. Pyélonéphrite il y a trois ans.	Rét. complète depuis 19 mois. Polyurie trouble. État général médiocre.	20 janv. 1902	46 gr.	Le 19e jour.	Le 35e jour.	Orchite légère le 20e j.	R. nul, ne se sonde plus. Mict. faciles, non fréquentes.	Presque claires.	Urèthre facile à franchir. Bon état général.
Obs. 30, V., 57 ans.	Début en 1899. 3 attaques de rét. aiguë.	Rét. complète depuis 4 mois. Urines purulentes. Rein dr. senti doul.	31 janv. 1902	52 gr.	Le 21e jour.	Le 42e jour.		R. nul, ne se sonde plus. Mict. faciles.	Presque claires.	Urèthre facile à franchir, raccourci de 5 cent. Rein non senti.

Considérations anatomiques sur ces trente opérations.

Avant d'aborder l'étude d'ensemble des résultats opératoires et cliniques de la prostatectomie, je voudrais présenter quelques considérations anatomiques sur l'ensemble des prostates extirpées par M. Albarran, sur les modifications subies par l'urèthre prostatique et sur les calculs extraits de la vessie au cours de ces opérations.

1° *Prostates.* — Je considérerai successivement le poids, le mode de répartition de l'hypertrophie, le décollement capsulaire, la variété anatomique macroscopique de ces prostates.

Je me contente, quant au poids moyen des prostates extirpées, de donner le tableau ci-dessous.

La prostate pesait :

De 10 à 20	grammes	dans 5 cas
De 20 à 30	—	dans 5 cas
De 30 à 40	—	dans 3 cas
De 40 à 50	—	dans 5 cas
De 50 à 60	—	dans 4 cas
De 60 à 70	—	dans 5 cas
De 80 à 90	—	dans 2 cas
229	—	dans 1 cas

Les classiques donnent comme poids moyen normal de la prostate 20 à 25 grammes. Ce poids comprend le poids total avec l'urèthre et la capsule. Nos pièces présentaient donc, 5 fois, un poids inférieur au poids normal. Mis à part le cas de prostatectomie incomplète (obs. X), les 4 autres faits sont, cependant, des opérations complètes, des prostatectomies subtotales, pour employer l'expression heureuse de Proust, telles que M. Albarran a pu les réaliser dans tous les autres faits.

D'une part, il est évident que l'extirpation complète nécessiterait la résection de l'urèthre prostatique qui n'a jamais été pratiquée dans nos observations. D'autre part, ce serait ici le lieu de répéter que le volume de l'obstacle prostatique joue un rôle très secondaire dans la production de la rétention.

La grande majorité de nos prostates pèsent au-dessus de 60 gr. (17 cas sur 30). Il y a un cas où le poids atteignait le chiffre rare de 220 grammes. Ce poids peut être considéré comme une rareté pathologique, si l'on s'en rapporte à ce que disent les auteurs classiques.

Quant au mode de répartition de l'hypertrophie dans nos prostates, quant à la configuration réelle de ces prostates, avant leur extirpation, je ne puis que présumer leur disposition d'après l'opération même.

Nous avons constaté un premier fait d'une importance capitale, déjà signalé, d'ailleurs ; c'est l'absence presque constante de toute hypertrophie de tissu sur la paroi postérieure de l'urèthre. Quand on pratique l'hémisection uréthrale, à la façon de Gosset et Proust, on est toujours surpris d'inciser une couche de tissu très mince, au point que, les lèvres de l'incision s'écartant, on a d'abord l'impression que la prostate n'est pas hypertrophiée.

A la vérité, la prostate hypertrophiée ne s'étale pas sous les yeux de l'opérateur qui agit par le périnée. C'est sur les côtés de l'urèthre que l'hypertrophie se développe. Souvent même, elle entoure complètement l'urèthre et le col vésical.

Les lobes latéraux nous ont toujours paru présenter une épaisseur d'autant plus grande que l'extirpation se poursuivait en haut du côté du col vésical.

Les lobes latéraux étaient inégalement développés dans 8 cas. Le maximum de développement intéressait 3 fois le lobe droit, 5 fois le lobe gauche. Toujours, l'inégalité de développement, prévue avant l'opération à l'aide du toucher rectal, s'est trouvée confirmée au moment de l'extirpation.

Les cas d'hypertrophie du lobe moyen de la prostate méritent plus d'intérêt.

On sait que ce que l'on désigne sous le nom de saillie du lobe médian de la prostate peut résulter, soit de l'hypertrophie de la portion de prostate située au-dessus des canaux éjaculateurs (lobe moyen anatomique), soit de l'hypertrophie des glandules sous-muqueuses juxta-cervicales (1). Dans le premier cas, il s'agit d'une hypertrophie totale et régulière de la glande, et l'ensemble de cette masse est séparé de la cavité même de la vessie par toute l'épaisseur de la paroi vésicale. Dans le second cas, l'hypertrophie du lobe moyen peut être prédominante, quelquefois même indépendante, mais surtout, point capital sur lequel insistent Alexander et Albarran, le tissu hypertrophié se trouve, en pareil cas, placé au-dessous de la muqueuse vésicale, entre la muqueuse et la musculeuse vésicales. Cette double notion conduit naturellement à la conclusion suivante au point de vue opératoire : *a*) on doit faire l'excision du lobe moyen, dans le premier cas, comme on excise les lobes latéraux, c'est-à-dire par morcellement extra-vésical, avec un doigt mis dans la vessie comme guide afin de ne pas blesser sa paroi ; *b*) on doit faire l'excision du lobe moyen, dans le second cas, par énucléation sous-muqueuse, suivant la technique utilisée au cours de la prostatectomie sous-pubienne, et cette énucléation ne pourrait être faite par la voie extra-vésicale qu'à la condition expresse de fendre la musculeuse de la vessie, ce qui pourrait offrir de sérieux inconvénients au voisinage du col.

M. Albarran a eu recours cinq fois à l'incision de la muqueuse du col pour énucléer le lobe médian situé au-dessous d'elle. Partout ailleurs, l'abrasion de ce lobe s'est faite par excision extravésicale. Mais, quel que fût le procédé d'extirpation employé pour le lobe médian, toujours cette extirpation a été jugée complète d'après l'exploration digitale qui montrait, à la fin de l'opération, une paroi du col absolument souple et dépourvue de tout épaississement dû à des fragments de prostate.

Je voudrais ajouter quelques réflexions sur le décollement plus ou moins facile de ce que l'on est convenu d'appeler la capsule de la prostate. Sous ce terme de capsule prostatique, si souvent employé dans nos descriptions opératoires au cours de nos observations, nous entendons uniquement la loge aponévrotique qui enveloppe la prostate. Le fragment de capsule prostatique que l'on incise, aussitôt fait le décollement du rectum, n'est donc autre chose que l'aponévrose

(1) Albarran, De la topographie normale des glandes de la portion prostatique de l'urèthre. *Traité de chirurgie* de MM. Le Dentu et Pierre Delbet, t. IX, p. 526. Paris, 1900.

prostato-péritonéale décrite par Denonvelliers. Son décollement s'est opéré de façon très inégale suivant les cas. Je trouve, d'après mes comptes rendus, les résultats suivants :

Décollement uniformément facile.	19 cas
Décollement difficile ou incomplet	7 cas
Décollement impossible.	3 cas

La facilité du décollement capsulaire a son importance, étant donné ce fait très certain que l'extirpation s'opère sans hémorrhagie notable lorsque les instruments se tiennent en dessous de la capsule prostatique, ce qui est un des principaux avantages de la voie sous-capsulaire telle que l'avait conçue Nicoll. J'ajouterai cette autre remarque : sur les 30 prostatectomisés, 10 étaient en même temps des calculeux. Or, c'est chez ces prostatiques doublés de calculeux que le décollement de la capsule a présenté les plus grandes difficultés. C'est aussi, d'ailleurs, chez cette catégorie d'opérés que l'on a dû faire le plus d'hémostase. D'où il résulte, au point de vue de la prostatectomie périnéale, que les prostatiques calculeux prêtent à des difficultés opératoires qui leur sont particulières et qui tiennent chez eux à la vascularisation plus intense de la région opératoire, et à la friabilité ou à l'adhérence de la capsule prostatique.

Il est un dernier point, concernant le décollement capsulaire, qu'il convient de mettre en évidence. Cette capsule adhère assez fortement, dans tous les cas, sur la ligne médiane, là où se fait l'hémisection de l'urèthre. En ce point, il faut amorcer son décollement en taillant avec le ciseau. En dehors de la ligne médiane, le décollement est plus facile et d'autant plus facile même, d'une manière générale, qu'on se porte plus en dehors sur les parois latérales de la loge prostatique.

Je serai bref sur la nature histologique de ces 30 pièces d'hypertrophie prostatique, cette étude devant être donnée plus tard d'une manière complète, par MM. Albarran et Motz. Je dois cependant dire que toutes ces prostates présentent la nature histologique de l'hypertrophie simple sans dégénérescence épithéliale. J'insisterai encore sur la consistance de la prostate et sur la présence, dans son tissu, des corps sphéroïdaux. Ces derniers ont été rencontrés dans un grand nombre de cas, autant dans l'hypertrophie des lobes latéraux que dans l'hypertrophie des glandes muqueuses sous-cervicales, c'est-à-dire du lobe médian. Dans les lobes latéraux, les corps sphéroïdaux présentent de l'intérêt, étant donné le procédé opératoire mis en pratique par M. Albarran, en raison des rapports intimes qu'ils ont affectés parfois avec la muqueuse de l'urèthre prostatique. Cette muqueuse, toujours mince, est, de plus, très friable. Au cours de l'extirpation de ces petits fibromes, qui la soulèvent et la déforment, elle risque fort de se déchirer, et cette déchirure doit être évitée, surtout si le fibrome est placé loin de l'hémisection uréthrale, pour qui veut conserver l'intégrité de l'urèthre prostatique. En second lieu, dans le lobe médian, les fibromes se sont énucléés très aisément grâce à l'incision préalable de la muqueuse vésicale indiquée plus haut. Quant à la consistance de la prostate, elle a toujours paru plus friable chez les calculeux que dans les cas d'hypertrophie sans calculs. Dans un seul cas de cette seconde catégorie la prostate était d'une friabilité extrême. Cela tenait à la présence de deux petits abcès rencontrés dans le lobe latéral gauche.

Nous avons noté quatre fois une hypertrophie glandulaire pure sans fibromes. Dans ces quatre cas, le tissu prostatique avait une consistance résistante. Il ne déchirait pas sous la traction des pinces et sa solidité a singulièrement facilité son excision.

2° *Urèthre prostatique.* — Dans presque tous les cas, l'urèthre avait son calibre déformé et surtout sa paroi inférieure plus ou moins considérablement élargie. La dilatation de l'urèthre prostatique accompagnant l'hypertrophie est d'ailleurs bien connue.

Elle peut même offrir des dimensions telles que la cavité de l'urèthre prostatique dilaté arrive à figurer une petite vessie. Dans un des derniers cas opérés par M. Albarran, où la prostate atteignait le poids de 221 grammes, la cavité de l'urèthre prostatique mesurait près de 8 centimètres dans le diamètre antéro-postérieur. Je me garderais d'insister sur cette dilatation si elle n'autorisait une mesure opératoire que M. Albarran a toujours mise en pratique dans les cas de dilatation large du conduit prostatique. Cette manœuvre opératoire est la suivante : Lorsque le tissu prostatique se trouve complètement extirpé, le canal prostatique est devenu beaucoup trop large. Réunir les deux lèvres de l'hémisection uréthrale serait constituer, en avant du col, une sorte d'entonnoir inutile. Il faut alors rétrécir l'urèthre et on le rétrécit en réséquant longitudinalement les deux lèvres de l'hémisection uréthrale.

Sur l'allongement de l'urèthre prostatique je me bornerai à dire que j'ai pris soin, dans un grand nombre d'observations, de noter, avant l'opération, la longueur de l'urèthre total, dans le but de voir quel serait le raccourcissement de cet urèthre obtenu par l'extirpation de la prostate.

Je mesurais l'urèthre total de la manière suivante : Je mettais dans la vessie une sonde-béquille et j'injectais de l'eau. Je cherchais à obtenir l'écoulement de cette eau, goutte à goutte, la verge restant flasque et abandonnée à elle-même. Le goutte à goutte obtenu je retirais la sonde et je mesurais, sur la sonde, la distance séparant l'œil placé sur la béquille du niveau de sonde affleurant au méat uréthral. Sur chaque malade il était fait plusieurs mensurations de cette sorte pour avoir la longueur moyenne totale de l'urèthre.

La longueur moyenne de l'urèthre, disent les auteurs classiques, est de 16 centimètres. Chacun sait que l'urèthre s'allonge chez les gens âgés même en l'absence d'hypertrophie de la prostate. Chez les opérés que j'ai examinés je n'ai jamais trouvé moins de 20 centimètres. Et dans tous les cas où de nouvelles mensurations ont été faites après la prostatectomie, l'urèthre avait paru présenter une diminution de longueur d'un minimum de 2 centimètres. J'en conclus que la prostatectomie raccourcit l'urèthre prostatique. Cela était à prévoir. Sans doute le raccourcissement est-il occasionné par l'abaissement du col de la vessie, la résection partielle de la paroi inférieure de l'urèthre prostatique et le tissu cicatriciel rétractile de la plaie périnéale.

Je dirai ailleurs ce que donne l'exploration de l'urèthre des prostatectomisés.

3° *Calculs vésicaux.* — Il me reste à parler des calculs retirés de la vessie chez nos opérés. Sur 10 cas de calculs vésicaux il s'est agi 8 fois de calculs phosphatiques, 2 fois de calculs uriques nombreux (il y en avait 13 et 16). Dans un autre cas (obs. III) il s'est agi d'un calcul urique fragmenté spontanément dans la vessie et dont les fragments s'étaient recouverts d'une épaisse couche phosphatique. Chez deux calculeux le calcul, de nature phosphatique, et extrait sans broiement préalable, présentait une forme arrondie, convexe sur une de ses faces, concave sur l'autre. Cette concavité résultait, sans doute, de l'action exercée sur le calcul par le lobe prostatique saillant dans la vessie; chez le malade de l'observation XXII, dont le calcul pesait 61 grammes, cette action de la prostate paraissait très nette.

Je terminerai par l'étude des 2 cas dans lesquels il a été impossible d'extirper la totalité de la prostate. Une fois (obs. X), cette impossibilité fut mise sur le compte d'une épaisseur extrême du périnée, avec anus infundibuliforme, dispositions anatomiques telles que l'index ne pouvait atteindre le bec de la prostate, malgré une forte rétropulsion du rectum, et que l'opération faite a été une prostatotomie avec extirpation pénible de quelques fragments de prostate appartenant au lobe droit. Une seconde fois (obs. XXI), chez un prostatique calculeux, la portion postérieure sous-vésicale du lobe gauche dut être laissée en place. Elle avait une telle adhérence avec la paroi vésicale qu'il eût été nécessaire de réséquer un segment de cette paroi pour faire une extirpation complète.

CHAPITRE III

RÉSULTATS GÉNÉRAUX DE LA PROSTATECTOMIE PÉRINÉALE

J'étudierai, maintenant, dans un chapitre d'ensemble, les résultats généraux fournis par ces 30 cas de prostatectomie périnéale.

Ce chapitre comprendra deux parties : a) l'étude des résultats opératoires ; b) l'étude des résultats cliniques.

A. — Résultats opératoires

Ces 30 faits permettent d'apprécier, d'une manière exacte, les modifications apportées par la prostatectomie à l'anatomie de l'urèthre prostatique. C'est là une première constatation de grande valeur étant donné le traumatisme causé à la fois par l'hémisection de l'urèthre et par la résection presque constante d'une partie de sa paroi inférieure. Il est intéressant, en outre, de savoir si la plaie périnéale se ferme bien et comment se fait sa cicatrisation. Il est non moins intéressant de connaître les sensations que donne le toucher rectal, chez les prostatectomisés, après fermeture de la plaie périnéale. Quelles sont, enfin, les complications post-opératoires de la prostatectomie périnéale, telle que l'a pratiquée M. Albarran ? Quel est le degré de gravité de cette opération ? Voilà les deux dernières questions que nous sommes aujourd'hui en droit d'élucider.

a) **Résultats observés du côté de l'urèthre.** — J'ai dit, ailleurs (v. page 190), quelles étaient les modifications apportées, par l'extirpation de la prostate, à la longueur de l'urèthre.

Je n'envisagerai donc, ici, que la facilité plus ou moins grande que l'on peut avoir à franchir l'urèthre après la prostatectomie périnéale, soit avec des instruments en gomme, soit avec des instruments métalliques.

D'une manière générale, l'urèthre prostatique est resté facilement franchissable par les sondes béquilles et à plus forte raison par les bougies béniqués, chez tous les opérés. Mais il y a lieu de faire une remarque quant au moment où le cathétérisme est devenu facile, c'est-à-dire lorsqu'il a pu être pratiqué avec des sondes béquilles sans que l'on fût obligé de les monter sur le mandrin. Alors que le plus grand nombre de nos opérés ne pouvait être cathéterisé pendant les premiers jours qu'avec l'aide du mandrin courbe, ce cathétérisme devenait facile, sans mandrin, chez presque tous, avant leur sortie de l'hôpital. Cette facilité était, sans aucun doute, le résultat du passage presque journalier de bougies béniqués dans l'urèthre. Il suffit de se reporter à la description de chacune des opérations qui ont été faites, pour se rendre compte que la nécessité s'imposait de régulariser le calibre de la traversée prostatique avec des bougies métalliques.

Toutefois, bien que possible avec la sonde béquille seule, le cathétérisme, chez quelques prostatectomisés, demande des manœuvres prudentes et l'emploi d'une sonde de calibre moyen. Il en est chez lesquels le bec de la sonde doit être tourné latéralement pour pénétrer dans la vessie. Il en est chez lesquels une sonde de calibre supérieur au n° 16 ou au n° 17 ne peut pas pénétrer. A quoi tiennent ces particularités ? S'agit-il d'une déviation du canal, s'agit-il d'un rétrécissement de l'urèthre prostatique sectionné et suturé ? Je pense que la déviation seule du canal doit être mise en cause et je ne crois pas qu'il puisse s'agir de rétrécissement. La sténose de l'urèthre prostatique est une rareté pathologique même après les traumatismes graves du bassin. Il manque à l'urèthre prostatique cette couche spongieuse qui caractérise l'urèthre prémembraneux et qui est le facteur principal de tous les rétrécissements de l'urèthre. Par contre, l'urèthre prostatique sectionné, réséqué ensuite le long des lèvres de la section, quelquefois même déchiré sur une de ses faces latérales, suturé, enfin, là ou il a été déchiré et sectionné, a les plus grandes chances, tout en conservant un calibre suffisant, de présenter un axe qui ne corresponde plus sensiblement à l'axe primitif. De là l'obligation de tâtonner, pour la main qui enfonce la sonde ; de là, aussi, les ressauts parfois rencontrés au cours des cathétérismes chez quelques prostatectomisés.

Je n'ai jamais été arrêté, chez un seul opéré, pour introduire une sonde longtemps après l'opération. L'urèthre ne présente donc, jusqu'ici du moins, aucun rétrécissement.

Mais je dois à la vérité de dire que dans un cas (obs. XVII), 15 jours après l'opération, il m'a fallu laisser le malade sans sondages, et cela pendant 8 jours, parce qu'il m'avait été impossible, durant tout ce temps, d'introduire une béquille dans la vessie, même avec l'aide du mandrin. Ce malade a d'ailleurs guéri sans incident. Dans un autre cas (obs. II), malgré le passage régulier de bougies béniqués, l'opéré que l'on sondait tout d'abord sans difficulté ne pouvait être sondé, dans ces derniers temps, qu'à l'aide du mandrin. Chez un 3e malade (obs. XXIII), je remarquais, récemment encore, que la traversée prostatique restait difficile à franchir et qu'elle nécessitait l'emploi du mandrin. Somme toute, 2 malades seulement présentent aujourd'hui encore, un urèthre qui ne peut être franchi qu'avec l'aide du mandrin. Ces 2 malades, d'ailleurs, urinent très facilement et ils continuent à vider leur vessie depuis 6 et 7 mois qu'ils sont opérés.

b) **Mode de cicatrisation de la plaie périnéale.** — La plaie périnéale s'est cicatrisée complètement dans tous les cas, sauf 2 (1). C'est là une première constatation digne d'intérêt, des esprits non prévenus ayant tendance à croire que ces opérés doivent conserver un périnée fistuleux. Je donnerai, tout à l'heure, quelques détails complémentaires sur les 2 malades qui présentent encore une petite fistule périnéale.

Chez tous les autres malades (27 sur 29 suivis), la plaie périnéale s'est fermée progressivement et lentement. Certains malades, c'est le petit nombre, avaient le périnée entièrement cicatrisé un mois après l'opération. Je pense que c'est là une durée minimum de cicatrisation pour une plaie toujours profonde, toujours infectée et que nous avons systématiquement laissée franchement ouverte dans tous les cas. La durée moyenne de la cicatrisation a été d'un mois et demi pour le plus grand nombre des faits. Quelquefois, cette cicatrisation a exigé

(1) Le malade de l'observation XII présente, depuis un mois, une petite fistulette périnéale bien que sa plaie fût complètement fermée lorsqu'il a quitté le service, le 29 janvier.

2 mois pour être complète. Une fois (obs. XXI), chez un prostatique calculeux très infecté, elle a demandé 3 mois.

Au cours des premières prostatectomies, nous avons vu les plaies périnéales présenter, souvent, dans les premiers jours, un mauvais aspect, dégager une mauvaise odeur, l'odeur de sphacèle, éliminer même certains débris sphacélés, sans doute des fragments de capsule prostatique non réséqués. Plus tard, les plaies ont toujours eu bon aspect, malgré leur souillure continuelle par l'urine. Elles étaient rosées et nettement bourgeonnantes. Dès que les mictions s'établissent par les voies naturelles et que l'urine ne souille plus la plaie, celle-ci se rétrécit très rapidement.

Le périnée, lorsqu'il est complètement fermé, présente une cicatrice transversale, souple, non douloureuse, quelquefois d'apparence chéloïdienne. Cette cicatrice est restée fermée dans tous les cas. Une seule fois (obs. II), l'opéré, après être rentré chez lui guéri, est revenu nous voir avec une petite fistule périnéale récente qui donnait passage à quelques gouttes d'urine. La plaie s'est d'ailleurs très vite refermée après quelques pansements avec badigeonnages iodés. Mais elle s'est rouverte, deux autres fois, dans la suite, pour donner passage à l'urine. Aujourd'hui, elle est et reste fermée.

Quant aux 2 opérés dont le périnée reste encore fistuleux, ce sont les opérés des observations XIX et XXII. Le second, prostatique calculeux, avait dans la vessie un calcul du poids de 61 grammes. Ce calcul a été extrait en entier, sans broiement, après section du col de la vessie. Je pense qu'il faut attribuer à cette section du col, malgré la suture qui en a été faite, la persistance de la fistule. Cette fistule ne donne d'ailleurs passage, aujourd'hui, qu'à quelques gouttes d'urine à chaque miction. Ce malade n'attache aucune importance à cette légère infirmité vu l'état grave où il se trouvait avant son opération. Notre autre malade (obs. XIX) fut le premier prostatectomisé de cette longue série d'opérés. Il a conservé encore aujourd'hui, 11 mois après son opération, une fistule périnéale insignifiante par laquelle sortent, de temps à autre, quelques gouttes d'urine, au moment des mictions.

c) **Le toucher rectal après la prostatectomie.** — J'ai fait avec soin le toucher rectal chez la plupart de nos opérés, plusieurs mois après l'opération. Les résultats fournis par cet examen sont intéressants à deux points de vue. Tout d'abord, quant à la sensation perçue par l'index sur la paroi antérieure du rectum, on peut dire qu'il n'existe plus trace de prostate, à proprement parler. Les tissus sont souples et indolores. Le doigt reconnait, seulement, l'existence d'une sorte de plaque, sans limites précises, à contours non saillants, qui témoigne de la cicatrisation de l'urèthre prostatique et de la plaie périnéale. Cette plaque se continue en avant par une sorte de bande indurée qui paraît se perdre dans la cicatrice transversale du périnée. Je fais exception, bien entendu, pour un malade (obs. X) chez lequel on n'a pu faire qu'une extirpation très partielle de la prostate et chez lequel le toucher rectal délimite très nettement, encore, l'existence d'un petit lobe droit et d'un gros lobe gauche.

En second lieu, le toucher rectal permet, chez certains malades porteurs d'hémorroïdes internes, dont quelques-unes se prolabaient facilement à la suite des efforts de la miction, de constater que ces hémorroïdes ne sont plus saillantes. La prostatectomie a même été très nettement curatrice d'un prolapsus rectal moyen dans un cas (obs. XIX).

d) **Complications post-opératoires de la prostatectomie.** — Je ne veux envisager ici que les complications dont j'ai été le témoin. Il s'agit seulement de complications d'ordre septique. Sans doute, au premier rang, devrait être mise une complication bien compréhensible avec une plaie périnéale infectée, presque infailliblement, au cours de l'opération, infectée aussi dans les jours qui suivent, tant à cause de sa communication avec la vessie que parce qu'elle est voisine de l'anus. Cette complication, c'est la phlébite avec ses conséquences. Aucun de nos malades n'a présenté cette complication.

L'infection de cette plaie périnéale pouvait être encore la cause d'hémorragies secondaires. Je n'ai vu cette complication qu'une seule fois. Il s'agit du malade de l'observation XIV. L'hémorrhagie périnéale s'est montrée le 14e jour après l'opération, dans la nuit ; elle a été abondante et a nécessité un tamponnement serré. Ce malade est, en vérité, le seul qui nous ait donné quelque inquiétude. Pour des raisons que je discuterai plus loin, en traitant de la gravité opératoire de la prostatectomie, cette complication aurait pu, je pense, être évitée. Il est une autre complication que nous avons vu se produire trop fréquemment. Je veux parler de l'orchi-épididymite. Elle a existé dans 12 cas sur 30. Tantôt précoce, tantôt tardive, tantôt unilatérale, tantôt bilatérale et à bascule, cette orchi-épididymite a toujours eu une localisation plus nettement épididymaire que testiculaire. Elle s'est rarement accompagnée d'élévation de la température. Elle se présentait, localement, avec les signes habituels de l'orchi-épididymite d'origine uréthrale, légère, telle qu'on la voit survenir de temps à autre chez les malades prostatiques qui se sondent souvent. Jamais l'orchi-épididymite n'est devenue suppurative. Jamais il n'a paru y avoir la moinde réaction du côté du cordon. Dans tous les cas, la réaction testiculaire, tout d'abord vive pendant 2 ou 3 jours, diminuait rapidement d'intensité. Le 8ᵉ ou le 10ᵉ jour, le malade n'accusait plus de sensibilité du testicule. L'épanchement vaginal avait disparu. Seule persistait une petite induration de la queue de l'épididyme, parfois de la totalité de l'organe.

L'existence de cette complication, en somme fréquente sinon sérieuse au cours de nos opérations, demande quelques développements, moins à cause de sa pathogénie bien facile à comprendre, que parce qu'il y avait lieu et qu'il y a lieu encore de se demander comment on pourrait la prévenir.

Et cependant, la pathogénie de ces orchi-épididymites et leur traitement préventif sont deux questions connexes. S'il est avéré qu'il s'agisse là d'infection légère propagée par la voie canaliculaire, il s'ensuit qu'il suffirait, au cours de l'opération, de supprimer la continuité des voies spermatiques pour empêcher l'orchite de se produire. S'il est possible, au contraire, que le foyer périnéal, qui est septique, contamine le testicule, à distance, par la voie lymphatique ou par la voie veineuse, la ligature du canal déférent devient alors une précaution inutile.

Je n'entends pas m'attarder à discuter ces deux hypothèses pathogéniques. Je m'en rapporterai seulement à l'étude des faits.

La ligature du canal déférent n'ayant pas été systématiquement faite par M. Albarran au cours de ses opérations, j'ai donc recherché quelle conduite il avait tenue vis-à-vis des voies spermatiques, chez les opérés qui ont présenté, ultérieurement, des phénomènes d'orchite.

Dans mes descriptions opératoires, concernant les 12 malades qui ont présenté des phénomènes d'orchi-épididymite, je lis que la ligature des canaux déférents a été faite, deux fois, dans la plaie, à la fin de l'extirpation de la prostate. Une autre fois, il est dit qu'une ligature fut posée sur les deux vésicules séminales, mais il n'est pas question des canaux déférents.

J'en conclus que la ligature dans la plaie des deux canaux déférents n'ayant pas mis le malade à l'abri de l'orchi-épididymite, il est à présumer que cette ligature, sans doute utile quand elle est possible, quand les deux canaux déférents se montrent, n'est pas cependant un moyen sûr d'éviter cette complication.

Parmi les 18 autres malades chez lesquels il n'y a pas eu d'orchi épididymite post-opératoire, j'en trouve 3 chez lesquels la ligature des canaux déférents a été faite, deux fois dans la plaie, une fois au niveau de la région inguinale.

Si je m'en rapporte aux cas que j'ai vu opérer, je dirai que la ligature des canaux déférents dans la plaie n'est pas toujours chose facile. Souvent les canaux déférents ne sont pas vus. D'autre part, la ligature posée dans ce milieu septique et qui se ferme par seconde intention n'est pas, ce me semble, une ligature bien assurée Le fil a dû tomber prématurément dans les 2 cas auxquels je faisais allusion tout à l'heure. Si l'on veut interrompre la continuité du canal déférent chez les prostatectomisés, et je pense qu'il faut actuellement le faire, je conclurai donc en disant que cette ligature doit être faite au niveau de la région inguinale, ainsi que M. Albarran l'a pratiquée une fois. Nul doute, ainsi que le fait remarquer Desnos en appréciant les résultats de la vasectomie, que ce soit là le meilleur moyen d'éviter les orchites précoces ou tardives, uniques ou à répétition, telles que nous avons observées 1 fois sur 3, environ, chez les prostatectomisés.

e) **Gravité opératoire de la prostatectomie périnéale.** — La prostatectomie périnéale est une opération bénigne, à en juger par la seule lecture des observations. Lors de la dernière session de l'Association française d'urologie, M. Albarran rapportait ses 14 premières opérations sans une seule mort. Les 16 opérations suivantes ont obtenu le même succès opératoire (1). Aucune des statistiques de prostatectomie publiées jusqu'à ce jour n'est ainsi vierge de toute mortalité, que la prostatectomie ait été pratiquée par la voie hypo-

(1) Nous avons récemment perdu un malade mort le 37e jour après la prostatectomie. C'était un prostatique, ancien rétentionniste complet, âgé de 67 ans, porteur de lésions rénales.

gastrique, par la voie périnéale ou par les deux voies combinées.

Mais l'absence de mort ne suffit pas, sans doute, pour dire qu'une opération est bénigne. Encore faut-il tenir compte des conditions dans lesquelles se présentent les opérés, pendant les premiers jours, et de la façon dont ils guérissent. A ce point de vue, ce que nous avons constaté dépassa, au début de la série, toutes nos espérances. Plus tard, nous n eûmes jamais la moindre inquiétude sur le sort de nos malades. Et pourtant, certaines prostatectomies ont présenté de sérieuses difficultés. Le pronostic opératoire pouvait s'aggraver, chez quelques-uns de ces malades, du fait de la longue durée de l'opération, et de la perte de sang plus ou moins importante qu'ils avaient subie. Jamais l'opération n'a duré moins de trois quarts d'heure. Le plus habituellement, elle durait une heure et quart, souvent, même, une heure et demie. Quelques opérés, d'autre part, particulièrement les calculeux, ont perdu une quantité de sang notable. J'ai dû leur faire, le jour même, des injections de sérum caféiné. Ces derniers malades conservaient un état d'abattement, de courte durée, d'ailleurs. Tous les autres opérés n'ont présenté, le premier jour, aucune réaction fébrile; ils avaient bon pouls, bonne figure, et il était habituel de les trouver, le lendemain matin, lisant leur journal dans leur lit.

En parcourant les feuilles de température, je les trouve toutes normales, dans l'ensemble. De-ci de-là, quelques brèves ascensions thermiques, souvent dues, les premiers jours, à de la rétention stercorale, auquel cas un purgatif les faisait bientôt disparaître, toujours dues, plus tard, soit à une sonde à demeure mal placée, soit à un passage de bougies béniqués. Pour qui est familiarisé avec le traitement des rétentions vésicales infectées, ce qui était le cas chez tous nos malades, ces divers accidents thermiques n'offrent rien que de très habituel.

Nos opérés, exception faite pour ceux qui se sont plaints d'orchites tardives, ont tous pu se lever aussitôt le retrait de la sonde à demeure, c'est-à-dire, en moyenne, du 15e au 20e jour. Il convenait de réduire au minimum le séjour au lit et de ne pas compromettre le succès d'une opération longue et laborieuse par le danger qu'offre l'hypostase prolongée chez les gens âgés. Nous n'avons, d'ailleurs, observé aucune complication pulmonaire chez nos opérés.

Je le répète, l'extirpation de la prostate par la voie périnéale doit être considérée comme une opération bénigne. Comment expliquer cette bénignité que tant de faits confirment? Est-ce une série heureuse? Tant de succès opératoires sont-ils dus à un choix de malades? Ou bien la raison de ces succès n'est-elle pas plutôt due à la manière de faire de l'opérateur?

Il ne saurait être question, un seul instant, de dire que les malades ont été choisis parmi beaucoup d'autres. Les opérations ont été faites sans choix aucun.

Notre préoccupation du début fut moins dirigée par le choix des malades que par la difficulté de décider à l'opération des prostatiques de vieille date, habitués à la sonde, sachant qu'un court séjour à la clinique suffirait pour les guérir provisoirement, qui d'un accident de sondage, qui d'une cystite, qui d'un calcul vésical. Le prostatique n'abandonne pas sans regret la sonde. Il met son salut dans cet instrument comme le hernieux le met dans son bandage. L'un et l'autre contractent une habitude, et l'on sait qu'une habitude se perd difficilement. Il est vrai que cette habitude devient vite, pour ces deux sortes de malades, une nécessité. Tout chirurgien conseille la kélotomie, avec raison, pour la grande majorité des hernies. Nous pensions, de même, au début de nos opérations, que l'ablation de la prostate était à conseiller chez les prostatiques avérés.

Sans doute, nous avons laissé prudemment de côté certains malades entrés à l'hôpital avec un état général très grave et dont quelques-uns sont morts, d'ailleurs, malgré les soins habituels les mieux dirigés. Nous n'avons pas songé davantage à enlever la prostate chez des vieillards de 80 ans. Par contre, nous n'avons pas voulu intervenir chez des prostatiques à la première période. C'est dire que tous nos opérés sont, avec des conditions cliniques variables tenant soit à l'âge, soit à l'état des urines et des reins, des prostatiques de la seconde ou de la troisième période, sans distinction. On pourra voir, en lisant les observations, que si certains de ces malades étaient dans un état général très satisfaisant, d'autres avaient, par contre, soit une élimination rénale défectueuse, soit la vessie très infectée, soit un état général douteux, toutes conditions peu favorables, certes, au pronostic opératoire immédiat.

Pour moi, la bénignité opératoire de ces prostatectomies périnéales, faites sans aucun choix, est due essentiellement aux deux causes que voici : d'une part, manière dont l'opération a été conduite ; d'autı part, soins consécutifs qui ont été prodigués.

La manière de faire de M. Albarran empruntant à d'autres opérateurs deux de ses temps principaux: le décollement capsulaire (Nicoll), l'hémisection uréthrale (Gosset et Proust) suivie du drainage cysto-périnéal, paraît encore s'assurer un pronostic opératoire des plus favorables à cause du morcellement systématiquement progressif et méthodique de la prostate. M. Albarran réduit ainsi au minimum le traumatisme opératoire par une protection constante de l'urèthre et une protection certaine de la vessie. Non seulement il draine systématiquement la vessie par le périnée, mais encore il ferme très incomplètement la plaie périnéale.

Je pense que ce sont là autant de raisons de succès.

D'autre part, je ne voudrais pas m'étendre outre mesure sur l'importance des soins post-opératoires. Mais je tiens à dire qu'ils méritent une grande place dans le succès de la prostatectomie périnéale. D'une manière générale, le traitement des infections de la vessie nécessite un certain doigté et une certaine habitude des maladies urinaires. C'était bien ici le cas.

Le seul exemple de suites opératoires qui nous ait donné de l'inquiétude (obs. XIV) suffirait presque à légitimer ce que je viens de dire. Le malade a eu de l'élévation de la température, des hémorrhagies par la plaie, un état général très mauvais pendant toute la durée de son séjour à l'hôpital. On verra, dans l'observation, que la plaie périnéale fut fermée trop complètement le jour de l'opération, que le drain vésical sortit de la vessie, le second jour, et qu'il fut impossible de le remettre en place. C'étaient là, je pense, des raisons suffisantes pour expliquer la gravité post-opératoire présentée les jours suivants. Mais ce cas isolé et ainsi expliqué n'entache en rien la bénignité de la prostatectomie périnéale.

B. — Résultats cliniques

Le grand nombre des malades que j'ai scrupuleusement suivis, depuis leur opération jusqu'à ce jour, me permet de donner une étude minutieuse des résultats cliniques généraux obtenus par la prostatectomie périnéale. Précédemment, après la présentation de chaque groupe d'opérés, je n'ai fait qu'étudier les résultats cliniques partiels et, en particulier, le degré d'évacuation vésicale qui paraissait bien devoir être le côté principal de ces résultats.

Mais, que la prostatectomie périnéale permette au rétentionniste prostatique de vider ou non sa vessie, c'est là, certes, un résultat de grande valeur et qui pourrait primer tous les autres. Il ne viendra cependant à l'idée de personne que la faculté de vider complètement sa vessie soit, pour le prostatique, le seul objectif à poursuivre comme indication opératoire. A côté du retour plus ou moins parfait de l'évacuation vésicale, il y a lieu d'étudier avec soin, chez ces opérés, comment s'opèrent leurs mictions, ce que devient leur contractilité vésicale. Il y a lieu d'envisager, aussi, chez les malades porteurs de calculs vésicaux, quel sera l'avenir de leur vessie au point de vue de la récidive si fréquente de ces calculs.

Quelles sont les modifications subies par l'état des urines ? La prostatectomie améliore-t-elle l'état des reins, modifie-t-elle l'acte de la défécation ? Quelles sont les modifications apportées à l'état général des opérés ? Autant de questions que les nombreux faits observés peuvent nous permettre de traiter. Enfin il est une dernière question non moins intéressante dont j'ai cherché la solution, je veux parler des modifications apportées aux fonctions génitales chez les prostatectomisés.

1° Comment se fait l'évacuation vésicale ? — A ce point de vue je devrais diviser les opérés en deux catégories. Dans une première catégorie seraient placés les malades chez lesquels j'ai constaté une évacuation complète de la vessie aussitôt le retrait de la sonde à demeure, évacuation restée ultérieurement complète, d'ailleurs, du moins jusqu'à présent. Dans une seconde catégorie seraient placés les malades chez lesquels l'évacuation vésicale a été incomplète pendant les premiers jours qui ont suivi le retrait de la sonde, bien que le résidu constaté fût de beaucoup inférieur au résidu moyen qu'on retirait de la vessie avant l'opération. Des opérés de ce deuxième groupe, les uns, c'est le plus grand nombre, ont recouvré progressivement la faculté d'évacuer complètement leur vessie par l'urèthre ; les autres, c'est le petit nombre, ont conservé et conservent encore un résidu vésical variable.

Parmi les malades chez lesquels l'évacuation de la vessie était complète après le retrait de la sonde à demeure, je compte quatre des malades qui ont été opérés peu de jours après une attaque de rétention aiguë complète. Le cinquième malade de ce groupe (obs. XIV) est celui qui a présenté les suites opératoires graves dont j'ai parlé précédemment. Je suis obligé de continuer à négliger complètement ce cas dans l'appréciation des résultats de la prostatectomie. J'en conclus donc que tous les malades opérés en état de rétention complète récente ont vidé leur vessie spontanément, aussitôt l'opération. On peut dire, sous une autre forme, que la levée de l'obstacle prostatique a joué ici le rôle de l'écluse que l'on ouvre. Ces quatre faits confirment, sans préjuger rien du mécanisme véritable de la rétention complète, l'idée depuis longtemps énoncée par M. le professeur Guyon sur le rôle d'obstacle joué par la prostate dans les premières manifestations cliniques de l'hypertrophie.

Je trouve, également, parmi ces malades chez qui l'évacuation vésicale fut *immédiatement complète*, cinq des malades sur treize opérés en état de rétention incomplète chronique et huit des malades sur douze opérés en état de rétention complète, ancienne et chronique. Je ne puis être suspecté d'exagération si j'attribue encore les résultats constatés chez ces malades à l'action évidente de la levée d'un obstacle à l'écoulement de l'urine.

Cela porte donc à dix-sept sur trente les faits dans lesquels l'évacuation vésicale a été *immédiatement complète*, qu'elle se fit à la fois par l'urèthre et par la plaie, ou par l'urèthre seul. C'est dire que, chez les treize malades restants, l'évacuation vésicale n'était pas complète aussitôt le retrait définitif de la sonde à demeure, alors qu'on laissait les malades uriner seuls.

Parmi ces treize malades, les uns sont arrivés à évacuer complètement leur vessie, au bout de très peu de temps, les autres conservaient encore un résidu très faible (20 ou 30 grammes) lorsqu'ils ont quitté l'hôpital. Si je me reporte à l'examen très récent de ces derniers malades, je n'en trouve que deux chez lesquels j'aie constaté un résidu notable aussitôt la miction, puisque quatre malades qui ne vidaient pas complètement leur vessie, lorsqu'ils nous ont quittés, avaient, dans ces derniers temps, abaissé leur résidu à un taux insignifiant (10 ou 20 grammes).

Avant de présenter le tableau des deux malades qui conservent aujourd'hui, un résidu vésical notable, je dois donner quelques renseignements complémentaires sur les autres, dire combien de temps après l'opération leur vessie a commencé à se vider complètement, et quels commentaires il convient d'attribuer à ce retard survenu dans l'évacuation totale.

Il y a 7 opérés dont l'évacuation spontanée de la vessie n'a été complète qu'un certain temps après le retrait de la sonde à demeure. Parmi ces malades, j'en trouve 3 opérés en état de rétention complète ancienne et 4 opérés en état de rétention incomplète chronique.

Les malades de la première catégorie (rétention complète ancienne) étaient soit des calculeux infectés, soit des malades atteints de cystopyélonéphrite (obs. XIX et XXII). Chez tous, l'évacuation complète de la vessie a eu lieu, au minimum, 2 mois, au maximum, 3 mois, après l'opération. Tous vident aujourd'hui complètement leur vessie.

Les malades de la seconde catégorie (rétention incomplète ancienne) vidaient complètement leur vessie vers la fin du deuxième mois après l'opération. C'étaient, d'une part, 2 malades calculeux; d'autre part, un rétentionniste distendu depuis de longs mois.

J'ai hâte d'en arriver aux malades qui, aujourd'hui encore, présentent un résidu vésical. J'en compte 7 seulement. Mais il y a lieu d'établir une distinction capitale sur ces opérés restés rétentionnistes. Les uns conservent un résidu fixe et relativement élevé, les autres un résidu faible, qui diminue progressivement. Deux opérés, seulement, conservent un résidu fixe et élevé. Tous les autres ont un résidu faible, quelquefois nul, mais dont la quantité est manifestement décroissante. J'entends, par résidu faible, un résidu qui n'excédait pas 30 grammes la dernière fois que j'ai sondé ces malades. Comme, d'autre part, l'exemple d'autres opérés, dont le résidu est aujourd'hui nul bien que l'évacuation de la vessie n'ait pas été d'emblée complète, permet d'espérer que ces rétentionnistes faibles arriveront à évacuer complètement leur vessie, je pense qu'il y a lieu de négliger ces malades dans l'appréciation générale de l'évacuation vésicale après la prostatectomie. Je ne puis cependant me défendre de craindre que la vessie de ces malades, dont la contractilité est faible puisqu'ils conservent un résidu appréciable plus de 3 mois après l'opération, ne recouvre qu'une puissance contractile passagère. Je croirais volontiers à l'influence des soins post-opératoires, aux lavages vésicaux répétés pour expliquer l'abaissement progressif du taux résiduel de l'urine. Je me demande si, les malades étant abandonnés à eux-mêmes, la vessie, paresseuse, ne manifestera pas à nouveau sa faiblesse par l'augmentation de son résidu. Je base ma crainte sur ce fait que quelques-uns de ces malades, auxquels j'avais conseillé de se sonder encore une fois par jour jusqu'à ce que l'évacuation vésicale fût spontanément complète, sont revenus, certains jours, me voir ne s'étant pas sondés depuis leur dernière visite et qu'ils conservaient ces jours-là un résidu plus fort que le résidu constaté précédemment. Je dois dire aussi que chez 2 autres de ces malades à résidu faible mais ne se sondant pas habituellement, j'ai constaté, certaines fois, durant ces deux derniers mois, un résidu relativement élevé. Bref, voilà 5 opérés qui ont une évacuation vésicale presque complète, à résidu variable, quelquefois très faible (c'était le cas lorsque je les ai vus le mois dernier), quelquefois élevé (60 à 80 grammes), et, bien que je présume, d'après d'autres exemples, qu'ils parviendront à vider complètement leur vessie, la lenteur avec laquelle s'opère le retour de l'évacuation me laisse quelques doutes sur l'avenir fonctionnel de leur muscle vésical.

Restent donc les 2 malades qui conservent un résidu élevé (en moyenne 100 grammes). J'ai résumé, ailleurs, (voyez pages 93 et 181) les conditions cliniques de ces malades, tant avant qu'après l'opération. Ces 2 malades se sondaient régulièrement, péniblement et fréquemment, car ils avaient de la cystite compliquée de pyélo-néphrite. Aujourd'hui, ces 2 malades sont dans des conditions à peu près identiques. Ils doivent se sonder une fois par jour. Leur résidu vésical est moindre. L'un a été opéré en état de rétention complète, l'autre a été opéré en état de rétention incomplète. Tous les deux se sondent une fois au lieu de 10 à 15 fois par jour. Ils présentent donc, à ce point de vue, une grande amélioration.

Somme toute, je conclus en disant que nos malades opérés en état de rétention complète récente évacuent tous leur vessie et qu'ils l'ont évacuée d'emblée après l'opération, que nos malades opérés en état de rétention complète chronique vident tous leur vessie, sauf un qui conserve aujourd'hui un résidu fixe de plus de 100 grammes ; et j'ajoute que ce sont les malades opérés en état de rétention incomplète chronique (8 sur 13) qui vident le moins bien leur vessie. L'évacuation vésicale complète est donc un résultat clinique certain chez les malades de la première catégorie, presque certain chez ceux de la seconde, incertain chez ceux de la troisième. Étant données les conditions générales dans lesquelles se sont présentés nos prostatiques, c'est donc chez les malades de la seconde catégorie (rétentionnistes complets anciens) que les résultats cliniques de la prostatectomie sont les plus probants au point de vue de l'évacuation ultérieure de la vessie. Cette constatation démontre, comme le ferait une expérience, le bien fondé de l'observation faite par M. Guyon qui enseigne que la vessie des prostatiques conserve d'autant mieux son pouvoir contractile qu'elle est évacuée plus régulièrement. Or, cette régularité de l'évacuation, c'est-à-dire l'absence de mise en tension de la vessie, est bien la règle chez les rétentionnistes complets qui ne peuvent uriner sans le secours de la sonde.

2° Comment se fait la miction après la prostatectomie. — L'étude de la miction après la prostatectomie comporte plusieurs points. Il convient d'étudier comment la miction s'opère, sa fréquence, sa facilité, son retard, la forme du jet. Y a-t-il de l'incontinence passagère ou définitive ? Quels sont les caractères des besoins que le malade éprouve ? Il convient, enfin, d'envisager les caractères de la miction observés pendant le traitement post-opératoire du malade et de dire comment, aujourd'hui, les malades urinent.

L'étude du retour de la miction chez les prostatectomisés date du moment où on retire la sonde à demeure. Un premier fait que j'aie remarqué chez certains opérés est le suivant : aussitôt la sonde retirée, c'est-à-dire au 12ᵉ ou 16ᵉ jour après l'opération, les malades urinaient en grande partie par la verge ; 2 ou 3 jours plus tard, toutes les urines sortaient par le périnée et les mictions par la verge ne donnaient que quelques gouttes d'urine. Chez ces malades, j'ai cru devoir remettre la sonde à demeure pendant 3 ou 4 jours. Cette nouvelle sonde sortie, les mictions par la verge reprenaient leur cours normal. D'une manière générale, les malades urinaient en prenant soin d'appuyer avec la main sur leur périnée à travers leur pansement. Il y a des opérés qui n'ont jamais perdu une seule goutte d'urine par le périnée après le retrait de la sonde (c'est le petit nombre). Chez tous les autres, l'écoulement périnéal, constant les premiers jours, est allé en diminuant les jours suivants jusqu'à cessation complète. D'après l'ensemble de nos observations, le temps moyen au bout duquel le malade n'a plus laissé passer d'urine fut de 30 à 35 jours.

Les mictions des prostatectomisés s'opèrent avec une aisance remarquable pour le plus grand nombre. Ces malades urinent sans effort et sans douleurs. Quelques-uns accusent bien une tension particulière du périnée au cours de la miction, mais ils ne souffrent pas. Plus de retards, plus d'efforts, plus de douleurs, telles sont les premières constatations que les opérés s'empressent d'avouer eux-mêmes.

La fréquence des besoins d'uriner est loin d'être aussi nettement modifiée. Pour quelques malades chez lesquels il y a une diminution certaine des besoins, pour quelques malades qui peuvent dormir toute une nuit sans se lever, le plus grand nombre conservent, du moins la nuit, la fréquence des mictions habituelle chez les prostatiques. Seulement, il ne leur coûte plus de se lever 2 ou 3 fois chaque nuit parce que leurs mictions sont aisées et indolores. Il y a donc une modification frappante de la facilité de la miction, chez les prostatectomisés, mais non de la fréquence. C'est là, ce me semble, un point de physiologie digne d'être noté et dont je ne saurais, pour ma part, donner l'explication.

Je dirai la même chose pour une insensibilité uréthrale que j'ai observée chez 4 opérés, lesquels n'ont senti vraiment leur urine passer par la verge qu'une vingtaine de jours après l'opération.

Beaucoup de malades éprouvent, pendant les premiers jours, des besoins impérieux, et qu'ils doivent satisfaire sans retard, sous peine d'incontinence. Ces mêmes malades disent qu'aujourd'hui le caractère impérieux des besoins a disparu.

Je n'ai pas observé, chez nos opérés, de cas d'incontinence vraie de l'urine. Cela prouve que le sphincter vésical, malgré les manœuvres faites par l'index dans la vessie, pendant l'opération, a conservé une tonicité suffisante. Même le malade (obs. XXII), dont le col vésical a été franchement incisé pour l'extraction d'un gros calcul, conserve aujourd'hui parfaitement ses urines. Mais ce malade, ainsi que quelques autres perdent quelques gouttes d'urine par la verge, très irrégulièrement, quand ils toussent et surtout quand ils font de grands efforts. Il en est un qui perd ainsi quelques gouttes d'urine chaque fois qu'il se tient debout. Ce malade (obs. XXI) porte constamment un urinal en caoutchouc pour éviter de souiller sa chemise. Il en est un autre qui retient facilement ses urines quand il se tient debout le matin, mais qui, dans l'après-midi, les retient plus difficilement et mouille sa chemise malgré lui. Ce malade (obs. XXVIII) n'est opéré que depuis trois mois. Cette incontinence vespérale a beaucoup diminué dans ces derniers temps. Nous avons tout lieu d'espérer qu'elle disparaîtra.

Somme toute, les mictions, chez les prostatectomisés, représentent l'un des résultats cliniques les plus frappants, moins quant à la fréquence de la miction que quant à sa facilité, son indolence, la rapidité du jet et la tranquillité que ces nouvelles conditions apportent au malade. Les vessies de ces malades sont continentes, mis à part quelques exemples de faiblesse du sphincter qui a disparu, d'ailleurs, chez tous ces malades, sauf un seul (obs. XXI).

3° **Que devient la contractilité vésicale, après la prostatectomie?** — J'ai songé, dès les premières prostatectomies qui ont été faites à la clinique de Necker, à étudier soigneusement la contractilité vésicale chez les malades opérés. Cette étude soulevait un grave problème Il s'agissait de déterminer, avant l'ablation de la prostate, la valeur fonctionnelle du muscle vésical et de voir si la suppression de l'obstacle prostatique serait capable d'améliorer sa fonction. Je comptais beaucoup, je dois le dire, sur l'étude manométrique de la contractilité pour apporter des documents précis. J'ai vite été déçu dans mes espérances. On verra plus loin que le manomètre lui-même ne m'a donné que des résultats d'une interprétation quelquefois difficile et souvent en désaccord avec les résultats de la miction constatés cliniquement. Mais je dois, ici encore, donner mes recherches dans leur intégrité. Pour être quelquefois négatifs, les faits d'observation n'en sont pas moins utiles à connaître, et il convient de les publier tels qu'ils se sont présentés.

Il y a trois manières d'étudier la contractilité vésicale chez l'homme, dont on suppose la vessie moyennement distendue, c'est-à-dire possédant une capacité physiologique moyenne de 250 à 300 grammes, avec un canal non rétréci.

On peut, dans ces conditions, se contenter de mesurer la distance maxima du jet de l'urine, le sujet urinant debout sans faire d'effort.

Encore l'effort ne semble-t-il guère allonger la distance où va le jet. L'expérience suivante est toujours positive : quand un homme urine debout, avec un besoin assez impérieux, son urine est projetée à une distance sensiblement égale, qu'il fasse effort ou qu'il laisse sa vessie se vider par la seule action de sa contractilité. Seule, la force du jet s'accentue mais non la trajectoire. Genouville a déjà noté cette remarque dans sa thèse.

On peut, en second lieu, mesurer la contractilité vésicale avec la seringue et la sonde. C'est là le procédé habituellement employé en clinique journalière. Le malade est mis dans le décubitus dorsal. La vessie est remplie avec une sonde jusqu'à besoin pressant d'uriner et l'on note si le liquide injecté s'écoule facilement ou non, avec sonde obliquement ascendante, horizontale, ou, au contraire, très inclinée entre les cuisses du malade.

Reste, enfin, l'examen de la contractilité par le manomètre. Dans des conditions d'expérimentation rigoureuse, ce devrait être, à coup sûr, la méthode capable de fournir les renseignements les plus proches de la vérité.

1° Je ne veux pas m'arrêter longuement aux deux premières manières d'explorer la contractilité vésicale.

J'ai cependant recueilli soit par lettre de nos opérés, soit *de visu*, à propos de la mensuration du jet de l'urine après la prostatectomie, quelques renseignements dignes d'être signalés. Parmi ces malades, d'aucuns, en état de rétention complète ancienne, ne se prêtaient pas à ce genre de mensuration, comme bien on pense, avant leur opération. Chez tous les autres, rétentionnistes complets récents et rétentionnistes incomplets chroniques, l'interrogatoire comme l'examen direct permettaient de conclure à un jet très faible dont la trajectoire était pour ainsi dire nulle chez la plupart. Le plus grand nombre de ces malades urinaient sans aucun jet, sur leurs souliers, pour employer la locution classique. Quelques-uns esquissaient à peine, dans leurs mictions, un jet de quelques centimètres. Il était donc intéressant de mesurer le jet de tous ces opérés après la prostatectomie. Voici quels ont été les résultats de ces mensurations.

Chez 4 des opérés en état de rétention complète récente, que j'ai pu suivre entièrement, la distance mesurée du jet a été immédiatement de 75 centimètres au minimum et de $1^{m},50$ au maximum.

Aujourd'hui, cette distance ne s'est pas modifiée. Les rétentionnistes incomplets chroniques, urinent presque tous à une distance qui varie entre 80 centimètres et $1^m,50$. Il en est même un (obs. I) qui a été opéré en état de rétention incomplète avec distension régulièrement constatée, à la Terrasse, depuis 4 mois, et dont le jet mesure 2 mètres, aujourd'hui encore, lorsqu'il urine avec une envie impérieuse, 4 heures environ après sa dernière miction. Je pense que ce sont là des trajectoires suffisamment longues. Il n'y a que 4 des opérés de ce groupe chez lesquels la trajectoire soit restée faible (obs. VII, VIII, X, XII). Ils ont un jet maximum de 50 centimètres. Un seul de ces 4 opérés vide complètement sa vessie (obs. VII). Deux (obs. X et XII) ont un résidu insignifiant. Le dernier (obs. VIII) conserve 110 grammes de résidu.

Chez les opérés en état de rétention complète ancienne, j'ai constaté que la distance du jet était au maximum de 1 mètre. Il en est 2 seulement qui ont une trajectoire nulle ou insuffisante. L'un (obs. XXI), bien qu'il vide complètement sa vessie, continue à pisser sur ses souliers. L'autre (obs. XXV) n'urine guère plus loin. Mais il conserve un résidu vésical qui varie, selon les jours, entre 80 et 150 grammes. Au résumé, voilà qui prouve, *a priori*, que la contractilité vésicale était loin d'être perdue chez la plupart de nos malades. Leur jet d'à peu près nul est devenu ample, large et à longue trajectoire chez le plus grand nombre. Beaucoup de ces opérés disent qu'ils urinent aujourd'hui plus loin qu'ils n'ont jamais fait. C'est là une première constatation favorable quelle qu'en soit l'interprétation.

2° Je serai plus bref sur les résultats fournis par la seconde manière d'explorer la contractilité vésicale. Au cours des observations, ces résultats sont notés avec soin. Je n'insisterai seulement sur ce mode d'exploration qu'à propos des opérés qui paraissent avoir conservé une contractilité très faible. Tel est le cas des malades des observations VIII, X, XII, XXI et XXV. Chez ces malades, la vessie étant remplie autant que le permet sa sensibilité à la distension, il faut tenir la sonde dans la position horizontale pour que le liquide sorte et il faut, chez 2 d'entre eux, (obs. VIII et XXV) abaisser le pavillon de la sonde pour que la vessie se vide complètement. Ces

2 malades sont ceux qui ont conservé, jusqu'ici, un résidu notable (110 et 150 grammes).

Tous ces résultats paraissent donc conformes à ceux fournis par la mensuration du jet.

4° **Exploration par le manomètre.** — J'en viens maintenant, avec le désir de m'y étendre plus longuement, aux résultats de l'exploration manométrique.

J'ai utilisé pour ce genre d'exploration l'appareil construit par Courtade, appareil analogue à celui qui avait servi à Genouville pour les nombreuses et consciencieuses recherches qu'il a publiées dans sa thèse (1). L'appareil se compose d'un tube manométrique et d'un tube de caoutchouc muni, sur son trajet, d'un robinet à troies voies. Le tube manométrique a une hauteur de 90 centimètres. Genouville s'était servi d'un tube haut de 1m,60, ce qui est sans doute préférable puisque, d'après cet auteur, les contractions du muscle vésical seul, défalcation faite pour les contractions des muscles abdominaux, sont susceptibles d'élever la colonne d'eau au delà de 1m,50. Mais j'ai pensé qu'une hauteur d'environ un mètre serait suffisante pour explorer la contractilité vésicale de malades dont la vessie est toujours moins contractile que celle de sujets normaux. Ce tube plonge dans un flacon incomplètement rempli d'eau colorée et placé sur une table de telle façon que le niveau de cette eau corresponde au bord supérieur de la symphyse pubienne. L'une des tubulures du robinet à trois voies est mise en communication avec l'appareil manométrique. Sur les conseils de Courtade, nous avons interposé entre le manomètre et cette première tubulure un vase à moitié plein d'eau de façon à prévenir la cause d'erreur qui aurait été provoquée par la pénétration, dans le vase manométrique, de bulles d'air ou d'une certaine quantité de liquide, au cours de l'exploration. Le tube en caoutchouc, ayant bouilli, est préalablement amorcé avec de l'eau boriquée pour le débarrasser de l'air qu'il contient. Une sonde béquille est introduite dans la vessie qu'elle évacue. L'une des extrémités du tube est mise en communication avec la sonde et la vessie. Par l'autre extrémité, on injecte progressivement de l'eau boriquée,

(1) Genouville, *la Contractilité du muscle vésical à l'état normal et à l'état pathologique chez l'homme*. Thèse Paris, 1894. Chez Asselin et Houzeau.

sans pression brusque, très lentement, à l'aide d'une seringue douce.

Dans ces conditions, j'injectais le liquide boriqué dans la vessie par quantités de 50 grammes, en général, et je notais, sur le tube manométrique gradué de 10 en 10 centimètres, les hauteurs correspondantes. Je notais aussi les sensations de besoin accusées par le malade. J'avais établi, d'une manière générale, la graduation des besoins selon que l'envie était *nulle*, *faible*, *moyenne*, *forte* ou *très forte*. De temps à autre, je notais la hauteur manométrique en commandant au malade de faire effort pour uriner, que son envie fût nulle ou faible (1).

J'ai fait ces explorations à l'aide du manomètre dans 17 des cas opérés. Ces 17 faits concernent des malades appartenant aux 3 catégories d'observations (*rétentionnistes incomplets chroniques*, *rétentionnistes complets récents* et *rétentionnistes complets chroniques*). Les graphiques que je publie résument suffisamment, je pense, les résultats de ces 17 explorations. Pour les discuter, je suivrai donc la classification déjà établie dans la présentation des observations.

a) *Malades opérés en état de rétention incomplète chronique.* — Voici 7 graphiques (n°s 1 à 7) concernant cette première catégorie d'opérés. Pour rester fidèle à la distinction admise plus haut, selon que ces opérés étaient des rétentionnistes avec ou sans distension, je cite tout d'abord les 3 cas qui ont trait à des rétentionnistes incomplets sans distension.

Chez le premier (graphique 1), nous voyons la contractilité vésicale exagérée avant l'opération, alors que le résidu vésical allait entre 80 et 100 grammes. Nous trouvons un léger retard de la contractilité, après la prostatectomie, alors que ce malade vide complètement sa vessie. Ce prostatique était un calculeux. La présence de calculs explique l'exagération de la contractilité. Peut-être les calculs (il y en avait 13 dans la vessie de ce malade) causaient-ils un obstacle à l'évacuation totale. Cette hypothèse est très plausible. Je considérerai donc le graphique fourni par ce malade comme dénué de toute valeur quant à la modification que la suppression de la prostate a pu donner à la contractilité vésicale.

Chez les deux autres rétentionnistes incomplets sans distension.

(1) Dans nos graphiques : ⊥ signifie *sans effort*, et +, *avec effort*.

je note un résultat nul (graphique 2), une amélioration (graphique 3).

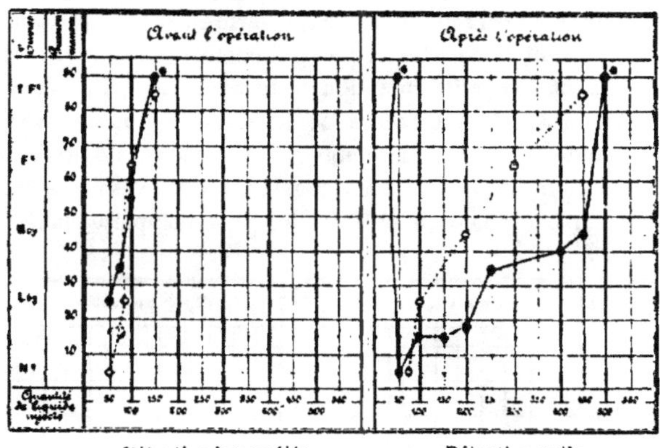

Rétention incomplète.
Calculs vésicaux.

Rétention nulle

GRAPHIQUE 1 (obs. IX).

Il est curieux de voir que, sur le graphique 2, la sensibilité de la

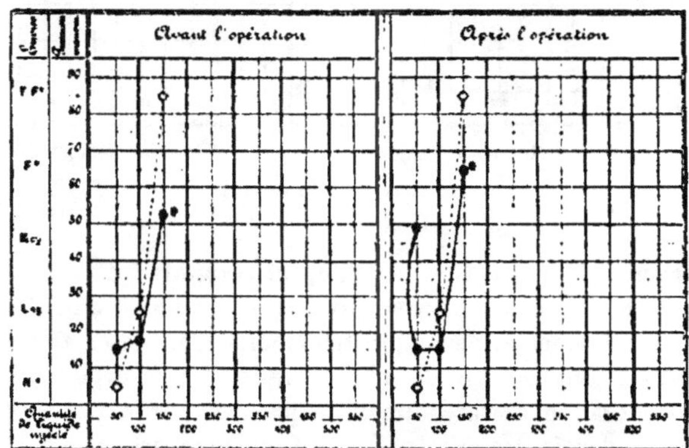

Rétention incomplète
(150 à 200 gr.)

Rétention incomplète
(80 à 110 gr.)

GRAPHIQUE 2 (obs. VIII).

vessie reste vive. Le malade a une capacité vésicale de 150 grammes.

La pression manométrique est bonne et cependant ce malade conserve, encore aujourd'hui, un résidu qui varie entre 80 et 110 grammes. Ses mictions sont demeurées fréquentes, comme bien on pense. Il souffrait nettement de cystite compliquée de pyélo-néphrite avant l'opération. Aujourd'hui, il a encore de la polyurie trouble. Son passé vésical comme son état actuel témoignent d'une vessie profondément altérée. Au point de vue du fonctionnement de sa vessie ce malade a bénéficié d'une évacuation plus facile, plus complète, mais il doit

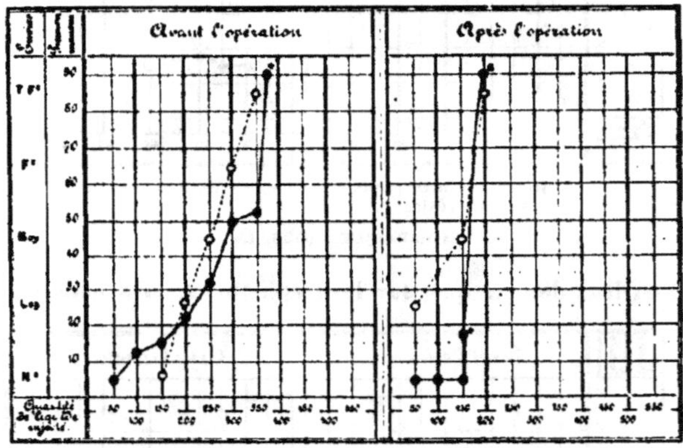

Rétention incomplète. Rétention nulle.

GRAPHIQUE 3 (obs. VII).

continuer à se sonder. Somme toute, les résultats fonctionnels de la miction sont chez lui très médiocres. Il est vrai qu'il a bénéficié largement, néanmoins, de la prostatectomie, comme en témoigne le dernier examen consigné dans l'observation (voyez page 71).

L'amélioration de la contractilité prouvée par le graphique 3 ne paraît pas devoir être mise en doute. Cette amélioration est d'ailleurs confirmée par cette constatation que, très récemment, le malade n'ayant pas pu uriner sur commandement, avait 150 grammes d'urine dans la vessie plus d'une heure après sa dernière miction. Encore convient-il d'ajouter que ce malade, atteint de pyélo-néphrite avant d'être opéré, présente des urines purulentes et une légère polyurie, sans pollakyurie nocturne. La dernière fois que je l'a

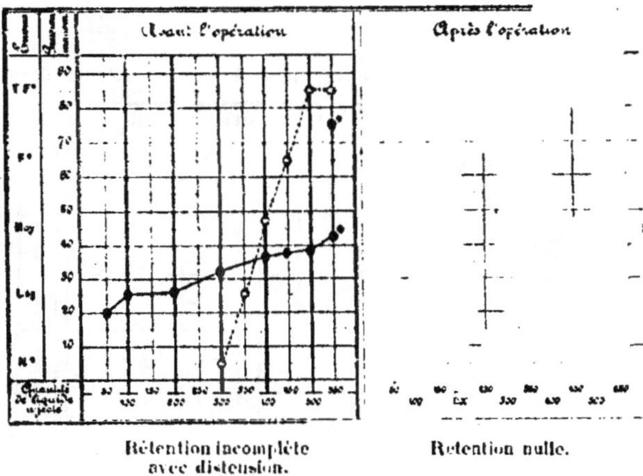

Rétention incomplète avec distension.

Rétention nulle.

GRAPHIQUE 4 (obs. IV).

miné, il avait la vessie vide, et l'examen de la contractilité fait sonde prouvait que cette contractilité était bonne.

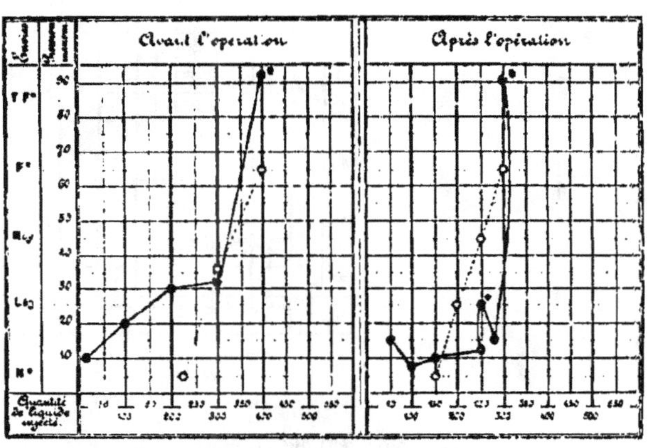

Rétention incomplète avec distension.

Rétention nulle.

GRAPHIQUE 5 (obs. I).

Les graphiques 4, 5, 6, 7 concernent des rétentionnistes incomplets

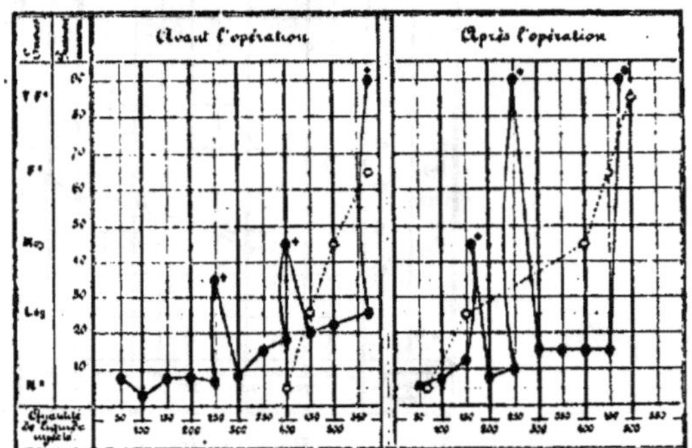

Rétention incomplète avec distension. Rétention presque nulle. (30 gr.)

Graphique 6 (obs. XII).

avec distension vésicale. Chez 2 d'entre eux (4 et 5), les courbes

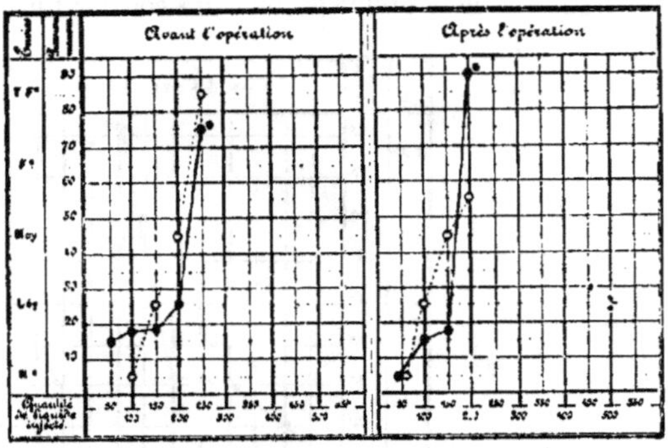

Avant l'opération
Après l'opération
Quantité de liquide injecté

Rétention incomplète avec distension. Rétention presque nulle (10 à 20 gr.)

Graphique 7 (obs. VI).

montrent une amélioration de la contractilité vésicale après l'opération. Cette amélioration est portée à un tel point chez le malade du graphique 4 (obs. IV) que la sensibilité, très amoindrie, avant la prostatectomie, est devenue exagérée plus tard et reste exagée aujourd'hui. Je n'ai pas trouvé l'explication de ce fait. Sur les graphiques 6 et 7, l'amélioration est moins nette. Ces malades conservaient, d'ailleurs, un petit résidu de 10 à 30 grammes, la dernière fois que je les ai examinés.

De ces 7 faits d'exploration manométrique chez les rétentionnistes incomplets, je tire donc cette conclusion que la contractilité vésicale a été très nettement améliorée dans 3 cas (3, 4 et 5), sensiblement améliorée dans 2 cas (6 et 7), n · modifiée dans les 2 autres cas (1 et 2). Dans le cas du graphique n° 1, l'examen fait ne présente aucune valeur pour élucider la question qui nous occupe. Dans le cas du graphique n° 2, cet examen manométrique confirme un état de faiblesse de la vessie évident chez un malade atteint de cystite ancienne et porteur de lésions rénales. Somme toute, tous ces malades vident leur vessie, sauf le malade du graphique 2. La rétention peut être négligée chez les malades des graphiques 6 et 7 puisqu'elle tend à disparaître manifestement. Je rappellerai, enfin, que les 4 malades en état de distension ont été nettement améliorés. Cette constatation valait la peine d'être notée.

b) Malades opérés en état de rétention complète récente. — Voici

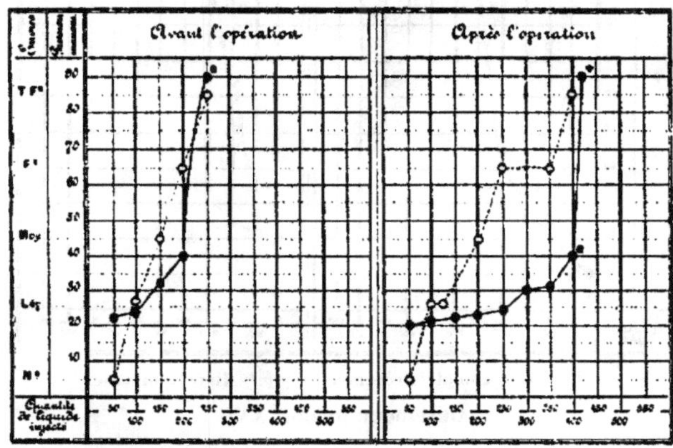

Rétention complète récente. Rétention nulle.

GRAPHIQUE 8 (obs. XVI).

4 graphiques (8, 9, 10, 11), concernant ces malades, sur lesquels je

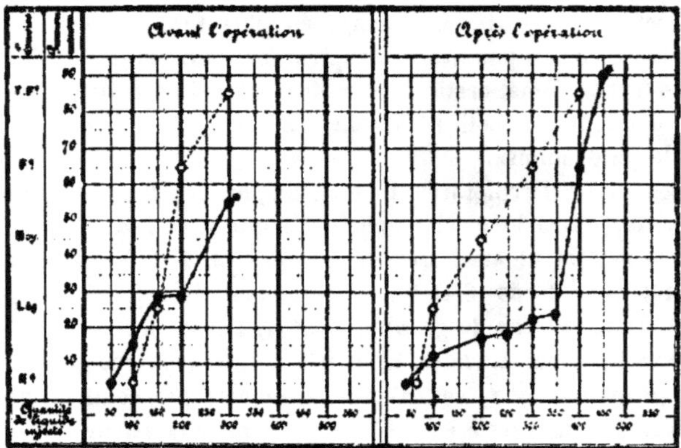

Rétention complète récente. Rétention nulle.

GRAPHIQUE 9 (obs. XVII).

n'ai qu'un mot à dire. Ces 4 graphiques ne montrent en effet aucune

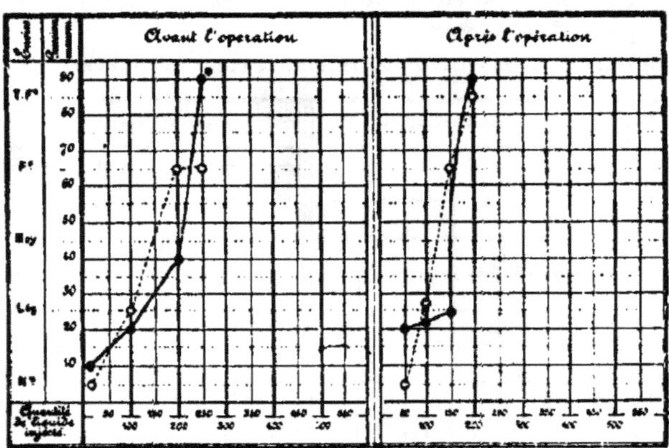

Rétention complète récente. Rétention nulle.

GRAPHIQUE 10 (obs. XV).

modification de la contractilité vésicale, étudiée avec le manomètre, après l'opération. Chez les 4 malades, la contractilité vésicale était bonne alors qu'ils étaient en état de rétention complète récente. Elle ne pouvait que conserver ses caractères après l'ablation de la prostate. L'extirpation de la glande prouve ici, mieux que partout ailleurs, le rôle d'obstacle joué par la prostate. Le résultat obtenu en dit plus long, chez ces 4 malades, que toutes les expériences. Le manomètre n'a pu faire œuvre utile qu'en témoignant que leurs vessies, ayant

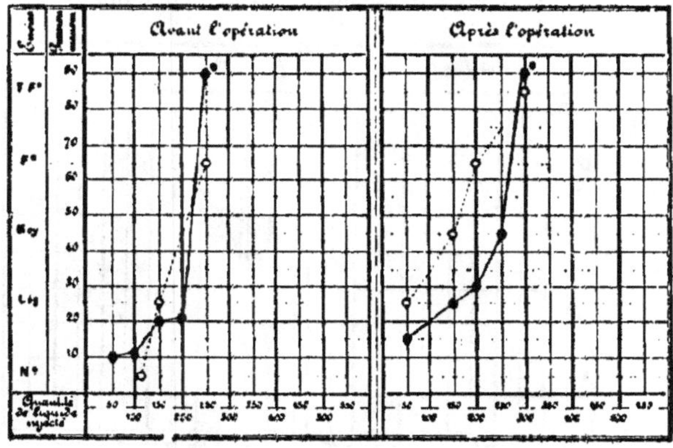

Rétention complète récente. Rétention nulle.

GRAPHIQUE 11 (obs. XVIII).

échappé jusqu'alors à la cystite, avaient conservé leur complète contractilité. Il me paraît inutile d'insister davantage.

c) *Malades opérés en état de rétention complète chronique.* — J'ai étudié la contractilité vésicale, à l'aide du manomètre, chez 6 malades de cette catégorie. Je crois nécessaire de diviser ces 6 malades en deux groupes selon qu'ils étaient ou non porteurs de calculs vésicaux. La présence d'un calcul, chez le prostatique, présente une importance non douteuse quand il s'agit d'explorer la sensibilité de la vessie qui le contient.

α) *Prostatiques avec calculs vésicaux.* — Voici 4 graphiques pris sur des malades de cette première subdivision (graphiques 12, 13, 14, 15). Chez ces 4 malades, l'examen de la contractilité vésicale avant l'opération présente des caractères communs auxquels, du reste, la présence du calcul, compliquée de cystite, permettait de s'attendre. Ils avaient tous une sensibilité vésicale exagérée. La pression paraissait bonne chez deux d'entre eux (graphiques 12 et 14), puisque l'injection de 50 grammes de liquide, chez le premier, de 100 grammes chez le second, suffisait pour faire élever rapidement le liquide au sommet du tube, et cela sans aucun effort. La pression est demeurée faible, au contraire, chez le troisième et chez le quatrième malade (gra-

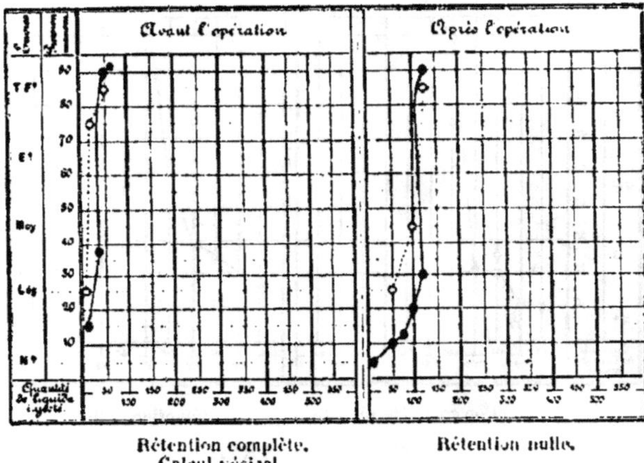

Rétention complète.
Calcul vésical.

Rétention nulle.

Graphique 12 (obs. XXI).

phiques 13 et 15). Elle est restée inférieure à 20 centimètres dans les deux expériences que j'ai faites, alors que l'envie d'uriner provoquée par cette quantité de liquide était très forte sinon douloureuse. Le malade du graphique 15, après effort, ne pouvait élever le liquide du manomètre qu'à une hauteur maxima de 55 centimètres.

Devant ces résultats, il y avait lieu de présumer, qu'après la prostatectomie, la contractilité vésicale demeurerait bonne chez les deux premiers malades et faible chez les deux derniers. Or, les graphiques sont loin de confirmer ces présomptions. Chez l'un (graphique 12), la sensibilité vésicale continuait bien à être exagérée (120 grammes de capacité au lieu de 50) et la pression conservée. Chez l'autre (graphique 14), la sensibilité vésicale s'est considérablement amoindrie (410 grammes de capacité au lieu de 100), mais la pression, avant de s'élever subitement à + 90 centimètres, restait, avec l'injection de 400 grammes, inférieure à + 10. De ces deux malades, le premier vide aujourd'hui sa vessie, le second ne la vide pas et conserve un résidu de 100 à 150 grammes. Chez ce malade (obs. XXV), l'étude manométrique prouve que la prostatectomie n'a fait que modifier la sensibilité d'une vessie habitée par un calcul. Avant l'opération, la pres-

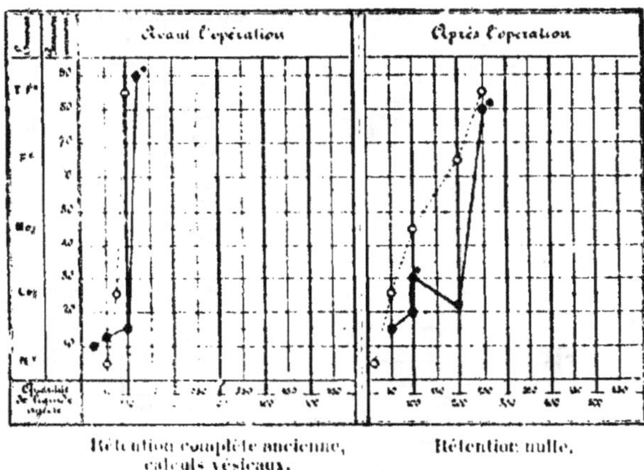

Rétention complète ancienne, calculs vésicaux.

Rétention nulle.

GRAPHIQUE 13 (obs. XXVII).

sion bénéficiait de la présence de ce calcul en irritant la vessie. Le calcul enlevé, la vessie n'est plus irritée et elle se contracte mal. Le malade, porteur de lésions rénales et atteint de cystite ancienne, possède évidemment une vessie dont le retour de la contractilité paraît douteux. Je ne constate d'ailleurs aucune amélioration dans la diminution de son résidu. Voici donc encore un malade qui reste tributaire de la sonde. Si ce malade n'avait retiré d'autre avantage de la prostatectomie que celui de pouvoir uriner seul et facilement, sans toutefois arriver à vider sa vessie (je dirai plus loin que ce seul résultat est loin d'être une contre-indication à l'extirpation de la prostate), on pourrait contester le bénéfice de l'opération qui lui a été faite. Mais je ne veux pas entamer la discussion des indications et contre-indications opératoires, et je termine par l'examen des graphiques post-opératoires n°s 13 et 15.

Voici un prostatique (graphique 13) chez lequel, avant l'opération, l'envie devient douloureuse après l'injection de 100 grammes d'eau dans sa vessie et dont la pression manométrique atteint à peine + 15 centimètres. Après l'opération, il admet 250 grammes de liquide dans sa vessie, et cette quantité élève le liquide du tube à 80 centi-

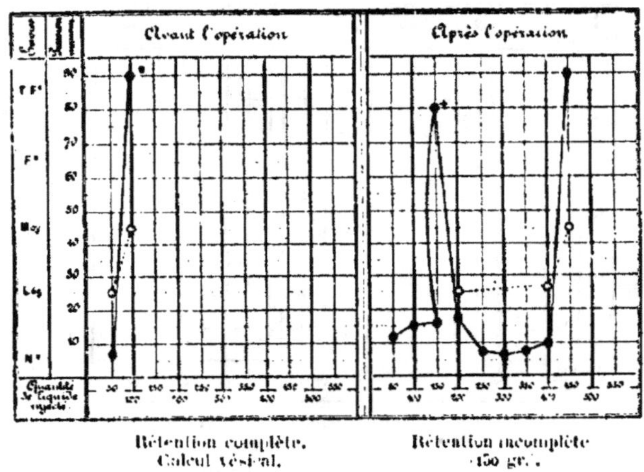

Rétention complète. Calcul vésical. | Rétention incomplète (150 gr.).

GRAPHIQUE 14 (obs. XXV).

mètres ; le liquide jaillit même, immédiatement, hors du tube si on commande alors au malade de faire le moindre effort. Est-ce là une amélioration véritable ? Je serais tenté de le croire, si je ne trouvais dans le graphique anté-opératoire de ce malade que sa vessie était alors capable d'une contraction suffisante pour élever le liquide à 70 centimètres. Contraction d'ailleurs factice, non maintenue, comme en témoigne le tracé, donc sans effet durable. C'est là le type de ces contractions en « feu de paille » dont parle M. le professeur Guyon. N'a-t-on pas lieu de penser que, peut-être, le résultat observé après l'opération est dû à une contraction du même genre ? Cela est permis, certes. Je crois même que cela est la vérité. Ce malade n'aurait donc point amélioré sa contractilité vésicale après la prostatectomie et sa contractilité demeurerait faible, aujourd'hui. Il n'en est pas moins vrai que ce malade vide complètement sa vessie et qu'il est un des plus beaux exemples de guérison, pour le moins immédiate, de la rétention chronique complète par la prostatectomie.

Voici un autre calculeux atteint de cystite (graphique 15), dont la contractilité vésicale ne semble pas avoir bénéficié davantage de la prostatectomie. Avant l'opération, sa vessie supportait au maximum

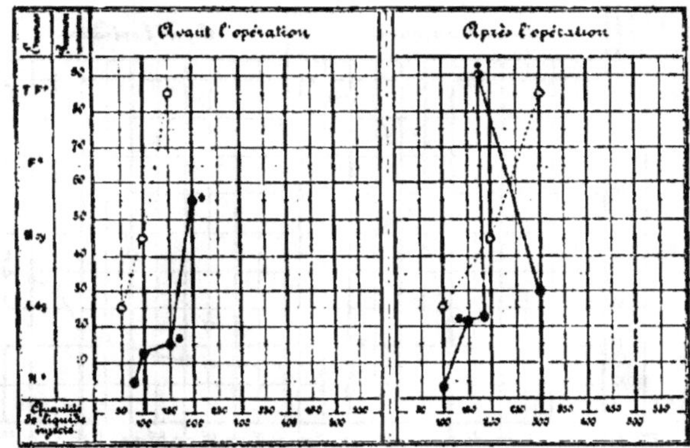

Rétention complète depuis 5 ans. Calcul vésical.

Rétention nulle.

GRAPHIQUE 15 (obs. XXII).

150 grammes de liquide. A ce taux, la pression restait inférieure à + 20 centimètres, sans effort, et s'élevait à + 50 centimètres, avec effort. Que sa vessie soit devenue moins sensible après l'opération, cela ne saurait nous surprendre. Mais 300 grammes d'eau donnaient alors une pression de + 25 centimètres et le liquide, après effort, s'élevait rapidement hors du tube. Ce malade comme le précédent vide sa vessie. Cependant, le manomètre montre bien que sa contractilité vésicale est faible. Ici encore, comme dans beaucoup d'autres cas, le résultat clinique est meilleur que le résultat manométrique.

6) *Prostatiques sans calculs vésicaux.* — Je n'ai étudié, à l'aide du

manomètre, que deux cas de rétention complète chronique avec absence de calculs vésicaux (graphiques 16 et 17).

Chez l'un (graphique 16), il s'agissait d'une rétention complète datant de 4 mois environ. Ce malade, malgré des sondages régulièrement pratiqués et accompagnés de lavages vésicaux, ne pouvait rendre une seule goutte d'urine par la verge spontanément. Il ne présentait point de cystite. Sa vessie se laissait facilement distendre jusqu'à 450 grammes sans que la pression s'élevât au-dessus de

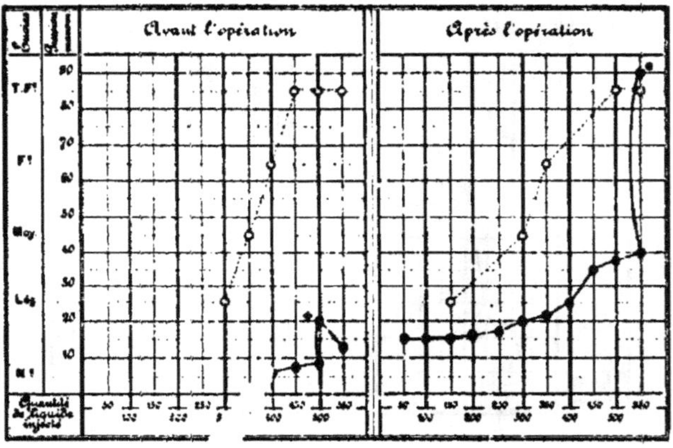

Rétention complète ancienne. Rétention nulle.

GRAPHIQUE 16 (obs. XXIV).

10 centimètres. A 550 grammes, l'envie d'uriner était cependant très forte, et même irrésistible, au point que j'ai cru prudent de ne pas continuer l'injection du liquide. Il y avait donc atonie à peu près complète de la vessie. Ce cas est unique dans mes observations. J'ignore si des exemples de cette nature ont été rapportés. Je n'en ai point trouvé de semblables parmi les mombreux examens rapportés par Genouville, dans sa thèse, au sujet de la contractilité vésicale chez les prostatiques. La contractilité vésicale n'est jamais abolie complètement, tant s'en faut, chez les rétentionnistes, surtout en l'absence de cystite ancienne. Sans doute, l'atonie musculaire peut-elle se montrer à la longue. Toujours est-il que la vessie de ce malade, après l'opé-

ration, accusait, au manomètre, une pression de + 35 centimètres avec 450 grammes de liquide et que l'envie d'uriner naissait, chez lui, avec 140 grammes de liquide au lieu de 300 qu'il fallait avant l'opération. Je considère donc ce cas comme une amélioration de la contractilité après la prostatectomie.

Cependant je ne puis abandonner l'histoire de la contractilité vésicale observée chez ce malade sans donner à son sujet les détails que voici : Avant l'opération, sa vessie ne laissait couler le liquide injecté au maximum qu'avec la sonde abaissée. A la fin de l'opération, le liquide injecté par le drain périnéal, ainsi que M. Albarran l'a déjà signalé à la dernière session de l'Association française d'urologie, ressortait par ce drain avec une certaine force. Aujourd'hui, le liquide injecté ressort encore avec force, le pavillon de la sonde étant mis en position élevée. Voilà bien, ce me semble, la preuve que la vessie, comme inhibée avant l'opération par une rétention complète de 4 mois, a recouvré sa contractilité aussitôt l'ablation de la prostate et l'a conservée depuis lors. Ce n'est certainement pas l'ablation de l'obstacle prostatique qui a produit ici ce retour immédiat de la contractilité. Sans doute, l'acte opératoire a-t-il réveillé, chez ce malade, un réflexe momentanément inhibé. Cet exemple cadrerait bien, je crois, avec ces faits de retour immédiat de l'évacuation vésicale complète constatés le jour même d'une castration faite chez un prostatique, comme M. Albarran en a cité une observation personnelle. Cet exemple confirmerait enfin l'hypothèse exprimée par M. Albarran sur l'influence de phénomènes nerveux d'ordre inhibitoire s'exerçant concurremment avec l'obstacle prostatique dans la détermination de la rétention.

Chez ce même malade j'ai fait la remarque récente que voici : Ce malade vide sa vessie, mais il ne peut uriner en présence de quelqu'un. C'est là, chez lui, une vieille habitude. J'ai rempli sa vessie de 300 grammes d'eau. Je l'ai prié d'aller uriner à l'écart et j'ai été surpris de voir qu'il n'avait expulsé spontanément que 150 grammes, c'est-à-dire la moitié du liquide injecté. Cependant, à l'aide d'une sonde, le restant du liquide ressortait avec force, le sonde ayant le pavillon élevé. Comment expliquer cette particularité ? Si je m'en rapporte à l'examen manométrique de la contractilité vésicale, à la capacité vésicale qui reste actuellement à 400 grammes et aux mictions qui sont très espacées pendant le jour, j'aurais tendance à croire que chez ce malade les besoins pressants naissent avec vessie distendue au maximum et que cette distension maximum de la vessie est ici nécessaire pour assurer l'évacuation complète. Sans doute, la vessie, pour produire un effet vraiment utile et une évacuation complète, exige-t-elle, chez ce malade, un pareil point de départ. Mais, peu importe, en vérité, la valeur fonctionnelle exacte de la vessie de ce malade. La vérité est qu'il vide spontanément sa ves-

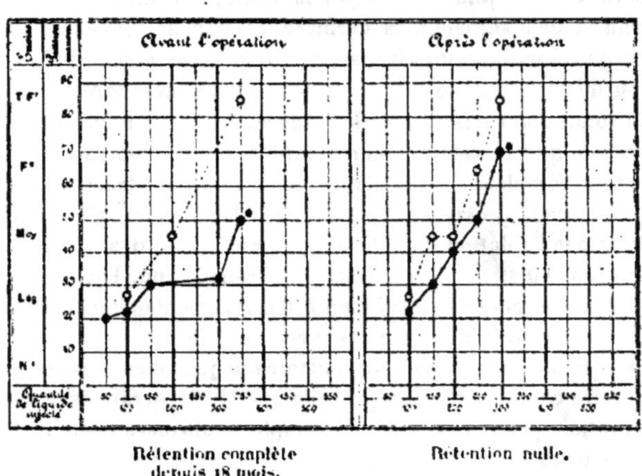

Rétention complète depuis 18 mois.

Rétention nulle.

GRAPHIQUE 17 (obs. XXIII).

sie. Présentement, on ne saurait lui demander davantage. Une fois de plus, le résultat clinique prouve plus que le résultat expérimental.

Voici, maintenant, le dernier de nos graphiques (n° 17). Rétention complète datant de 15 mois, chez un vieux prostatique de 73 ans, dont l'histoire est des plus intéressantes ainsi qu'on a pu lire (obs. XXIII). Son graphique prouve qu'il doit conserver une certaine contractilité de sa vessie, malgré la longue étape de sa maladie et des incidents nombreux et variés. Cette contractilité s'est sensiblement améliorée après l'opération. Elle est, sans doute, loin d'être parfaite. Mais le malade vide bien sa vessie, et, ici encore, le résultat clinique prouve plus, chez ce malade, que ne le fait l'expérimentation.

Tels sont les faits que j'ai étudiés. J'ai tenu à les donner complètement, bien qu'ils soient passibles de nombreuses critiques. Je ne me dissimule pas que des causes d'erreur puissent se glisser dans ce mode d'expérimentation ni qu'elles aient pu me conduire à des interprétations erronées. On conviendra, cependant, qu'une méthode unique, employée dans les mêmes conditions de technique, par le même expérimentateur, doit se rapprocher autant que possible de la vérité physiologique.

Toutes ces expériences sont très heureusement confirmées par les résultats de l'exploration à la sonde et à la seringue. Mais elles sont quelquefois en désaccord avec les résultats cliniques. Tel malade, par exemple, qui paraît avoir une contractilité faible n'en vide pas moins complètement sa vessie, avec un jet d'une longueur moyenne d'un mètre. Chez tel autre, où la contractilité vésicale paraît bonne, l'évacuation est complète, mais le jet nul. Ce sont là des faits dignes d'être notés parce qu'ils prouvent l'insuffisance de nos modes d'exploration, mais dont la bizarrerie ne saurait nous arrêter outre mesure, à mon sens, lorsque ces mêmes malades évacuent complètement. L'évacuation complète n'est-elle pas la pierre de touche par excellence de la valeur fonctionnelle de la vessie ? Que quelques-uns de nos opérés aient un jet d'une puissance inattendue, c'est là un résultat heureux, luxueux même. Mais le but idéal consistait à leur faire vider spontanément et complètement leur vessie, et nous pouvons dire, à ce point de vue, que les résultats ont dépassé nos espérances, puisque, tout compte fait, sur 30 malades opérés dans les conditions variables que l'on connaît, il n'y en a aujourd'hui que 2 qui conservent un résidu nécessitant le sondage.

Je n'entrerai pas dans de plus longs détails sur la contractilité de la vessie chez les prostatiques opérés par M. Albarran. Ce serait sortir du cadre de mon sujet et entamer une discussion d'ordre général, alors que mon seul but est d'apporter des résultats cliniques. L'ensemble de ces résultats me conduit, néanmoins, à une conclusion que j'ai le devoir de formuler tout de suite parce qu'elle me permettra plus loin de trancher une question d'indication opératoire. Je pense que l'examen de la contractilité vésicale, chez les prostatiques, est insuffisant, à lui seul, dans la grande majorité des cas, pour nous permettre de dire que tel malade qui présente une contractilité défectueuse ne doit pas être opéré, ni pour nous permettre de prévoir quels seront les résultats de l'évacuation vésicale chez les prostatectomisés. Les indications comme les contre-indications opératoires, dans l'hypertrophie de la prostate, ne sauraient découler d'une manière absolue de l'étude de la contractilité vésicale des malades. Tout au plus pourrait-on craindre que tel malade à contractilité vraiment faible, à vessie apparemment inerte, conservera après l'opération une évacuation vésicale incomplète, bien que très améliorée. Tout au plus pourrait-on dire que la crainte d'une insuffisance ultérieure de l'évacuation devrait entrer en ligne de compte et contre-indiquer la prostatectomie là où des raisons d'un autre ordre plaideraient en faveur de l'abstention. Mais je répète que la crainte seule d'une évacuation insuffisante de la vessie, tirée de l'examen de la contractilité, ne saurait s'opposer à l'extirpation d'une prostate hypertrophiée.

Cette conclusion tombe en désaccord avec celle que Genouville a formulée dans sa thèse. « Nos expériences manométriques, dit-il, nous semblent apporter de nouveaux arguments aux abstentionnistes, ou tout au moins leur permettre d'affirmer, tracés graphiques en mains, que c'est la musculature vésicale qui fait défaut. » Et il ajoute : « L'intervention chirurgicale systématique, dans l'hypertrophie de la prostate, est donc un contre-sens physiologique, et, sauf des indications spéciales et limitées, elle doit céder le pas au cathétérisme. » Loin de moi la pensée de conclure, contrairement à Genouville, à l'intervention systématique chez les prostatiques. Mais je veux seulement indiquer que, d'après l'ensemble de nos observations, l'étude de la valeur fonctionnelle de la vessie, est insuffisante, à elle seule, pour contre-indiquer une prostatectomie. Plus tard, je développerai cette conclusion tirée de mon étude de la contractilité vésicale que ce n'est pas le lieu de discuter plus longuement ici.

La conclusion générale de cette étude pourrait se résumer de la façon suivante : Les cas opérés par M. Albarran confirment les notions cliniques depuis longtemps enseignées par M. le professeur Guyon sur la valeur fonctionnelle de la vessie des prostatiques. Cette étude montre que le prostatique est loin d'avoir perdu toute contractilité vésicale, même lorsqu'il en est arrivé à une période avancée de sa maladie. Ils prouvent que la vessie des prostatiques soignés régulièrement par l'emploi de la sonde conserve une contractilité suffisante bien que diminuée. Ils prouvent que les malades non soignés, livrés au hasard, souffrant de cystite ancienne, ont leur contractilité vésicale insuffisante et quelquefois incapable de s'améliorer. Mais ils n'indiquent pas que chez ces malades, la seule raison du défaut de contractilité vésicale soit une contre-indication opératoire. Il est certain que les plus beaux résultats de la prostatectomie périnéale concernent les malades de la première catégorie, c'est-à-dire les malades à contractilité vésicale non encore détruite, qu'ils soient opérés en état de rétention complète récente, incomplète ou complète ancienne. Mais les seconds malades, ceux dont la vessie paraît être inerte, arrivent presque tous à l'évacuer, néanmoins, d'une manière complète. Il serait donc exagéré de dire que l'évacuation vésicale ne pourra s'accomplir chez ces derniers malades après la prostatectomie. Chez eux, l'évacuation complète et facile résulte-t-elle uniquement de l'effort d'une vessie à peine contractile ? Résulte-t-elle de l'effort combiné de cette vessie avec l'effort abdominal ? Est-ce la suppression de l'obstacle prostatique qui permet cette évacuation complète par l'intermédiaire d'un canal que l'opération a complètement transformé, régularisé et raccourci ? L'acte opératoire n'a-t-il fait que provoquer le réveil d'un réflexe jusqu'alors inhibé ? Autant d'explications dont quelques-unes sont de simples hypothèses, mais dont l'une, la troisième, celle qui a trait aux modifications anatomiques subies par la traversée prostatique, est, à coup sûr, une réalité, puisqu'elle se trouve confirmée par les nombreux exemples du retour de l'évacuation vésicale après une opération d'un autre genre qui provoque également l'élargissement de la traversée prostatique, sans supprimer complètement l'obstacle, je veux parler de l'opération de Bottini.

5° **De la qualité des urines après la prostatectomie.** — L'examen des urines a été soigneusement fait, chez nos malades, par MM. Motz et Debains, chefs de laboratoire de la clinique, tant au point de vue histologique qu'au point de vue chimique. Toutes les urines examinées étaient troubles avant l'opération et renfermaient, pour le plus grand nombre, les éléments de la suppuration. Dans quelques cas, elles étaient manifestement boueuses, purulentes, à grand dépôt.

Il existait, à coup sûr, un rapport entre l'état des urines de ces malades et l'état de leur vessie. Je fais exception pour les cas

« d'urines rénales » dont je reparlerai plus loin à propos des modifications survenues dans les reins de ces opérés. Je veux dire que les urines les plus défectueuses en apparence et d'après l'examen histologique correspondaient aux vessies les plus atones, les plus anciennement malades. Nous n'avons cependant jamais cru devoir conclure de l'état boueux des urines à l'abstention opératoire. Nous pensions, au contraire, que cette purulence des urines était une indication du drainage cysto-périnéal après prostatectomie. Déjà, chacun sait combien la sonde à demeure, l'évacuation régulière de la vessie, les lavages fréquents, simples ou nitratés, sont capables de modifier heureusement l'état des urines chez les prostatiques. Le drainage cysto-périnéal, suivi des lavages fréquents, ne pouvait que produire les mêmes effets. Ce mode de drainage a-t-il agi plus vite et plus sûrement dans nos cas que ne l'aurait fait le drainage par les voies naturelles? Je ne saurais le dire. Mais je pense que le tube périnéal temporaire doit être d'un effet plus puissant chez certains prostatiques gravement infectés que la sonde à demeure elle-même. Il s'agit ici de ces cas très graves sur lesquels M. le professeur Guyon et Michon, dans sa thèse, ont attiré l'attention, cas dans lesquels le drainage sus-pubien de la vessie était considéré jusqu'ici comme le pis aller. Pour de tels cas, que souvent le drainage par les voies naturelles ne parvient pas à guérir, il y a lieu de se demander si le drainage cysto-périnéal, dernier temps d'une prostatectomie périnéale qui supprime d'une manière certaine le bas-fond vésical, n'est pas préférable au drainage par la voie haute, au méat hypogastrique. Nous serions tentés de le croire. Cette croyance est basée sur un certain nombre de faits de cystostomie sus-pubienne observés cette année, dans le service de M. le professeur Guyon, faits dans lesquels nous avons vu le tube Guyon-Périer lui-même ne pas suffire à drainer la vessie de ces malades morts malgré une cystotomie précoce.

Nous pensons donc que, d'une manière générale, les conditions de drainage vésical après ablation de la prostate sont meilleures que celles du drainage sus-pubien et surtout que celles du drainage par l'urèthre, et que, dès lors, l'état des urines est susceptible de s'améliorer plus vite et plus complètement par ce mode de drainage. Quant à discuter les conditions dans lesquelles le drainage cysto-périnéal s'impose, malgré la gravité des cas, c'est là une question que je ne fais qu'ébaucher sans être à même de chercher à la résoudre, aujourd'hui.

Cela dit, je me suis attaché à étudier les qualités des urines de nos opérés par leurs caractères physiques seuls. Chez quelques-uns seulement, il a été fait de nouveaux examens histologiques et chimiques. Ce sont ceux dont l'urine reste trouble, aujourd'hui encore.

Sur 29 opérés suivis, il y en a 21 dont les urines sont parfaitement claires. Dans le nombre, je note tous les malades opérés en état de rétention complète récente, la plupart des malades opérés en état de rétention incomplète chronique, et tous les malades opérés en état de rétention complète chronique, exception faite parmi ces malades pour d'eux d'entre eux qui étaient porteurs de calculs phosphatiques. Je n'insisterai pas sur la date à laquelle les urines, antérieurement troubles, sont devenues claires après l'opération. Je dirai seulement que tous ces malades avaient leurs urines claires au moment de leur sortie, c'est-à-dire, en moyenne, un mois et demi à deux mois après l'opération.

Je pense qu'il convient d'attirer surtout l'attention sur les malades dont les urines sont restées troubles. Au nombre de ces malades je note 3 calculeux, dont 1 était en état de rétention complète ancienne et 2 en état de rétention incomplète chronique, sans distension vésicale.

Des 3 calculeux, l'un (obs. V) vidait à peu près sa vessie, en janvier dernier, 4 mois après son opération, puisqu'il conservait un résidu inférieur à 20 grammes ; l'autre (obs. X) conservait, à sa sortie de l'hôpital, un résidu de 40 grammes (il conserve ce même résidu d'après les dernières nouvelles). Le troisième (obs. XXV), 5 mois après son opération, conserve un résidu qui oscille, suivant les jours, entre 100 et 150 grammes. Ses urines déposent du pus et il a de la polyurie. Ce troisième malade, seul, continue à se sonder. Il y a lieu de penser que chez les 2 premiers qui n'ont pas de polyurie, les urines, très améliorées au départ, pourront s'éclaircir complètement, comme je les ai vues s'éclaircir chez d'autres calculeux aujourd'hui entièrement guéris, en particulier, le malade de l'observation XXII. Chez le troisième malade, nullement amélioré au point de vue de l'état des urines, il y a lieu d'attribuer une grande part de leur purulence à l'état des reins, bien que ces organes ne soient pas sensibles au palper.

Les 2 malades (rétentionnistes incomplets) dont les urines sont encore très troubles présentent des lésions rénales indubitables. Le premier (obs. VIII) n'a pas de polyurie (1.400 à 1.600 grammes par 24 heures), mais la quantité de pus contenue dans les urines, la couleur même de ses urines qui sont pâles, laiteuses, indiquent une pyélo-néphrite certaine. Le second (obs. VII) avait de la polyurie et il l'a conservée (2 litres à 2 litres et demi); ses urines ont également l'apect pâle et un dépôt abondant. L'examen de la perméabilité rénale par le bleu de méthylène avait montré, chez ces 2 malades, un retard dans l'apparition du bleu et une élimination prolongée.

Je conclus donc en disant que tous nos opérés, même ceux chez lesquels la cystite paraissait intense et ancienne, éliminent aujourd'hui des urines claires, et que ceux chez lesquels les urines persistent à être troubles sont des malades atteints de suppuration chronique des voies urinaires supérieures. Cette conclusion semble indiquer que la prostatectomie et le drainage cysto-périnéal sont incapables de modifier l'état des urines lorsque le malade est porteur de lésions urétéro-rénales. Elle est vraie en ce qui concerne les 2 derniers malades dont je parlais plus haut. Elle est exagérée si on l'applique à tous les malades dont les reins ont été reconnus atteints avant l'opération. C'est ce que nous allons démontrer à l'aide de quelques-unes de nos observations.

6° De l'état des reins après la prostatectomie. — Ce que j'ai dit, tout à l'heure, en étudiant la qualité des urines chez les malades atteints de pyélo-néphrite, me dispenserait de revenir sur les cas où la prostatectomie paraît impuissante à modifier l'état des reins, si l'on n'avait pas tout lieu de croire que, même chez ces malades, l'évacuation plus complète de leur vessie, la certitude acquise, pour eux, de ne pas la laisser en vidange, doive être une excellente condition du drainage de leurs reins. Ne sait-on pas combien les reins atteints de suppuration chronique s'améliorent rapidement quand on soigne la vessie, quand on assure son évacuation, quand on supprime chez elle la mise en tension. C'est là un fait d'observation courante bien mis en lumière, depuis longtemps, par l'enseignement de M. le professeur Guyon et sur lequel notre maître revenait encore, récemment, avec deux faits absolument probants, dans une de ses dernières cliniques (1).

Mais l'amélioration des reins, consécutive à la prostatectomie, devient plus évidente lorsque des reins sentis par la palpation avant l'opération, sinon sensibles à la pression, ne sont plus perçus et ne sont plus douloureux lorsque le malade a été opéré. Nous avons noté une amélioration de ce genre chez 4 de nos opérés. Chez l'un (obs. XIX), le rein droit, très gros et douloureux, est devenu imperceptible et ne ballotte plus. Chez les 3 autres (obs. VIII, XXI et XXVII), le pôle inférieur du rein droit était senti, il ne l'est plus aujourd'hui. Voilà donc 4 malades qui ont eu le rein très nettement amélioré par l'opération. Ils avaient, auparavant, les urines qui caractérisent la pyélo-néphrite. Aujourd'hui, ces urines sont claires chez 3 d'entre eux. Le quatrième (obs. VIII) est celui dont j'ai parlé précédemment, les urines ont conservé leurs caractères primitifs. Tous ces malades vident néanmoins complètement leur vessie.

L'amélioration des reins peut constituer une guérison si les lésions rénales ne sont pas trop avancées. Elle ne se révèle, dans le cas contraire, que par une diminution du volume du rein et de sa sensibilité. Il y a lieu de penser que l'amélioration persistera grâce à un drainage mieux assuré de la vessie.

7° **Modifications de la défécation après la prostatectomie.** — D'une manière générale, la défécation est améliorée après la prostatectomie. Les malades se plaignaient, avant l'opération, d'aller plus ou moins difficilement à la selle. On sait quels efforts nécessite chez les prostatiques l'acte de la défécation. D'aucuns de nos opérés souffraient d'hémorrhoïdes. L'un d'entre eux (obs. XIX) avait même un prolapsus hémorrhoïdaire douloureux et gênant chaque fois qu'il se présentait sur le vase.

Si j'excepte un opéré dont le rectum a été ouvert dans le second temps de la prostatectomie, c'est-à-dire la découverte de la prostate, opéré qui conserve aujourd'hui encore une fistule recto-uréthrale qui ne tend guère à se fermer seule, je dois dire que tous nos opérés accomplissent leur défécation d'une façon normale. La défécation,

(1) Guyon. *Annales des maladies des organes génito-urinaires*, Paris, 1901, p. 1.

d'ailleurs, a repris ses caractères normaux dès les premiers jours après l'opération. Il y a cependant trois malades (obs. VI, XXII, XXVII) qui ont présenté, pendant plusieurs jours après l'opération, une incontinence passagère des matières fécales très vite disparue. L'acte opératoire n'avait cependant pas paru, chez ces trois malades, intéresser l'un des organes (nerfs, muscles), qui président à la défécation. Sans doute faut-il incriminer ici une action réflexe de voisinage.

Chez trois autres malades, en particulier (obs. I, XIX et XXI), l'amélioration de la défécation a été tellement frappante que ces malades concluaient à une résurrection. Je rappelle seulement, en donnant ce renseignement pour ce qu'il vaut, que l'un de nos opérés (obs. VII), dont la défécation est nettement améliorée, quand il va à la selle, normalement, prétend qu'il ne peut jamais retenir ses matières s'il a de la diarrhée. Cette faiblesse sphinctérienne n'existait pas, dit-il, avant l'opération.

8° **Modifications apportées par la prostatectomie à l'érection et à l'éjaculation.** — La prostatectomie périnéale paraît avoir modifié d'une façon bien inattendue les érections et les éjaculations. Elle les diminue et quelquefois les supprime.

En ce qui concerne les éjaculations, cela ne saurait nous surprendre, puisque c'est la prostate qui fournit la plus grande partie du liquide éjaculé.

Mais en ce qui concerne les érections cette conséquence physiologique de la prostatectomie est d'une interprétation difficile et qui ne manque pas, croyons-nous, de jeter un jour tout nouveau sur le réflexe de l'érection.

Les livres de physiologie ne disent presque rien, en effet, du rôle de la prostate comme point de départ de ce réflexe. Mathias Duval (1) indique bien que la muqueuse prostatique doit venir immédiatement après celle du gland comme point de départ du réflexe de l'érection : « c'est le contact du sperme avec cette muqueuse », ajoute-t-il, « qui détermine cette sorte de tétanos intermittent du sphincter uréthral », qui produit le rythme de l'éjaculation. Chacun sait, d'autre part, que les altérations de la muqueuse prostatique ont une grande influence sur le fonctionnement de l'appareil génital.

(1) Mathias Duval, *Cours de Physiologie*, 7e édition, pages 670 et 676, Paris, 1892.

Lorsque l'extirpation de la prostate entraine une perte définitive de l'érection, on doit se demander par quel mécanisme cette perte se produit. S'agit-il de la suppression même de la glande? S'agit-il du traumatisme seul de la muqueuse uréthrale hémi-sectionnée? Le veru montanum intéressé par cette hémi-section serait-il cause, à lui seul, de l'abolition du réflexe? Je crois que nous ne pouvons pas le dire. Je signale simplement ces trois hypothèses, que des faits ultérieurs pourront peut-être permettre d'apprécier à leur juste valeur.

Car, malgré tout le soin que j'ai apporté dans la recherche de la cause qui a supprimé, ou très notablement diminué les érections chez quelques-uns de nos malades, il m'a été impossible de la déterminer.

Je me contente donc de rapporter les renseignements que m'ont fournis les malades.

Mais avant de déclarer que l'impuissance génésique de quelques-uns de nos opérés était à coup sûr imputable à la prostatectomie, il convenait de préciser quelle était exactement la valeur génitale de ces malades avant leur opération. Une enquête dans ce sens n'était point chose facile; il fallait s'attendre à quelques exagérations; on ne pouvait, d'autre part, statuer de la valeur génitale d'après l'âge des malades, chez l'homme les fonctions génitales n'ayant point de limite d'âge absolue.

Cependant nos malades, d'après leur dire, peuvent être classés à ce point de vue en trois catégories.

Il en est qui avouent n'avoir eu, depuis plusieurs années, ni érections ni éjaculations. Chez eux l'avenir de la fonction génésique après la prostatectomie ne se pose évidemment pas.

D'autres malades disent qu'ils avaient conservé des érections rares et manifestement affaiblies, et, depuis qu'ils sont opérés, la plupart ont vu leurs érections disparaître sinon s'affaiblir encore.

Enfin, il est quelques opérés dont la puissance génésique n'avait subi aucune atteinte jusqu'au jour de leur opération. C'était donc particulièrement chez cette troisième catégorie de malades qu'il convenait d'établir les modifications subies par l'érection.

Or, voici les résultats de notre enquête. Sur 3 malades âgés de moins de 60 ans, deux n'ont pas eu une seule érection depuis 11 et 9 mois qu'ils sont opérés; le troisième, opéré depuis 3 mois, a conservé ses érections sans aucune modification. Un malade, âgé de

67 ans, affirme qu'il coïte et éjacule comme il le faisait auparavant ; un autre malade, âgé de 65 ans, dont les érections sont diminuées, a pu, par masturbation, provoquer une érection forte suivie d'éjaculation. Un dernier malade, âgé de 68 ans, a eu, depuis 3 mois, quelques érections suffisantes ; il ajoute qu'il a fait plusieurs rêves érotiques suivis de pollutions nocturnes (1).

Voilà les faits. J'ai poursuivi mon enquête auprès des chirurgiens qui ont pratiqué la prostatectomie. Le malade opéré par Roux (de Brignoles) pourrait encore se liver au coït, bien que ses érections soient cependant diminuées. Un malade de Verhoogen n'a plus ni érections ni éjaculations, mais il paraît que cette impuissance existait depuis plusieurs années.

Donc, d'une manière générale, il semble avéré que la prostatectomie périnéale diminue, sinon supprime, les érections dans quelques cas. Mais il est curieux de constater que quelques opérés puissent encore éjaculer, et il est intéressant de rappeler que la vasectomie, beaucoup pratiquée il y a quelques années, n'avait point été reconnue coupable de semblables méfaits (2).

Bien que l'hypertrophie par son évolution seule ait plutôt tendance à produire les mêmes résultats, si la suppression de la prostate provoque une impuissance prématurée, certains malades regretteront, à coup sûr, la perte d'une faculté que l'âge et la maladie sont loin de faire toujours disparaître. Si la guérison d'une maladie telle que l'hypertrophie prostatique s'achète au prix d'un renoncement complet à la fonction génitale, on peut craindre que certains malades préfèrent vivre avec les ennuis et les dangers de la sonde.

Il est permis de penser que le retour de la miction spontanée et de l'évacuation complète de la vessie est préférable, chez un homme âgé, à la conservation d'une puissance génésique dont la valeur est peut-être sujette à caution. Mais quand il s'agit d'un prostatique jeune, à la première période, il y aura lieu de le prévenir et de retarder la nécessité d'une intervention si ce malade le désire.

(1) J'ajoute qu'un homme de 57 ans, opéré depuis 7 mois, et dont les érections avaient disparu à la suite de l'opération, affirme les avoir recouvrées dans ces derniers temps.

(2) Voyez *Association française d'urologie*, 1898, le rapport de CARLIER, et communications de LOURNEAU, NICOLICH, etc.

CHAPITRE IV

INDICATIONS ET CONTRE-INDICATIONS DE LA PROSTATECTOMIE PÉRINÉALE

I. — Indications opératoires

Au début de ce travail, j'ai cherché à légitimer la prostatectomie périnéale comme seul moyen de traitement radical de l'hypertrophie. Je me suis basé sur trois ordres de faits : 1° l'évolution fatale de la maladie ; 2° la lésion prostatique résumant la conception pathogénique la plus vraisemblable des accidents qui accompagnent l'hypertrophie; 3° l'insuffisance des autres moyens chirurgicaux de traitement ou leurs dangers étudiés comparativement à ceux qu'ont déjà présentés les extirpations périnéales.

Je n'ai donc pas à discuter les indications et contre-indications des moyens curatifs que l'on a proposés pour combattre l'hypertrophie. Il ne saurait être question, ici, que de la prostatectomie périnéale seule. Et je pense ne pas avoir à envisager cette objection toute naturelle que, si la plupart de nos malades relevaient bien de la prostatectomie périnéale, chez quelques autres, les moyens chirurgicaux habituels, sinon le cathétérisme, auraient pu nous conduire aux mêmes résultats cliniques.

A en juger par l'ensemble des faits, la prostatectomie périnéale présenterait, dans les cas d'hypertrophie simple, des indications fréquentes et des contre-indications rares. 29 malades sur 30 ont été complètement suivis jusqu'à la fin du mois de mars. On se rappelle que ces 29 malades ont été opérés en état de rétention, incomplète chez les 13 premiers, complète mais récente chez 4 autres, complète et ancienne chez les 12 derniers. Or, de ces 29 malades, il n'y en a que 2 qui conservent aujourd'hui un résidu vésical notable (obs. VIII et XXV). Tous les autres vident bien leur vessie. Mais je dois faire exception pour un opéré (obs. X) chez lequel l'extirpation de la prostate a été partielle et qui ne saurait compter, au même titre que les 26 autres malades, quand il s'agit d'apprécier comment se fait l'évacuation vésicale après l'extirpation complète de la prostate.

Nous avons supprimé la sonde chez 16 malades sur 19 qui se sondaient auparavant. 2 des malades qui doivent encore se sonder sont ceux qui conservent un résidu vésical notable. Le 19e n'a qu'un résidu insignifiant (obs. VI). Il y a, d'ailleurs, 4 malades qui, tout en se dispensant de la sonde, ont un résidu vésical pour ainsi dire nul, oscillant entre 10 et 30 grammes. Ces 4 malades ont été opérés en état de rétention incomplète. Il semble que, au point de vue de l'évacuation ultérieure de la vessie, la prostatectomie, dont les résultats restent remarquables chez les rétentionnistes complets récents ou anciens, donne des résultats peut-être un peu moins certains chez les rétentionnistes incomplets.

Donc, nous pouvons dire, d'après nos observations, que la rétention de l'urine est une indication fondamentale de la prostatectomie, puisqu'elle permet les mictions spontanées chez les malades qui les ont perdues et puisqu'elle donne à tous, ou peu s'en faut, la faculté d'évacuer complètement leur vessie.

Mais il y a lieu d'envisager les indications opératoires à toutes les périodes de l'évolution morbide que parcourt le prostatique. Or, si les indications de la prostatectomie ne souffrent aucune contestation lorsqu'il s'agit de malades rétentionnistes, il convient de les discuter lorsqu'il s'agit de prostatiques au début, de prostatiques sans rétention, pour lesquels les symptômes dysuriques, d'ailleurs très variables, sont le seul ennui.

Sommes-nous autorisés à extirper toutes les prostates un peu grosses dès qu'elles menacent les malades de quelques troubles dysuriques ? Parce que l'évolution de l'hypertrophie est fatale, dans la plus grande majorité des cas, parce qu'elle peut entraîner, à plus ou moins bref délai, les désordres les plus graves dont beaucoup sont irrémédiables, parce que les conditions opératoires deviennent d'autant plus dangereuses que l'évolution de la maladie est plus avancée, sommes-nous autorisés à proposer d'emblée l'extirpation de la glande dès que la maladie commence ?

L'hypertrophie prostatique se présente, sans doute, au début de son évolution, dans les conditions où l'on observe un certain nombre d'autres affections chirurgicales. Je veux dire que ses manifestations revêtent la plus grande bénignité, et qu'elles ne gênent en rien la vie des individus. Leur ensemble clinique se réduit, souvent même, à si peu de choses, que les malades peuvent vivre longtemps, à coup sûr, sans éprouver aucune inquiétude sérieuse.

Que la prostatectomie faite dans ces conditions soit une opération non dangereuse, capable de mettre les malades à l'abri d'accidents à plus ou moins longue échéance inévitables, cela est une supposition très légitime, conforme à la conception pathogénique actuelle de la rétention chez les prostatiques, et que les observations d'opérations faites à une époque plus avancée de la maladie semblent confirmer.

Mais cette opération est-elle exempte d'inconvénients dignes de fixer l'attention des opérateurs et du plus haut intérêt pour les malades ?

Je dois rappeler, tout de suite, que la prostatectomie périnéale semble avoir supprimé ou sinon très manifestement diminué la puissance génésique chez un certain nombre de nos opérés. Comme je l'ai déjà fait remarquer, si certains malades comptent pour nul cet inconvénient, d'ailleurs incertain, de l'opération, et préfèrent recouvrer leurs mictions normales au prix de la suppression de tout rapport sexuel, il y a lieu de se demander si la suppression des érections se justifie chez des prostatiques au début. Sans doute, on pourrait mettre en avant ce fait que les érections s'atténuent et disparaissent avec la progression de l'âge et que la puissance génésique devient un facteur de second ordre chez le prostatique âgé. Mais nous ne sommes pas autorisés à préjuger l'absence des érections d'après l'âge des malades. Chacun sait que les variations les plus grandes existent à ce point de vue.

Je ne crois pas qu'il ait été fait jusqu'ici mention de cette influence de la prostatectomie sur l'état des érections.

J'ai déjà dit combien il m'avait été difficile d'arriver à établir des notions précises à ce sujet. Cette question ne pouvait être jugée qu'à l'aide de renseignements très exacts. Or, nous avions affaire à une catégorie de malades chez la plupart desquels, à la fois l'âge et la nature de la maladie avaient déjà modifié les érections.

Jusqu'ici, quelques opérés ont, il est vrai, perdu toute puissance génésique, quelques autres l'ont conservée. Mais les premiers malades sont plus nombreux que les seconds.

Malgré l'incertitude où nous sommes encore sur cette conséquence physiologique de la prostatectomie, nous devons cependant la prévoir et nous devons en tenir compte, lorsqu'il s'agit de prostatiques au début. C'est là, je crois, une première raison pour remettre à plus tard une extirpation dont le but serait, d'ailleurs, plus une opération préventive qu'une opération curatrice, chez les malades qui supportent, sans grand dommage, quelques légers troubles dysuriques.

Abstraction faite de l'action de la prostatectomie sur la fonction génésique, c'est-à-dire lorsqu'il n'y a pas lieu de songer à respecter cette fonction, le prostatique de la première période relève-t-il, quand même, de la prostatectomie ? L'âge des malades, l'intensité des troubles dysuriques, les accidents antérieurement subis par les prostatiques sont les trois facteurs seuls capables de guider alors notre conduite.

Parlons d'abord de l'âge. Il est, par lui-même, un guide insuffisant. Mais supposons plusieurs types de malades. Voici un prostatique âgé (70 à 75 ans). Il est à la première période. De deux choses l'une : ou bien la dysurie date chez lui de plusieurs années, ou bien elle est récente. Dans le premier cas, à défaut d'indications spéciales tenant soit à l'intensité des troubles dysuriques, soit à des accidents antérieurs tels qu'une ou plusieurs attaques de rétention aiguë, il y a lieu de continuer à tirer parti, chez ce prostatique, des ressources que peut donner une hygiène sévère. Dans le second cas, nous pensons que l'on doit mettre en doute l'existence d'une hypertrophie simple. Toute hypertrophie qui commence après 70 ans a les plus grandes chances d'être de nature cancéreuse. De tels malades ne sauraient être mis en discussion, ici. Ils relèvent de la sonde sinon d'une thérapeutique chirurgicale très différente de celles que nous proposons.

C'est dire que l'âge du malade ne saurait contre-indiquer, par lui-même, une extirpation de la prostate, lorsqu'il s'agit d'anciens prostatiques dont l'histoire et l'état présent confirment une affection progressive, dans laquelle les complications seront à plus ou moins brève échéance inévitables. Il y a une exception à faire, bien entendu, pour les malades très âgés, 75 à 80 ans, surtout si leur canal est facile à franchir et si la sonde promet d'assurer, chez eux, l'évacuation de la vessie.

Quant au prostatique jeune (au-dessous de 60 ans), c'est chez lui surtout qu'il convient de tenir compte de l'état génésique pour surseoir à une extirpation de la glande tant que la dysurie est facilement supportée.

Mais, lorsque les mesures hygiéniques sont insuffisantes, lorsque la dysurie est gênante, persistante, douloureuse, lorsque les troubles de la miction, malgré une évacuation à peu près complète de la vessie, mettent les malades dans un état d'infériorité évidente, lorsque, enfin, une ou plusieurs attaques de rétention se sont montrées, quelque rapide et complète qu'ait été leur disparition, nous pensons que le prostatique de retour à la première période doit bénéficier de la prostatectomie.

Nous n'avons opéré aucun malade dans de telles conditions. Tous nos malades étaient en état de rétention et nous considérons la rétention comme une indication indiscutable de prostatectomie, sauf chez les prostatiques âgés, à canal facile à franchir. Mais il y avait lieu de prévoir l'indication d'opérer le prostatique à la première période, et nous pensons que cette indication peut se présenter, chez lui, en dehors de toute rétention, lorsque les moyens que nous avons de combattre une dysurie gênante et douloureuse demeurent franchement insuffisants.

Malgré les réserves faites plus haut, je me rends compte que l'indication de la prostatectomie se trouve ainsi portée, peut-être, à ses plus extrêmes limites, surtout si l'on songe aux malades qui paraissent avoir vécu longtemps en bonne intelligence avec leur mal, soit avec une sonde, soit même sans aucune sonde. Mais il convenait, je pense, d'établir l'indication opératoire précoce sur l'ensemble des faits connus plutôt que sur quelques cas particuliers. Et comme, en définitive, nous ne pouvons jamais statuer de l'avenir d'un prostatique alors que la dysurie seule l'inquiète, il y a lieu, pour conclure, de prévoir chez lui l'extirpation précoce de la prostate et de la pratiquer sitôt que les symptômes deviennent menaçants.

B. — Cela dit, la rétention permanente de l'urine constitue, je le répète, chez le prostatique, une indication formelle de la prostatectomie. Quelle que soit sa forme, quel que soit son degré, malgré le retour possible à la première période du prostatisme de certaines rétentions aiguës traitées seulement par la sonde, on sera toujours autorisé à proposer l'intervention lorsqu'un malade ne vide pas sa vessie sans sonde.

Il y a une exception à faire, en faveur de la temporisation opératoire, pour les cas de petites rétentions aseptiques s'accompagnant d'une gêne très modérée de la miction. Je dirais volontiers pour ces malades ce que je disais plus haut pour les prostatiques dysuriques de la première période.

Je n'ai pas à insister sur les conditions de la rétention puisque toute rétention persistante est une indication de nécessité. Mais il y a lieu, néanmoins, de faire ressortir certaines conditions capables d'ajourner l'opération. Prenons, par exemple, le rétentionniste récent aigu. Si j'en juge par nos cinq malades opérés dans ces conditions, il y a bien lieu d'opérer ces malades, mais il faut attendre quelques jours (quinze à vingt environ) avant de les opérer. Après ce temps, les conditions opératoires sont, sans contredit, meilleures.

Le rétentionniste complet ancien mérite pareillement un traitement préparatoire de quelques jours, surtout quand il a une vessie très infectée, un état général mauvais, de la fièvre. Chez beaucoup de ces malades, la sonde à demeure améliore les urines, l'état général et fait disparaître la température. On recherchera, avec fruit, cette amélioration par la sonde avant de faire l'opération.

Je pourrais en dire autant des rétentionnistes incomplets.

En sorte que, après toutes les réserves que j'ai faites, les indications de la prostatectomie sont si nombreuses qu'il convient moins de rechercher ces indications que de rechercher les contre-indications opératoires et il me suffira de répéter, à ce point de vue, les conclusions déjà formulées, il y a deux ans, dans le traité de chirurgie, par mon maître M. Albarran (1) : « Je pense qu'on doit essayer de détruire l'obstacle prostatique : 1° dans tous les cas de la

(1) ALBARRAN, *Traité de chirurgie*, de MM. LE DENTU et PIERRE DELBET, tome IX, page 678. Paris, 1900.

première période lorsqu'il n'y a pas de rétention ; 2° en cas de rétention incomplète ou complète aseptique chronique ; 3° dans ces mêmes rétentions, lorsque l'infection est légère. » Mais on peut aller plus loin, aujourd'hui, en ce qui concerne les rétentionnistes infectés. L'expérience nous a appris que certaines infections graves de l'appareil urinaire, chez des prostatiques, pouvaient être améliorées sinon guéries par la prostatectomie. Il y a donc lieu d'élargir davantage le champ des indications opératoires chez les prostatiques infectés.

C. — M. Albarran a insisté dans sa communication à l'Association française d'urologie sur l'avantage de la prostatectomie comme temps préliminaire du traitement de l'infection grave de l'appareil urinaire chez les prostatiques et comme temps préliminaire du traitement de certains calculs vésicaux chez ces mêmes malades.

a) On sait que certains prostatiques, à infection vésicale grave, exigent l'ouverture franche de la vessie. A la clinique de Necker, la sonde à demeure bien placée et bien surveillée, comme l'a enseigné mon maître, M. le professeur Guyon, suffit, la plupart du temps, pour vaincre l'infection en pareil cas. A son défaut, on pratique la cystostomie sus-pubienne. C'est, je crois, une opinion courante, à Necker, que la cystostomie est souvent insuffisante lorsque la sonde elle-même l'a été. En serait-il ainsi du drainage cysto-périnéal précédé de l'extirpation de la prostate ?

Il n'y a aucun fait pour le dire, mais il est à prévoir que la vessie se drainera mieux par le périnée, après prostatectomie, qu'elle ne se draine par la voie haute. J'indique seulement ce point que des faits ultérieurs pourront seuls élucider.

b) Quant aux prostatiques calculeux, ils relèvent eux aussi de la prostatectomie. Chacun sait que la présence d'un calcul dans la vessie excite le muscle vésical et peut élever passagèrement sa contractilité. Chacun sait, en outre, depuis que l'a montré M. le professeur Guyon, que les calculeux lithotritiés vident moins bien leur vessie qu'ils ne la vidaient lorsqu'elle contenait une pierre.

« Il est donc logique, dit Albarran, d'enlever la prostate avec le calcul, non seulement parce que les malades sont des prostatiques, mais aussi pour éviter les suites fâcheuses de la lithotritie ».

Une autre raison parle en faveur de l'opération périnéale chez les prostatiques calculeux. Chez ces malades, la récidive des calculs est fréquente. Nous trouvons des malades opérés plusieurs fois de la lithotritie et qui demandent encore une nouvelle opération. Lithotritie ou taille hypogastrique, peu importe le mode opératoire ; il est démontré que ni l'une ni l'autre de ces deux opérations ne mettent les prostatiques à l'abri de la récidive des calculs (1).

Le mécanisme de la formation de ces calculs témoigne de l'action certaine de la prostate dans la pathogénie des récidives. Les calculs uriques s'accumulent dans le bas-fond vésical, derrière la prostate qui a soulevé le col. Les calculs phosphatiques sont engendrés par la persistance de la cystite dans ce bas-fond, où stagne l'urine et où elle se décompose.

Il est donc logique de supprimer le bas-fond vésical en supprimant le calcul. Les deux choses sont possibles par la voie périnéale. Nos faits le prouvent. Il y aura lieu plus tard d'élucider encore cette question que ce n'est pas ici le cas de traiter plus longuement.

II. — Contre-indications opératoires

Les contre-indications opératoires ont un intérêt non moins grand que les indications de la prostatectomie.

Il en est quelques-unes qui s'imposent : l'âge trop avancé des malades, surtout lorsque ces malades peuvent être facilement sondés, les suppurations périvésicales ou périprostatiques, les lésions rénales doubles et graves, la cachexie urinaire avancée, en un mot, toute raison tenant à l'état général des sujets. Ce sont là des contre-indications fondamentales telles qu'on les retrouve, sous d'autres formes, dans la plupart des affections d'ordre chirurgical.

Parmi ces différentes contre-indications je n'insisterai que sur l'existence des lésions rénales. La pyélo-néphrite double ne saurait représenter, en elle-même, une contre-indication à la prostatectomie, s'il s'agit d'une pyélo-néphrite légère et récente. Si les lésions rénales s'opposaient toujours aux interventions dans les affections de la prostate, de l'urèthre et de la vessie, il est beaucoup d'urinaires qui ne pourraient être opérés, ni améliorés.

(1) Pousson, Récidive post-opératoire des calculs de la vessie. *Associat. franç. d'urologie*, 1898. Voyez *Ann. des mal. des org. génito-urinaires*, 1898, p. 766.

Quelques-uns des malades dont j'ai rapporté les observations avaient un rein volumineux avec de la polyurie trouble. Nous avons vu qu'après l'opération le rein n'était plus senti et que les urines s'étaient singulièrement éclaircies.

En présence d'un prostatique atteint de pyélo-néphrite, il convient donc non pas de s'abstenir de toute intervention sur la prostate, mais de chercher à établir, par tous les moyens possibles, quelle est exactement la valeur fonctionnelle de ses reins. L'examen chimique des urines, leur examen histologique, l'épreuve du bleu de méthylène, la cryoscopie, sont capables de nous renseigner sur ce point. L'élimination est-elle faible ou par trop diminuée, il y aura lieu de s'abstenir d'opérer. L'élimination est-elle jugée suffisante, malgré la suppuration des reins, malgré leur volume, il y aura lieu de passer outre. En dehors des cas où l'incision du rein s'impose, chacun sait, et M. le professeur Guyon en a depuis longtemps fait le premier la remarque, que le drainage vésical modifie l'état général des malades en assurant l'évacuation du rein. Or, le drainage cysto-périnéal large, tel que la prostatectomie permet seule de l'appliquer, nous autorise à rétrécir le champ des contre-indications opératoires chez les prostatiques atteints de pyélo-néphrite.

J'aborde maintenant la discussion des contre-indications qui émanent de l'étude de la contractilité vésicale. A coup sûr, la valeur fonctionnelle de la vessie, chez les anciens prostatiques, est un des principaux arguments apportés par les non-interventionnistes.

Je commence par dire que je n'ai pas trouvé un seul cas d'inertie complète et définitive de la vessie chez les prostatiques même anciennement atteints de cystite. Étant donné ce que nous savons de la physiologie de la vessie, si l'inertie vésicale existait d'une manière absolue, elle serait une contre-indication formelle à la prostatectomie. Tout au plus pourrait-on espérer que la suppression de la prostate, en régularisant le canal, aurait, du moins, l'avantage de simplifier des cathétérismes si souvent difficiles.

Il est vraisemblable d'admettre, au contraire, d'après les faits, que l'inertie vésicale dont parlent les auteurs n'est qu'une apparence, que jamais la vessie ne perd complètement son pouvoir contractile. Nous savons que les exemples d'inertie primitive de la vessie sont une rareté pathologique. La contractilité vésicale peut rester considérablement diminuée chez certains malades dans certaines conditions (cystites anciennes). Cela n'est pas fréquent. Plus souvent, cette contractilité est susceptible de s'améliorer, de devenir suffisante pour évacuer la vessie.

A ce point de vue, il convient de rappeler qu'il existe une différence certaine, au point de vue du retour de la contractilité vésicale, entre les malades qui se sondent régulièrement et ceux qui ne se sondent que d'une façon très irrégulière. Il y a plus à compter sur la vessie des premiers que sur celle des seconds. Les sondages régulièrement faits, supprimant la mise en tension de la vessie, ménagent, à coup sûr, son pouvoir contractile. M. Guyon a depuis longtemps noté ce fait. Il était donc à prévoir que la prostatectomie donnerait les plus beaux résultats, au point de vue de l'évacuation ultérieure de la vessie, chez les rétentionnistes complets anciens. Nos observations ont absolument confirmé ces prévisions.

Mais, comme, d'autre part, nous avons vu la contractilité vésicale, presque nulle dans certains cas de rétention incomplète, recouvrer un pouvoir suffisant pour une évacuation complète après la prostatectomie, je conclus que, d'une manière générale, l'affaiblissement de la contractilité vésicale, quelque marqué qu'il soit, ne doit pas constituer, à lui seul, une contre-indication à la prostatectomie. Seulement je m'empresse d'ajouter que c'est un argument dont il sera bon de tenir compte, dans un certain nombre de cas, et je dirai plus loin dans quelles conditions il conviendra de le mettre en relief.

Pour résumer ma pensée, il me suffira de rappeler quelques-unes de mes observations, celles des malades chez lesquels j'avais noté, avant l'opération, un affaiblissement marqué de la contractilité vésicale. Je diviserais volontiers ces malades en deux catégories, suivant qu'ils avaient la prostate petite (20 grammes environ) ou grosse, et suivant qu'ils étaient atteints ou non de cystite ancienne et rebelle.

Une cystite ancienne, chez un prostatique à petite glande, à canal facilement franchissable, commande une étroite surveillance avant de décider l'opération. La contractilité vésicale devient, ici, la pierre d'achoppement de l'indication opératoire. Demeure-t-elle manifestement faible, malgré un traitement palliatif bien conduit, il semble qu'il y ait disproportion entre le volume de l'obstacle et la gravité des lésions que cet obstacle a déterminées. On doit alors se demander si la suppression de la prostate apportera une modification heureuse à l'état du malade. En pareil cas, l'indication d'opérer pourrait devenir discutable.

Deux de nos faits permettent de présumer quels seront les bénéfices d'une prostatectomie dans de telles conditions. Chez l'un (obs. VIII), rétentionniste incomplet, atteint de cystite et de pyélonéphrite, dont la prostate extirpée pesait 15 grammes, l'opération a abaissé de moitié le résidu vésical, et le malade ne se sonde plus qu'une fois par jour, au lieu de 8 à 10 fois. Chez l'autre (obs. XXV), rétentionniste complet depuis 5 ans, atteint de cystite ancienne avec calculs et de pyélo-néphrite, dont la prostate extirpée pesait 15 grammes, l'opération a permis des mictions spontanées, faciles ; le malade conserve un résidu trouble de 100 à 150 grammes, mais il ne se sonde plus qu'une ou deux fois par jour, au lieu d'une quinzaine de fois.

Evidemment, tout, dans l'histoire de ces deux opérés, conclut en faveur de l'intervention pour des cas analogues. Mais, à en juger par ces deux seuls faits, si la cystite ancienne, la faiblesse persistante de la contractilité vésicale, l'état des reins, le faible volume de la prostate peuvent devenir un ensemble de conditions qui rendent la prostatectomie discutable, les rétentionnistes complets retireront plus de bénéfices de l'opération que les rétentionnistes incomplets.

Je crois donc qu'il faut attacher une certaine importance au volume de la prostate conjointement aux lésions de cystite et de pyélonéphrite et que, en pareil cas, le petit volume de la glande commande que l'on se méfie des résultats de l'opération, et je conclus en disant : La diminution de la contractilité vésicale peut devenir une contre-indication opératoire dans le cas de la prostate petite, avec vessie anciennement infectée, avec canal facile à franchir lorsqu'il est bien démontré, par un traitement préparatoire, que la contractilité vésicale n'est susceptible d'aucune amélioration.

Chez tous les autres malades, la diminution de la contractilité vésicale ne doit pas être, à elle seule, une contre-indication opératoire. Les vessies des prostatiques sont capables d'une contraction souvent faible, il est vrai, mais suffisante pour une évacuation complète. Les faits prouvent que la levée de l'obstacle prostatique permet à la vessie de mettre à profit l'énergie qu'elle possède encore et de se vider. Il est donc indiqué de lui faciliter sa tâche en supprimant la prostate.

CHAPITRE V

TECHNIQUE OPÉRATOIRE

Je me propose, dans ce chapitre, de décrire la technique opératoire qui a été suivie par M. Albarran pour extirper la prostate d'une manière complète, par la voie périnéale, en conservant l'urèthre prostatique.

Je sortirais du plan de mon travail si je m'attardais à passer en revue les nombreuses techniques opératoires suivies par les chirurgiens français et surtout par les chirurgiens étrangers (en particulier par les chirurgiens américains du Nord) pour opérer cette extirpation périnéale. Il ne m'appartient pas davantage, dans un travail qui a surtout visé l'appréciation clinique des résultats de la prostatectomie, de faire une étude comparative entre la technique que j'ai vu employer et celle qu'ont suivie les autres chirurgiens. Ce serait là une œuvre de critique longue et délicate que je laisse à d'autres, plus autorisés, le soin d'établir.

Mais, comme les principaux temps de cette technique reposent sur des principes opératoires établis antérieurement, je dois rappeler les noms des chirurgiens qui ont eu le mérite de les indiquer.

Pour limiter l'acte opératoire à l'ablation de la prostate seule, il est une première condition qui s'imposait. Il fallait décoller le rectum de la prostate, l'énucléer pour ainsi dire du champ opératoire afin de le protéger. Ce décollement prostato-rectal constitue, en effet, le premier temps fondamental de toute prostatectomie. Zuckerkanll avait déjà montré les avantages de ce décollement. Son exécution est rendue facile grâce à la faible adhérence de la prostate au rectum et surtout grâce à la présence d'un tissu cellulaire lâche entre les deux organes. Ce tissu constitue la zone décollable dont parlent Quénu et Hartmann dans leur livre sur la chirurgie du rectum (1) : « Sur une coupe antéro-postérieure (de sujet congelé), on observe qu'au niveau des vésicules séminales et du tiers supérieur de la prostate, de faibles tractus celluleux unissent seuls l'aponévrose à la couche musculaire longitudinale du rectum, il y a là une zone aisément décollable ; dès qu'on s'éloigne de la base de la prostate, les tractus celluleux deviennent plus importants et le décollement moins facile. » Il est donc aisé d'isoler le rectum, et, le rectum isolé, on peut agir sur la prostate et même sur les vésicules séminales et la base de la vessie. Déjà, en 1897, dans une communication à la Société de chirurgie sur l'extirpation du rectum cancéreux (2), mon maître Quénu faisait prévoir la possibilité de ces ablations larges : « Il est clair qu'une fois la section à travers le tissu prostatique effectuée, il devient facile d'enlever la plus grande partie de la glande et des vésicules séminales, en sculptant pour ainsi dire l'urèthre prostatique sur le cathéter. Peut-être arriverait-on, par cette voie, à enlever toute la prostate avec le segment correspondant de la vessie, la réparation se faisant par l'abouchement de l'urèthre membraneux à la plaie vésicale. La chose est parfaitement possible sur le cadavre sans blessure des uretères, je l'ai vérifié maintes et maintes fois. »

En 1899, d'ailleurs, Baudet(3) a mis en pratique la technique ébauchée par son maître Quénu et exécuté l'une des premières prostatectomies périnéales faites, en France, dans ces dernières années pour hypertrophie de la prostate. Je rappelle que son malade était porteur d'une hypertrophie douteuse dégénérée plus tard en cancer.

Après l'isolement préliminaire du rectum, on se trouve donc en présence de la prostate recouverte de l'aponévrose prostato-péritonéale (aponévrose de Denonvilliers) qui constitue la paroi postérieure de la loge prostatique. Dans tous les cas opérés, M. Albarran n'a commencé l'extirpation de la glande qu'après avoir ouvert la loge prostatique et libéré aussi loin que possible la prostate de ses adhérences aux

(1) Quénu et Hartmann. *Chirurgie du rectum*, t. I, p. 11, 1895.

(2) Quénu, Technique opératoire pour l'amputation du rectum cancéreux. *Bulletin de la Soc. de chir. de Paris*, 1897, p. 163.

(3) Baudet, *loc. cit.*

parois postérieure et latérales de sa loge. Il a suivi, en cela, les idées du chirurgien anglais Nicoll (1), qui a conseillé, le premier, d'opérer l'extirpation sous-capsulaire de la prostate. La décortication préalable de l'aponévrose prostatique présente deux avantages indiscutables : elle rend l'opération moins sanglante puisqu'elle permet d'agir en dedans des plexus périprostatiques ; elle donne aux instruments et aux doigts de l'opérateur un point de repère utile et qui permet de n'agir que sur la prostate sans risque d'aller en dehors de sa loge. On doit ajouter la remarque que voici : la loge prostatique entoure presque complètement la glande. Je veux dire qu'il existe une capsule aponévrotique non seulement en arrière et sur les côtés de la prostate, mais aussi sur sa face antérieure. Il est facile de s'en assurer sur le cadavre frais. Or, le décollement de cette capsule, qui s'opère quelquefois difficilement au niveau de la face postérieure de la prostate, devient, en général, d'autant plus aisé que l'on se rapproche de ses faces latérales et de sa face antérieure. Ainsi, la voie sous-capsulaire de Nicoll permet, sans aucun danger d'hémorrhagie, d'extirper le tissu prostatique si fréquemment hypertrophié en avant même de l'urèthre. Ce décollement de la capsule prostatique (et par capsule prostatique je n'entends parler que des plans fibreux qui entouren de toutes parts la prostate) constitue donc, à coup sûr, le second principe fondamental de la manière de faire suivie par M. Albarran.

Un troisième et dernier principe fondamental de cette manière de faire est représenté par la conduite à tenir vis-à-vis de l'urèthre prostatique. Jusqu'ici, les chirurgiens qui ont pratiqué la prostatectomie périnéale considéraient comme une faute toute blessure faite à l'urèthre au cours de l'opération. Ils s'efforçaient de sculpter l'urèthre et s'empressaient de le suturer lorsque, par hasard, ils l'avaient ouvert. J'excepte, bien entendu, du nombre de ces chirurgiens, ceux qui, à la façon d'Alexander, ouvrent systématiquement l'urèthre prostatique pour drainer la vessie.

Gosset et Proust (2), d'après les recherches opératoires qu'ils ont faites sur le cadavre, ont conseillé, il y a 2 ans, l'ouverture systématique de l'urèthre avant toute action sur la prostate. L'hémisectiont

(1) Nicoll, *The Lancet*, 4 avril 1894.
(2) Gosset et Proust, *loc. cit.*

médiane de l'urèthre constitue, pour eux, un temps opératoire fondamental de la prostatectomie périnéale telle qu'ils en ont donné la technique dans leur mémoire.

Cette hémisection uréthrale a été systématiquement mise en pratique par M. Albarran depuis l'année dernière. Je ne saurais trop insister, dès maintenant, sur la valeur opératoire de cette hémisection. De même que le décollement de la capsule sert de guide pour ne pas aller au delà des limites externes de la glande, de même, l'ouverture franche de l'urèthre sert de guide pour ne pas blesser les parois du canal. Cette boutonnière uréthrale permet encore, fait capital, d'introduire l'index dans la vessie, de se servir de cet index comme d'un crochet pour abaisser l'organe, pour explorer sa cavité, extraire des calculs, reconnaître les saillies déterminées par la prostate dans la région du col, et les abraser aux ciseaux sans blesser les parois vésicales, qu'il s'agisse des lobes latéraux ou bien du lobe médian. Bref, après avoir vu pratiquer 32 fois, depuis un an, cette hémisection uréthrale et l'avoir pratiquée moi-même dans un cas récent que M. Albarran m'a permis d'opérer à Necker sous sa direction, je pense qu'elle doit être indiquée comme l'un des temps les plus importants de toute prostatectomie périnéale dirigée contre l'hypertrophie simple de la prostate.

Cela dit, j'en viens à la description détaillée des différents temps opératoires de la prostatectomie périnéale tels que je crois devoir les présenter d'après les comptes rendus donnés dans mes observations.

Instrumentation. — Je devrais commencer par indiquer sur quelle table il convient d'opérer. A la vérité, toutes les tables opératoires sont bonnes, à condition qu'elles soient pourvues d'un plan incliné, de supports pour fixer les pieds du malade et d'épaulières pour l'empêcher de glisser. Il suffira de revenir sur ce point en indiquant quelle position M. Albarran adopte, aujourd'hui, pour opérer.

Parmi les instruments nécessaires, il en est de communs à toute opération : bistouris droits, ciseaux droits et courbes (de préférence des ciseaux forts à longs manches), pinces hémostatiques diverses, écarteurs de Farabeuf, aiguilles de Reverdin courbes, aiguilles de Hagedorn, longues pinces à griffe, etc. Je n'insiste pas.

Je désire m'arrêter davantage sur les quelques instruments spéciaux utilisés par M. Albarran.

Voyons d'abord les valves rectales. Elles sont concaves sur leur face prostatique, convexe sur leur face rectale. Leur manche est mince et aplati. Manche et valve sont unis par un angle droit ou aigu mais toujours très arrondi.

M. Albarran a eu l'idée d'un appareil qui permît de maintenir la valve fixée automatiquement. Cette fixation automatique, supprimant un aide qui, à la longue, se fatigue, avait, en outre, l'avantage de donner un écartement du rectum absolument invariable. Mais il fallait que le mode de fixation fût solidaire du bassin de l'opéré. Dans ce but, Collin a construit une sorte de plaque métallique, large, légèrement concave, s'adaptant à la région sacrée. Cette plaque est munie d'une tige qu'on peut tirer plus ou moins à l'aide d'une crémaillère. L'extrémité périphérique de cette tige porte une encoche latérale dans laquelle vient se fixer, par une vis, le manche de la valve. Cette extrémité est, en outre, pourvue d'une articulation à genou qui permet de donner à la valve l'inclinaison que l'on désire. Enfin, la face par laquelle cette plaque repose sur la table d'opération est munie d'un plan élévatoire grâce auquel on pourrait, à la rigueur, réaliser la mise en position inclinée du bassin si nécessaire pour la prostatectomie. Cette plaque sacrée, ainsi construite, pourrait être utilisée pour fixer une valve vaginale dans certaines opérations gynécologiques.

Nous avons utilisé, ensuite, une sonde métallique à robinet ou cathéter cannelé coudé. Elle présente la courbure d'un explorateur de calculs n° 2. La cannelure est large et siège sur la convexité de la sonde.

Voici, enfin, les pinces spéciales. Elles sont de deux sortes. Les unes (fig. 1), destinées à saisir la capsule prostatique, sont construites

FIG. 1. — Pince à capsule (Collin).

sur le modèle des pinces hémostatiques ordinaires, mais elles portent, à l'extrémité de chaque mors qui est aplati, quatre petites dents. La largeur des mors permet de mieux saisir la capsule sans la déchi_ rer. Les autres pinces (fig. 2), pinces à traction, destinées à saisir le tissu prostatique, sont analogues aux pinces qu'on emploie pour abaisser l'utérus, mais elles sont moins volumineuses. Elles piquent

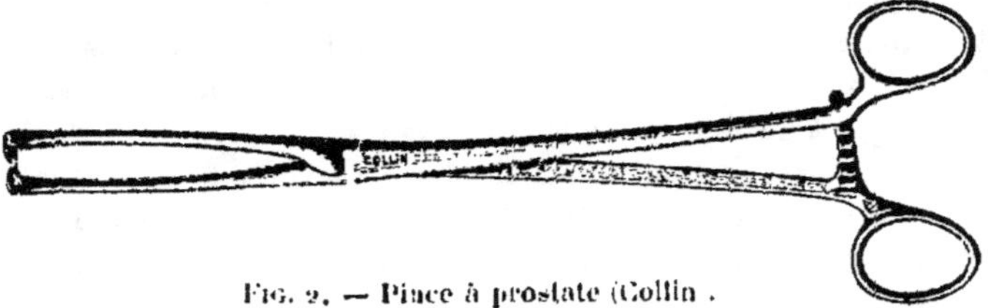

FIG. 2. — Pince à prostate (Collin).

sans écraser ni déchirer, sauf dans les cas assez fréquents où la prostate est particulièrement friable.

En dehors de ces instruments, qui sont fondamentaux, M. Albarran a utilisé, dans certains cas, deux instruments nouveaux : un broyeur de calculs, un désenclaveur. Le broyeur est destiné à écraser les calculs trop volumineux pour être extraits à l'aide des tenettes seules sans ouverture du col vésical. Le désenclaveur est un désenclaveur à deux branches ; chaque branche, aplatie, siège à l'extrémité de deux tubes emboîtés l'un dans l'autre. L'instrument est introduit fermé dans la vessie par la boutonnière uréthrale comme le serait un cathéter coudé, c'est-à-dire avec ses deux branches superposées. Une fois dans la vessie, les deux branches sont écartées à l'aide d'un levier externe construit sur le principe de celui d'un lithotriteur. Un index indique la direction donnée aux branches, et l'on cherche ainsi à abaisser le col vésical dans le but de désenclaver la prostate.

Ce désenclaveur a été utilisé dans un certain nombre de cas, mais il nous a toujours donné des résultats insuffisants.

Et pourtant, la nécessité de désenclaver la prostate, de l'abaisser, de la rapprocher des doigts de l'opérateur agissant par le périnée, est une condition qui s'impose. Tous les chirurgiens l'ont bien compris. C'est dans ce but que Nicoll ouvre la vessie au-dessus du pubis. D'autres chirurgiens font même l'incision hypogastrique sans ouvrir la vessie. Le professeur Tédenat (1) (de Montpellier), en 1898, avait

(1) TÉDENAT, *Cinquième session de l'Association française d'urologie*, 1901, p. 384.

utilisé un grand lithotriteur comme désenclaveur prostatique. Certains chirurgiens américains ont eu recours à l'emploi de ballons intravésicaux. Avant d'essayer les désenclaveurs, M. Albarran a utilisé sans succès, soit le lithotriteur, soit la sonde métallique à robinet. Proust (1) a récemment présenté un désenclaveur prostatique à deux pièces.

La multiplicité des moyens proposés pour abaisser la prostate et faciliter son extirpation prouve bien leur insuffisance. Cette insuffisance des désenclaveurs éclate, à coup sûr, non pas lorsque la prostate est d'hypertrophie moyenne (30 à 40 grammes), mais lorsque la prostate est grosse. Dans le premier cas, le désenclaveur est souvent inutile. Dans le second cas, nous croyons pouvoir dire qu'il ne rend aucun service. Souvent, avant tout commencement d'excision prostatique, on ne peut même pas faire pénétrer d'instrument dans la vessie. Et lorsque l'introduction du désenclaveur devient possible, l'extirpation peut être achevée sur le doigt.

La sonde coudée, inclinée sur l'abdomen par un aide, fait bien saillir la prostate dans un certain nombre de cas, mais il ne faut guère compter sur elle.

Le seul désenclaveur vraiment utile, c'est l'index introduit dans la vessie. Il protège et sert de guide en même temps qu'il abaisse. Malheureusement, il est trop souvent nécessaire, pour opérer l'abaissement digital, de commencer par dégager l'urèthre, en extirpant une partie des lobes latéraux. Il y a lieu, croyons-nous, néanmoins, de poursuivre la recherche d'un désenclaveur instrumental. Les ballons intravésicaux seraient peut-être d'un précieux secours. Mais nous ne les avons pas utilisés.

Position du malade. — Deux principes doivent guider la position idéale à donner au malade. C'est, tout d'abord, son immobilisation complète et absolue pendant toute la durée de l'opération. C'est, ensuite, la mise en inclinaison du bassin de façon telle que la prostate, une fois découverte après réclinaison du rectum, se montre à l'opérateur dans un plan proche de la verticale.

Gosset et Proust, dans leur mémoire paru en 1900, avaient déjà insisté sur les avantages de cette inclinaison du bassin. Au dernier

(1) Proust, *Cinquième session de l'Assoc. franç. d'urol.*, p. 378, 1901.

congrès d'urologie (1), Proust a réalisé au maximum les deux principes ci-dessus énoncés en décrivant la *position sacro-verticale* ou *position périnéale inversée* obtenue à l'aide de sa *table périnéale.* Grâce à cette position, le périnée se présente horizontalement à l'opérateur.

M. Albarran adopte depuis 6 mois une inclinaison moins accentuée que celle décrite par Proust. Le malade est placé en inclinaison moyenne, il est couché sur le sacrum, son bassin déborde nettement le rebord de la table. La table à renversement est munie d'épaulières qui empêchent le glissement. On réalise parfaitement l'immobilisation soit par une traverse passée sous les genoux et dont les extrémités sont solidement fixées aux épaulières, soit en fixant les deux jambes à deux montants dont la moitié supérieure est obliquement dirigée du côté de la tête du malade. Dans les deux cas, les cuisses se trouvent fortement fléchies sur le ventre. Mais, la barre transversale laisse les jambes tombantes et fléchies sur les cuisses. Les jambes deviennent ainsi une cause de gêne pour les aides. Je préfère, pour ma part, que les jambes soient mises en extension et fixées aux deux montants obliques.

Préparation du malade. — Le malade est purgé l'avant-veille de l'opération et lavementé la veille. La veille, aussi, on rase le pubis et le périnée et l'on fait un premier pansement humide précédé d'un nettoyage au savon.

Au début de la chloroformisation, le malade étant dans la position horizontale, on lave la vessie à l'eau boriquée et on la remplit d'environ 300 centimètres cubes d'eau boriquée additionnée d'une très petite quantité de sublimé, environ le 1/10, sinon, d'une solution d'oxycyanure de mercure faible.

Puis, avant tout renversement du malade, on met dans l'urèthre la sonde métallique coudée et cannelée. Il est inutile que cette sonde pénètre dans la vessie. Elle aura, en effet, pour rôle de servir de guide tant pour découvrir la portion membraneuse de l'urèthre que pour inciser l'urèthre prostatique. Un aide est spécialement chargé de la tenir en place et d'incliner plus ou moins son pavillon sur la paroi

(1) Proust, *Cinquième session de l'Association française d'urologie*, p. 371, Paris, 1901.

abdominale au gré de l'opérateur. A ce moment, le malade est prêt, on le met dans la position indiquée précédemment et l'on place tout de suite sous le sacrum la plaque métallique qui servira tout à l'heure à fixer la valve rectale.

Incision des téguments. — Renonçant aux incisions verticales et obliques simples ou compliquées, M. Albarran a toujours fait une incision pré-anale, légèrement courbe, à convexité antérieure. Cette incision est très suffisante. Elle est étendue d'un ischion à l'autre. Son milieu correspond à la dépression rétro-bulbaire préalablement repérée en palpant le périnée avec la pointe des doigts. Elle intéresse les téguments et la couche de graisse sous-jacente. Quelques ramuscules vasculaires saignent sur lesquels on applique des pinces. Il nous a semblé que l'hémorrhagie déterminée par cette première incision était plus abondante chez les prostatiques calculeux que chez les prostatiques simples. La couche de graisse qu'il faut traverser est souvent épaisse. Son épaisseur devient parfois une source de difficultés quand il s'agit de passer au temps suivant, c'est-à-dire à la découverte de l'urèthre membraneux.

Découverte de l'urèthre membraneux. — C'est là un temps toujours difficile. Il faut aller à la recherche de cette portion de l'urèthre avec la plus grande circonspection. Le cathéter uréthral sert ici de guide. L'index de la main gauche ne perd pas son contact pendant que le bistouri, dirigé plutôt en avant qu'en arrière, ainsi que le conseillent avec raison Gosset et Proust, sectionne la graisse périnéale. Car *le bistouri doit aller au bulbe* et fuir le rectum. Quand il a ainsi découvert le bulbe, il le dissèque et le contourne. Souvent, le cul-de-sac bulbaire, chez ces malades âgés, fait une saillie imprévue à cause de son extrême dilatation. En pareil cas, il faut redoubler d'attention, mais il faut toujours en arriver à contourner entièrement le cul-de-sac bulbaire. Le bistouri rencontre bientôt le « noyau central du périnée », et il sectionne le raphé ano-bulbaire. On se trouve alors au contact de l'urèthre membraneux derrière lequel se sent toujours et se voit même souvent le bec de la prostate.

Se rapprocher de l'urèthre et fuir le rectum, telle est, je le répète, la règle fondamentale qu'il faut suivre pour découvrir l'urèthre membraneux. Si l'on allait trop en arrière, on risquerait de couper le rectum. Cette faute a été commise une fois. Dans deux autres cas où le bistouri s'était perdu dans la musculeuse rectale, il a fallu vérifier l'intégrité du rectum. Un saignement veineux, inhabituel à ce moment de l'opération, alors que, d'autre part, le doigt tarde un peu à rencontrer le plan de clivage prostato-rectal, pourrait alors mettre en garde contre la mauvaise route suivie par le bistouri.

Décollement du rectum. — Lorsque le plan de clivage prostato-rectal a été ouvert, le décollement du rectum est aisément poussé aussi haut que possible avec les deux index mis dans la plaie. Si ce décollement présente quelques difficultés, c'est que l'on est trop en arrière. Il faut donc agir, ici encore, plutôt en avant qu'en arrière, s'éloigner le moins possible de la prostate, donner même, avant de procéder au décollement du rectum, quelques coups de ciseaux vers la prostate pour être plus sûr de pénétrer dans la zone décollable.

Dans les premières prostatectomies, les bords antérieurs des deux releveurs sinon d'un seul étaient sectionnés entre deux pinces pour donner plus de jour. Très vite, cette section des releveurs a été reconnue inutile dans la grande majorité des cas.

Tout de suite, donc, on met en place la grande valve courbe qui doit récliner fortement le rectum en arrière, l'énucléer du champ opératoire et le protéger. Cette valve est poussée à fond, de la main droite, pendant que l'index gauche écarte déjà le rectum. Elle est ensuite engagée par son manche plat dans la cannelure adjointe à la plaque métallique et fixée définitivement. J'ai déjà dit que cette fixation automatique de la valve rectale avait le grand avantage, moins de supprimer un aide dont la main, d'ailleurs, se fatigue à la longue, que d'assurer, grâce à la plaque métallique mise sous le sacrum, une autonomie parfaite entre le malade et l'écarteur. C'est le malade, pour ainsi dire, qui assure lui-même l'écartement de son rectum.

Le champ opératoire se présente alors dans les conditions suivantes. C'est une sorte de tunnel renversé. La voûte, située en bas, est représentée par la grande concavité de la valve rectale. Les parois latérales sont simulées par les deux releveurs, et la base par le champ prostatique en arrière, par l'urèthre membraneux en avant, souvent confondus l'un avec l'autre. Exceptionnellement, le bulbe dilaté cache l'urèthre membraneux. Il suffit de le récliner en haut avec un écarteur simple de Farabeuf, sinon avec un écarteur en forme de fourche. Mais de ce tunnel on ne voit nullement le fond. Ce qui se montre de la prostate, même lorsque la prostate est très volumineuse, c'est une petite partie de sa face postérieure et ses cornes antérieures côtoyant

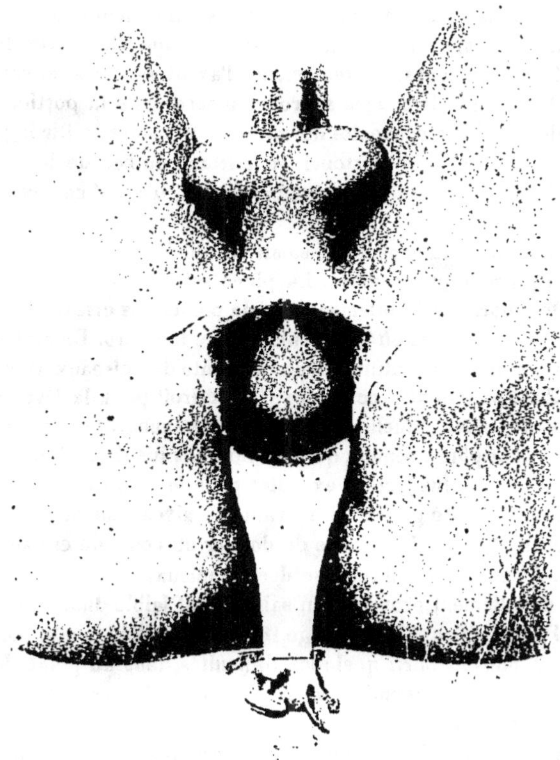

FIG. 3. — Le rectum est refoulé en arrière et en haut par l'écarteur mécanique (1).

l'urèthre, ainsi que le montre la figure 1. Jamais nous n'avons vu entièrement la face postérieure de la prostate à ce moment de l'opé-

(1) Cette figure et les suivantes sont empruntées à la communication faite par M. Albarran à l'*Association française d'urologie*, octobre 1901.

ration. Peu importe d'ailleurs. On comprendra pourquoi plus loin, lorsque nous dirons comment doit se faire l'extirpation de la glande.

Incision etdéc ollement de la capsule. — C'est là, nous l'avons dit au début de ce chapitre, le second temps fondamental de la prostatectomie, le temps dû à Nicoll. On prie l'aide qui a la charge du cathéter uréthral de pousser directement, d'avant en arrière, cet instrument dont la partie coudée se trouve placée dans la portion prostatique du canal. La convexité du cathéter fait alors saillir légèrement la prostate et, avec le bistouri, en partant du bec de la glande, on incise l'aponévrose qui constitue la capsule, d'avant en arrière, auss loin qu'on le peut.

Pour décoller la capsule on saisit chaque lèvre, l'une après l'autre, avec la pince à quatre mors. La pince saisit, soutient. mais ne tire pas. On amorce le décollement avec la pointe des ciseaux, en coupant sur la ligne médiane où la capsule adhère toujours. Bientôt, le décollement amorcé est continué avec la pointe des ciseaux fermés. Plus loin, il est poursuivi avec l'index (index droit pour la lèvre droite de la capsule, index gauche pour la lèvre gauche). Le décollement se fait d'autant plus aisément qu'on s'éloigne plus de la ligne médiane. Il est toujours plus facile à exécuter pour le côté droit de la capsule que pour son côté gauche. En avant, au niveau de la portion membraneuse, il est toujours utile de donner un coup de ciseaux sur les côtés. Ainsi le tissu fibreux se décolle mieux.

Ce décollement provoque un saignement faible dans la plupart des cas. J'ai dit ailleurs (voyez page 189) dans quelles conditions particulières il pouvait offrir quelques difficultés, tant au point de vue du saignement qu'il engendre que du degré d'adhérence du feuillet fibreux avec la prostate.

En général, le décollement s'opère presque toujours dans la partie antéro-latérale de la prostate. Quand ce décollement est totalement impossible, il faut bien se dispenser de le faire. L'extirpation extracapsulaire de la prostate présente, alors, sinon des difficultés plus grandes, du moins des dangers non douteux. La capsule prostatique décollée doit être considérée à deux points de vue. Elle protège d'abord le plexus veineux et elle permet d'éviter les pertes de sang. Ensuite, elle est un excellent guide pour enlever la prostate et n'enlever que la prostate.

J'ajoute que, le décollement fait, les pinces qui la repèrent sont totalement inutiles. Bien qu'elles soient figurées sur la figure 2, dessinée lors des premières prostatectomies, M. Albarran, aujourd'hui, les supprime. Elles encombrent, sans besoin, évident le champ opératoire toujours rétréci, il faut bien le savoir. Habituellement, la pince qui a servi à soutenir la lèvre droite de la capsule, pendant son décolle-

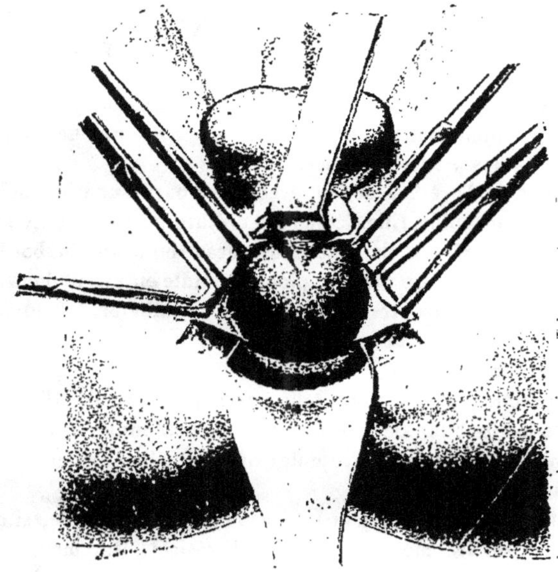

FIG. 4. — La capsule prostatique est décollée et soutenue par des pinces pour la mieux faire voir.

ment, est aussitôt enlevée pour servir au décollement de la lèvre gauche, puis elle est définitivement retirée de la plaie.

Il ne faut pas croire que le décollement capsulaire soit pratiqué complètement à ce moment de l'opération. On devra l'achever plus tard, après les premiers morcellements des lobes latéraux. J'y reviendrai.

Incision de la portion prostatique de l'urèthre. — Voici le troisième temps fondamental de la prostatectomie. Nous le devons à

Gosset et Proust qui, les premiers, l'ont formellement conseillé avec raison. Quand on lit les descriptions de prostatectomies périnéales faites par les chirurgiens (Delagenière, Verhoogen, Roux de Brignoles, etc.), on voit que ces opérateurs, se proposant de sculpter l'urèthre prostatique sans l'ouvrir, l'ont tous plus ou moins blessé et réparé. Il était plus simple de l'ouvrir franchement. Cette règle de Gosset et Proust prend d'autant plus d'importance dans la manière de faire de M. Albarran que toutes les prostatectomies qu'il a pratiquées, sauf une, ont été suivies de fermeture incomplète de l'urèthre et de drainage cysto-périnéal.

Je pense que ce drainage temporaire de la vessie par le périnée, déjà établi comme une règle par Alexander, a été une des conditions de succès de nos prostatectomies.

L'incision de l'urèthre se fait avec le bistouri, sur la cannelure du cathéter comme guide. Elle s'étend de l'urèthre membraneux, en arrière de celui-ci, au niveau de l'encoche concave en avant du bord antérieur de la prostate. Le bistouri plonge, pointe en avant, dans le tissu prostatique, à la rencontre de la cannelure du cathéter. Il fend prostate et paroi inférieure de l'urèthre, d'avant en arrière, sur une longueur de 2 à 3 centimètres.

L'hémisection de l'urèthre, telle que la pratique M. Albarran, est donc une hémisection partielle. Une petite boutonnière suffit, pourvu qu'elle puisse laisser passer le doigt qui doit aller explorer la vessie et l'abaisser.

Plus tard, on prolongera en arrière la brèche uréthrale, si cela est nécessaire ; on ira même jusqu'au col vésical. Rarement on aura besoin de fendre le col de la vessie, mais cette section du col peut devenir obligatoire soit qu'il s'agisse d'extraire un gros calcul vésical non broyé, soit qu'il s'agisse d'extirper par la voie endo-vésicale un lobe moyen dû à l'hypertrophie des glandes sous-cervicales. Ce dernier cas s'est présenté 4 fois dans les opérations faites par M. Albarran.

J'ai dit ailleurs (voyez page 187) combien peu épaisse était, dans la grande majorité des cas, la couche de tissu prostatique qui double la paroi inférieure de l'urèthre au niveau de la brèche uréthrale. C'est, en effet, sur les parties latérales, et souvent même en avant de l'urèthre et autour du col vésical, que s'est développée véritablement l'hypertrophie.

Cette hémisection de l'urèthre présente, enfin, un dernier avantage dont l'utilité se fera sentir ultérieurement. Elle permet d'explorer avec le doigt la configuration de l'urèthre prostatique, de reconnaître les saillies faites par certains corps sphéroïdes dans sa cavité, le diverticule que ces saillies engendrent. Ce fait est bon à connaître prématurément pour éviter, autant que possible, des nouvelles blessures de l'urèthre qui sans cela seraient à coup sûr infaillibles.

Alors seulement commence l'extirpation de la prostate.

Extirpation de la prostate. — Une extirpation idéale comporterait l'excision, au ciseau, des deux lobes prostatiques, l'un après l'autre : lobe droit, puis lobe gauche. Je pense que dans les hypertrophies uniformément glandulaires, à consistance suffisamment résistante, n'intéressant que les deux lobes latéraux, cette extirpation idéale de chaque lobe en totalité est très nettement réalisable. M. Albarran a opéré quelques cas de ce genre.

Mais, outre qu'il faut songer, dans cette extirpation, à l'hypertrophie pré-uréthrale de la prostate et à l'hypertrophie du lobe médian, je pense qu'il faut aussi tenir compte de la consistance souvent friable du tissu prostatique, des saillies qu'il forme dans l'urèthre et dans la vessie. Une extirpation idéale, visant à être d'emblée totale pour chaque lobe, risquerait fort d'entamer, ici les parois latérales de l'urèthre, plus loin les parois vésicales. Il paraît plus sage de songer à ménager l'urèthre et la vessie que de réduire au minimum le nombre des fragments prostatiques extirpés. Et cette sage conduite se trouve confirmée, à mon avis, si j'en juge par les nombreuses prostatectomies dont j'ai pris soin de rapporter la description aussi détaillée que possible.

Il s'agit donc, non pas d'extirper par lobes successifs, en deux temps, mais d'extirper par fragments progressifs et d'une manière méthodique. Évidemment, chaque fragment extirpé aura le volume maximum qu'on pourra lui donner, à coup sûr, sans danger pour l'urèthre ni pour la vessie. Mais, je le répète, il est plus important pour le succès de l'opération d'extirper méthodiquement, par fragments, que de vouloir réduire brillamment le nombre des morceaux.

Morceler la prostate d'une manière progressive et méthodique, telle est la règle originale établie par M. Albarran. Je pense avec lui que cette manière de faire est la plus prudente et la plus sage. Je considère cette règle comme étant d'une importance capitale et voici pourquoi :

Sur le vivant, qui devrait être le seul objectif à suivre quand il s'agit de technique opératoire, la prostate hypertrophiée est pour ainsi dire fixée, loin des doigts de l'opérateur, difficile à atteindre, difficile à abaisser. Essayez de la mordre avec une pince et de l'abaisser, elle ne descendra pas. Tous les chirurgiens qui ont abordé la prostate par le périnée le savent.

J'en ai fait précédemment la remarque en parlant des désenclaveurs prostatiques.

J'ai toujours vu, pour ma part, la prostate résister aux efforts du désenclavement, et c'est pour ce motif que je disais plus haut que le véritable désenclaveur prostatique n'a pas encore été inventé.

Par contre, j'ai remarqué que la prostate se désenclave, c'est-à-dire descend naturellement, et avec elle la vessie, dans le champ opératoire, au fur et à mesure que progresse l'extirpation méthodique d'une partie de ses lobes. Faites une entaille à chaque lobe prostatique, en vous tenant loin de l'urèthre, pour l'éviter plus sûrement, et vous voyez que l'abaissement commence. Poursuivez l'extirpation, toujours loin de l'urèthre, et cet abaissement s'accentue. Or, agir ainsi, c'est faire quelque chose comme la libération externe de l'urèthre et aussi du col vésical. Rien de plus naturel que l'urèthre et le col, une fois libérés, descendent, et, quand ils sont descendus, rien de plus facile avec le doigt mis dans la vessie pour l'éverser et la protéger que de parachever l'extirpation de la prostate sans danger pour l'urèthre ni pour la vessie.

Je serais donc tenté de dire que le morcellement méthodique et progressif de la prostate tel que le pratique M. Albarran comprend deux temps : *a) libérer l'urèthre prostatique et le col au loin; b) abaisser la vessie avec le doigt pour parachever l'excision du tissu hypertrophié.*

On pourrait, à la rigueur, comparer ce morcellement méthodique de la prostate qui s'abaisse d'autant plus volontiers que son morcellement progresse, au morcellement progressif et méthodique des fibromes utérins que l'on extirpait encore, il y a quelques années, par la voie vaginale. La comparaison est fausse si l'on considère les deux organes, prostate et utérus, dans leurs rapports anatomiques. Mais elle est vraie, en quelque sorte, quant à la réalité de la fixation des deux tumeurs et quant à la difficulté de leur abaissement.

Les faits permettent donc de conclure à la nécessité d'un morcellement méthodique et progressif de la prostate.

Mais c'est là une impression d'ensemble. Voici, en détail, comment les choses doivent se passer, si l'on envisage non seulement l'hypertrophie des lobes latéraux, mais aussi l'hypertrophie totale péri-uréthrale avec lobe médian.

Il faut considérer à la prostate trois portions au point de vue de l'extirpation : 1° *une portion antérieure péri-uréthrale habituellement développée sur le côté de l'urèthre et aussi par-devant l'urèthre ;* 2° *une portion postérieure péri-cervicale et sous-vésicale ;* 3° enfin le *lobe médian*. Voyons donc comment s'extirpe chacune de ces parties.

1° *Morcellement de la partie antérieure de la prostate.* Ce morcellement de la partie antérieure, délicat quand il s'agit de prostates moyennes, paraît se faire plus facilement quand il s'agit de grosses prostates. Après avoir retiré de l'urèthre la sonde métallique, on attaque, d'abord, le lobe droit situé à la gauche de l'opérateur. La pince spéciale saisit ce lobe à plein mors et fait traction, tandis que le ciseau, de la main droite, sectionne franchement à une distance de 3 ou 4 millimètres de la lèvre uréthrale correspondante. La pointe des ciseaux est dirigée nettement en dehors pour fuir la cavité de l'urèthre. On sectionne ainsi, parallèlement à la brèche uréthrale, dans toute sa longueur, en s'efforçant de venir en avant jusqu'à la pointe antérieure des lobes latéraux. Les ciseaux agissent, ensuite, en dehors, sous la capsule. Ce premier morceau extirpé a un volume variable suivant les cas. Il est, en général, d'autant plus volumineux que la prostate a une consistance plus résistante, lorsque l'hypertrophie est uniformément glandulaire. Pour mieux dire, on enlève ce qu'on peut enlever dans cette première prise. Les prises suivantes complètent cette extirpation de la partie antérieure, mais avant de sectionner, l'index droit plonge dans l'urèthre; il explore sa cavité, reconnaît ses irrégularités, ce qui permet d'éviter sa blessure. La règle doit être de laisser du tissu prostatique contre la paroi de l'urèthre. Il faut donc absolument fuir l'urèthre dans ce premier temps de l'extirpation. On aura toute facilité, plus tard, pour amincir la paroi uréthrale, sans danger, lorsque l'urèthre et le col vésical, une fois libérés, s'abaisseront sans peine dans le champ opératoire.

Ensuite, on pratique sur le lobe gauche des manœuvres analogues à celles qui viennent d'être pratiquées sur le lobe droit. Ici, ce n'est plus

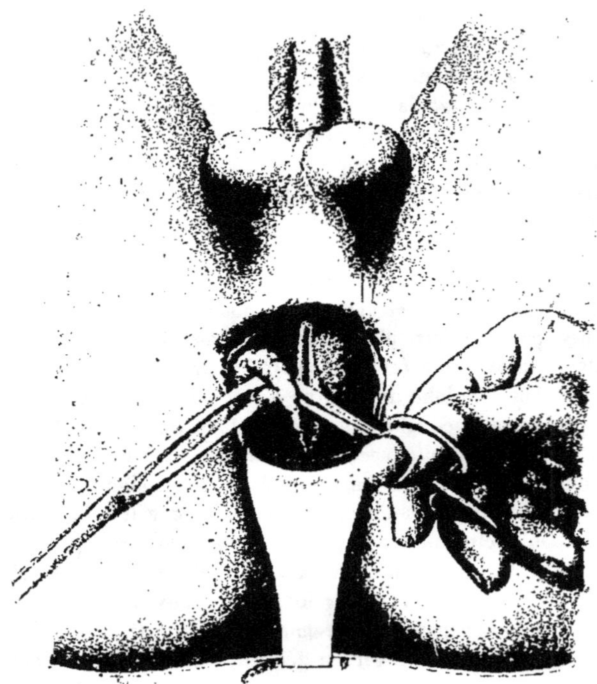

Fig. 5. — Extirpation de la partie antérieure de la prostate : à gauche de l'opérateur.

la main de l'opérateur qui fait traction sur le lobe avec la pince. C'est l'aide qui fait la traction. L'opérateur a donc les deux mains libres. Il peut, souvent, déjà, glisser l'index gauche dans l'urèthre et guider ainsi le travail des ciseaux tenus par la main droite (Gosset et Proust). Mais avec un périnée épais à prostate toujours profonde, ce rôle protecteur, joué par l'index gauche, est prématuré ; aussi devient-il plus nécessaire encore de morceller prudemment le lobe gauche en ayant soin de diriger les ciseaux très obliquement en dehors pour fuir l'urèthre.

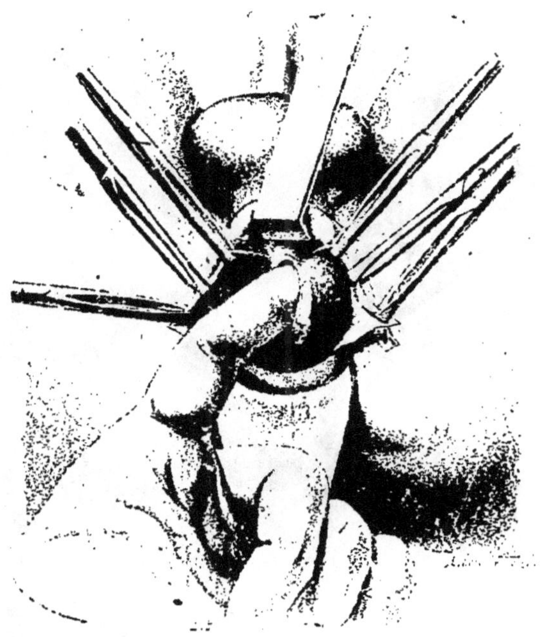

FIG. 6. — Extirpation de la partie antérieure de la prostate : à droite de l'opérateur.

2° *Morcellement de la partie postérieure de la prostate.* — On peut dire que l'opération commence à devenir facile lorsque la partie antérieure de la prostate a été extirpée. Cette facilité, d'ailleurs toute relative, est entièrement due à ce que l'index, qui ne pouvait tout à l'heure franchir le col ni même le plus souvent l'atteindre, commence à le franchir assez facilement et, agissant comme crochet, à le faire descendre dans la plaie. L'index joue alors le rôle de véritable désenclaveur, et de désenclaveur d'autant plus utile qu'il est incapable de léser la muqueuse vésicale, ni de la déchirer, ni de la contusionner, d'autant plus utile, enfin, qu'il explore la vessie, reconnaît les saillies faites par la prostate dans sa cavité, la présence d'un lobe médian, son volume, sa forme, et qu'il sert également de guide sûr et infaillible pour protéger la paroi vésicale.

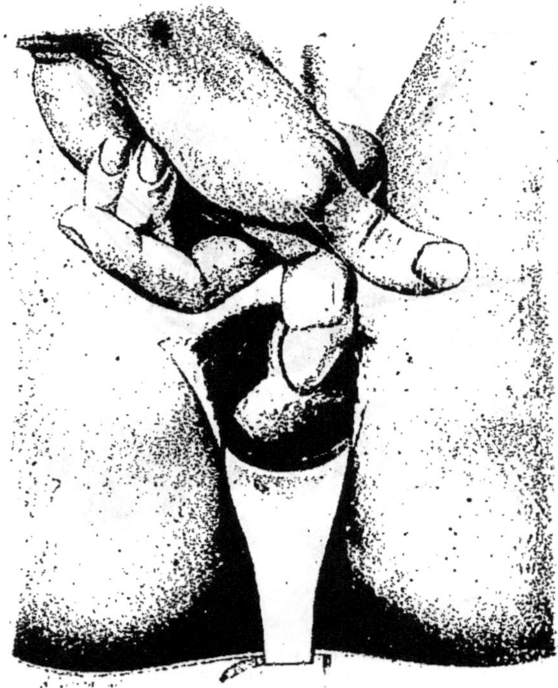

FIG. 7. — Extirpation de la partie postérieure de la prostate.

Auparavant, si le décollement de la capsule n'a pas été complet au début, on le complète. Puis, on extirpe, sur le doigt intravésical comme guide, toute la portion postérieure ou sous-vésicale de la prostate. Cette extirpation se fait avec facilité, il faut le reconnaître, et sans aucun danger pour la vessie. Cette facilité est d'autant plus accusée que l'extirpation progresse davantage. Moins il reste de prostate sous la vessie et autour de l'urèthre, plus facilement la vessie descend dans la plaie et plus facilement s'opère l'excision des derniers épaississements prostatiques. On arrive ainsi à rendre la vessie et l'urèthre absolument souples. Cette souplesse se vérifie au besoin avec les deux index, dont l'un est introduit dans la vessie pendant que l'autre explore sa surface externe.

3° *Extirpation du lobe médian.* — La saillie faite par le lobe médian dans la vessie peut être extirpée de deux façons selon que le lobe médian fait partie de l'hypertrophie totale de la glande, ou bien qu'il s'est développé aux dépens de glandes sous-cervicales de la prostate. M. Albarran (1) a déjà insisté sur ces dispositions anatomiques du lobe moyen de la prostate.

Dans le premier cas, il arrive souvent que l'on constate l'affaissement du lobe médian après avoir extirpé la partie postérieure de la prostate, comme il a été dit tout à l'heure, sur l'index intravésical servant de guide.

Dans le second cas, l'excision extravésicale du lobe médian est impossible. Ce lobe est situé sous la muqueuse même de la vessie entre la muqueuse et la musculeuse du col. Vouloir l'extirper par la voie extravésicale ce serait s'exposer à ouvrir la portion de la paroi vésicale sur laquelle ce lobe est implanté. Cette cystectomie aurait de trop graves inconvénients pour qu'il soit utile d'insister. C'est donc à la voie endovésicale qu'il faut avoir recours. Si cela est nécessaire, on agrandit la brèche uréthrale en la prolongeant jusqu'au col. Au besoin, on sectionne même le col et le doigt mis dans la vessie attire le lobe moyen au dehors de la brèche agrandie. On incise alors la muqueuse vésicale et, sous celle-ci, on énuclée facilement le lobe médian. Le pédicule est tout simplement sectionné si le lobe moyen est pédiculé. La plaie faite à la muqueuse vésicale se suturera facilement si elle présente quelque étendue. L'hémorrhagie occasionnée par

(1) ALBARRAN, *Traité de chirurgie*, de MM. LE DENTU et PIERRE DELBET, article Hypertrophie de la prostate, t. IX, p. 593, Paris, 190).

ce mode d'extirpation endovésicale du lobe moyen n'a aucune importance.

A ce moment de l'opération l'extirpation prostatique doit être considérée comme terminée. Il ne reste plus qu'à réparer l'urèthre, à

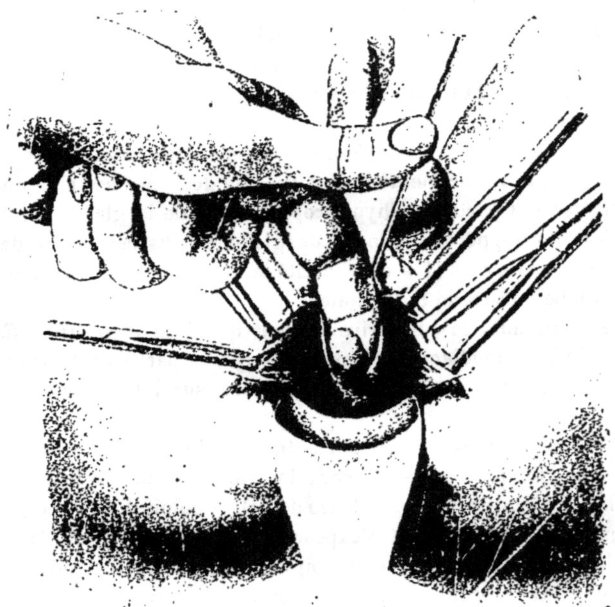

Fig. 8. — Extirpation du lobe médian.

drainer la vessie, à faire la toilette de la plaie et son hémostase, puis, enfin, le pansement.

Réparation de l'urèthre. — Une sonde-béquille est introduite dans la vessie par le méat. Elle servira de conducteur pour la suture de l'urèthre. Mais, auparavant, il convient de rétrécir cet urèthre prostatique devenu manifestement trop large maintenant qu'il est dépourvu de prostate. On résèque donc, longitudinalement, chaque lèvre uréthrale sur une largeur variable et dans toute leur longueur. Si, d'aventure, une petite perforation a été faite sur les parois latérales de l'urèthre, et qu'elle ne soit pas trop éloignée de l'une des lèvres de la fente uréthrale, on coupe le pont de substance qui l'en sépare; on commence par réparer séparément les déchirures trop éloignées s'il s'en est produit.

La suture de l'urèthre se fait d'arrière en avant, avec le catgut n° 2, par points séparés à l'aide d'aiguilles de Hagedorn ou, plus simplement, avec l'aiguille de Reverdin courbe. Il faut bien savoir qu'à ce moment la vessie elle-même se trouve, pour ainsi dire, descendue à fleur de peau. Dans les sutures, on respecte la muqueuse, autant que possible, n'intéressant avec l'aiguille que les parois externes de l'urèthre. On arrête les sutures à la partie antérieure de façon à ménager l'introduction, dans la vessie, d'un drain en caoutchouc n° 25. Ce drain est introduit après retrait de la sonde-béquille qui avait été mise dans l'urèthre.

Quand on croit la suture de l'urèthre terminée, il est bon d'essayer cette suture en injectant de l'eau dans la vessie par le drain. On complète par autant de points qu'il est nécessaire, jusqu'à suture étanche de la plaie uréthrale, à la suite de la distension de la vessie.

Drainage de la vessie. — Le drain vésical doit être un drain à parois résistantes, de calibre n° 25 ; on a soin de créer un orifice latéral à son extrémité vésicale. On l'introduit facilement, monté sur une pince de Kocher. Il faut le fixer tout de suite par un crin de Florence, à la lèvre antérieure de l'incision cutanée. Fixé à la lèvre postérieure, il risque de se déplacer ultérieurement. Il devient alors très difficile de le réintroduire dans la vessie. Fixé à la lèvre antérieure, il ne se déplace jamais et assure ainsi l'écoulement parfait de l'urine.

D'une manière générale, nous considérons le drainage cysto-périnéal comme une condition de succès. Ce drainage est supérieur au drainage par la sonde à demeure dans l'urèthre. Il est plus sûr et plus large. La sonde a besoin d'être changée souvent. Sa réintroduction pourrait nuire, pendant les premiers jours, à la réparation de l'urèthre, tandis que le drainage périnéal reste parfait aussi longtemps qu'on le désire.

Nous n'avons cherché qu'une seule fois à supprimer le drain périnéal, c'est-à-dire à réparer d'emblée et complètement l'urèthre prostatique en laissant une sonde à demeure dans la vessie. Le résultat a été médiocre. Il y a eu néanmoins fistulation périnéale. Le malade a guéri plus lentement que beaucoup d'autres malades opérés dans un état à peu près analogue, mais avec drainage cysto-périnéal.

Nous pensons, cependant, que, dans certains cas de prostatectomie, particulièrement chez les malades aseptiques, on pourra peut-être supprimer ce mode de drainage par le périnée.

Toilette de la plaie, hémostase et pansement. — L'opération s'achève par la toilette de la plaie, l'hémostase et le pansement.

Faire la toilette de la plaie, cela consiste à supprimer dans cette plaie largement béante les fragments déchiquetés de la capsule, à réséquer même, systématiquement, les bords antérieurs de cette capsule par crainte de sphacèle, si elle présente quelque étendue. Un fil à ligature est placé sur chacun des deux canaux déférents lorsqu'ils apparaissent au fond de la plaie. Cette ligature des canaux déférents n'a pas été pratiquée systématiquement dans nos opérations. Faut-il lier systématiquement les canaux déférents? J'ai discuté, ailleurs, (voyez p. 199) l'utilité de cette ligature. Je n'y reviens pas.

D'une manière générale, l'hémostase est pour ainsi dire nulle au cours de la prostatectomie, surtout quand on a pu opérer au-dessous de la capsule. Il se fait, pendant tout le cours de l'opération, un suintement sanguin peu abondant qu'un aide est chargé d'étancher. Beaucoup d'extirpations se font sans qu'il soit besoin de mettre un seul fil à ligature. L'hémostase terminale est donc pour ainsi dire nulle. Le pansement tel qu'il doit être appliqué, d'ailleurs, supprime toute crainte d'hémorrhagie post-opératoire immédiate.

Ce pansement consiste à tamponner avec soin la plaie à l'aide de quatre longues mèches de gaze stérilisée simple. Deux mèches sont glissées latéralement sur les flancs de l'urèthre, en haut et en avant dans la loge laissée libre par l'extirpation des lobes latéraux. Deux autres mèches sont intercalées sur la ligne médiane, par-dessous le drain, et portées au contact des vésicules séminales et de la base de la vessie. Chacune de ces mèches a son extrémité externe maintenue au dehors de la plaie pour en faciliter le retrait.

On fait un tamponnement modérément serré. Puis la plaie cutanée est incomplètement fermée à l'aide de deux ou trois crins de Florence qui rapprochent les extrémités de l'incision et le pansement est achevé sans technique spéciale.

Soins consécutifs. — On se contente, le premier jour, de faire deux ou trois lavages de la vessie par le drain, avec de l'eau boriquée si la vessie est relativement aseptique, avec du nitrate d'argent à 1 p. 1.000 dans le cas contraire.

Le lendemain de l'opération, on se contente d'un pansement externe sans toucher aux mèches qui tamponnent la plaie.

Le second jour, on retire ces mèches. Ce second pansement est douloureux, quelque précaution qu'on prenne. Il détermine généralement un léger suintement sanguin qu'un nouveau tamponnement arrête et qui ne se reproduit pas aux pansements ultérieurs.

Il est bon de purger le malade dès le troisième jour. Cette précaution devient une nécessité fréquente chez cette catégorie d'opérés âgés, la plupart du temps infectés et qui supportent mal une constipation prolongée. Cependant, je conseillerais volontiers d'attendre plus longtemps, dans certains cas où la constipation est bien supportée. La plaie y gagnerait à coup sûr en asepsie.

Le drain périnéal est retiré du 5ᵉ au 7ᵉ jour. Nous ne l'avons jamais laissé plus de 7 jours.

On le remplace par une sonde-béquille à demeure. Cette sonde pourrait peut-être sans difficulté traverser l'urèthre. Je pense qu'il est plus prudent, pour respecter la suture de l'urèthre prostatique, d'introduire cette sonde en la montant sur le grand mandrin courbe. Il faut choisir une sonde de calibre 18 ou 20. Cette sonde sera renouvelée aussi souvent qu'il sera nécessaire et par le même procédé. Chacun sait quels soins exige la sonde à demeure pour assurer le drainage de la vessie. Je n'insisterai donc pas sur cette surveillance de la sonde à demeure après la prostatectomie.

Quand faut-il retirer la sonde à demeure et permettre au malade d'uriner seul? Cela est affaire de tâtonnements ; je renvoie sur ce point spécial à ce que j'ai dit du retour de la miction chez les prostatectomisés (voyez page 207). En général, je retire la sonde le 15ᵉ jour après l'opération. Mais, dans de nombreux cas que j'ai déjà discutés, il a fallu la remettre. Je rappellerai, enfin, que les derniers opérés, qui ont gardé la sonde jusqu'au 20ᵉ jour, ont paru guérir plus vite que les premiers.

La plaie périnéale demande des soins journaliers. Voisine de l'anus, souillée, d'autre part, par l'urine, elle est destinée à s'infecter fatalement; néanmoins, il suffit de la laver de temps à autre avec le nitrate d'argent à 1 p. 1.000, de la badigeonner avec de la teinture d'iode, de la tamponner régulièrement, à chaque pansement, pour la voir, dès les premiers jours, présenter un bon aspect et cicatriser ensuite assez rapidement. Cette cicatrisation, rare avant le 20e jour, est complète, habituellement, au bout d'un mois.

La vessie, après le retrait de la sonde, ne sera pas négligée. A chaque pansement, il faudra la laver avec une sonde.

Quant à l'urèthre prostatique, il est utile de régulariser son calibre après le retrait de la sonde, par le passage journalier de bougies Béniqué. On commence par les numéros 40 ou 45 pour s'élever graduellement jusqu'au n° 60.

Dès les premiers jours, le malade reprend son alimentation habituelle; il boit chaque jour des tisanes diurétiques. L'urotropine sera donnée dans les cas d'infection vésicale; la pipérazine, l'eau de Contréxeville seront données chez les prostatiques lithiasiques.

CHAPITRE VI

OBSERVATIONS FRANÇAISES ET ÉTRANGÈRES

Il a été publié, depuis 6 ou 8 ans, tant en France qu'à l'étranger, un certain nombre d'observations de prostatectomies périnéales dirigées contre l'hypertrophie simple de la prostate. D'une manière générale, les opérateurs n'ont obtenu que des succès.

Il était du plus haut intérêt de connaître l'histoire complète de ces opérés à dater du jour où leurs observations ont été publiées jusqu'à maintenant. J'ai fait cette enquête, et je dois à l'obligeance de la plupart des auteurs de pouvoir donner ici des résultats récents. Bien que, en matière d'opérations et de résultats cliniques, la statistique d'un seul chirurgien, surtout quand elle s'adresse à un nombre de faits élevé et de conditions variées, telle que se présente la statistique de M. Albarran, offre une valeur plus réelle qu'une statistique d'ensemble composée en grande partie d'observations isolées, j'ai pensé qu'il était de mon devoir de réunir aux nôtres le plus grand nombre d'observations étrangères. Cette collection de faits, dont quelques-uns remontent à plusieurs années, aura l'avantage de montrer les résultats éloignés de la prostatectomie périnéale. Et, sans établir de comparaison jusqu'à un certain point discutable, elle permettra de présumer quel sera l'avenir de nos opérés.

Parmi les faits que je vais rapporter, il en est quelques-uns, en particulier des observations américaines, pour lesquels je n'ai trouvé que des indications sommaires. Depuis les publications déjà anciennes de Pyle (1) et d'Alexander(2), il semble, en effet, que l'extirpation péri-

(1) PYLE. *Medical Record*, august 6, 1892. — *British medical Journal*, august 17 1892. — Voyez lettre au *Medical Record*, 10 déc. 1898, p. 863.

(2) ALEXANDER, The radical treatment of prostatic en largement by prostatectomy. *Medical Record*, 1896, p. 841.

néale de la prostate soit devenue, outre-mer, une opération courante, et la plupart des opérateurs indiquent incomplètement leurs observations.

I. — Observations françaises

J'ai recueilli 11 observations de prostatectomies périnéales faites en France, depuis 3 ans. La plupart de ces observations ayant été très complètement publiées, je me contenterai de les indiquer brièvement en insistant surtout sur les résultats éloignés.

Obs. I. — (Baudet, *Gazette hebdomadaire de médecine et de chirurgie*, 6 août 1899). — Il s'agissait d'un homme âgé de 55 ans, dont la dysurie datait d'un an. Cet homme se sondait. Il était en état de rétention incomplète (150 à 380 grammes). L'opération a été faite le 17 décembre 1898. Baudet a fait la prostatectomie périnéale sous-capsulaire en mettant à profit la technique donnée par notre maître Quénu pour l'extirpation périnéale du rectum cancéreux. Il n'a pas fait de drainage cysto-périnéal. Il n'a pas mis de sonde à demeure dans la vessie. Son malade a guéri en conservant un peu de fréquence des mictions, mais en vidant incomplètement sa vessie (40 à 45 grammes de résidu).

Mon ami Baudet a bien voulu me compléter récemment l'observation de son opéré. Cet homme est resté guéri pendant un an; au bout de ce temps, il a été repris de fréquence des mictions, mais fréquence moins accusée que celle qui précédait l'opération. Le malade a succombé quatre mois plus tard à un cancer développé aux dépens des débris de sa prostate.

Obs. II. — (Tédenat, *Leçons de clinique chirurgicale faites à l'hôpital de Montpellier*. Montpellier, 1900, page 408). — Dans 4 cas, le professeur Tédenat a découvert la prostate par le périnée en suivant la technique de la taille prérectale de Nélaton. Il a décollé le rectum, incisé la capsule prostatique sur la ligne médiane, décollé cette capsule et énucléé les lobes de la glande en cherchant à refouler la prostate par un lithotriteur tourné bec en bas.

Ses 4 malades étaient des prostatiques anciens en état de rétention chronique. Ils étaient obligés de se sonder plusieurs fois par jour. Leurs voies urinaires supérieures étaient infectées.

Un malade âgé de 74 ans est mort 15 jours après l'opération.

Les 3 autres malades ont guéri. Ils urinent fréquemment, mais ils ne se sondent plus. Chez l'un d'eux, la miction se fait toutes les 3 heures avec un résidu qui ne dépasse pas 10 grammes. L'autre malade vide complètement sa vessie. Il urine toutes les 2 heures pendant le jour, 3 ou 4 fois la nuit. Les deux opérations dataient de 17 et de 23 mois au moment où le professeur Tédenat parlait d'eux dans ses leçons de 1900. Le professeur Tédenat a donné des nouvelles de ses opérés à la dernière session de l'Association française d'urologie (voyez Comptes rendus, page 384). Les 3 malades, dit-il, sont restés guéris en ne conservant qu'un résidu urinaire pour ainsi dire insignifiant.

Obs. VI. — (Delagénière, De la voie périnéale et périnéo-para-sacrée pour les interventions sur la prostate. *Arch. prov. de chirurgie*, 1er août 1899). — Delagénière, dans un travail original et très précis, rapporte deux faits dont un seul nous intéresse. Il s'agit d'un prostatique ayant un cancer du rectum et qui ne vidait pas sa vessie (100 grammes de résidu). Delagénière l'a opéré le 15 octobre 1899. Il a fait la résection du rectum et de la prostate en sculptant l'urèthre sur un conducteur, sans l'ouvrir. Cet homme a guéri, pouvant uriner sans sonde et très facilement, mais il conservait de l'incontinence des matières fécales.

Obs. VII et VIII. — (Albarran, *Traité de chirurgie de* MM. Le Dentu et Pierre Delbet. T. IX, Paris, 1900, page 662). — « Chez un malade âgé de 62 ans atteint d'hypertrophie prostatique et porteur d'une fistule périnéale consécutive à une prostatite suppurée, qui compliqua l'hypertrophie, j'ai suivi un procédé opératoire analogue à celui de Baudet. La plaie laissée ouverte et tamponnée a guéri en 5 semaines. » Ce malade était atteint de rétention complète. Il continue à vider complètement sa vessie.

Page 664 : Un second malade opéré par le procédé de Nicoll modifié, en état de rétention incomplète de 150 à 180 grammes, a abaissé son résidu vésical à 50 grammes.

Obs. IX. — (Adenot, *Bulletin de la Société de chirurgie*, n° 32, t. XVII, 1901, p. 959). — Hypertrophie de la prostate Rétentions répétées, fausses routes et infection vésicale. Homme de 58 ans, malade depuis août 1900. Opéré le 12 février 1901. Adenot fait d'abord une cystostomie sus-pubienne, ne trouve aucune saillie intravésicale de la prostate, pas de lobe moyen, mais une fausse route dans le lobe droit. Il extirpe alors la prostate par le périnée en suivant le procédé Quénu-Baudet. Décollement du rectum, capsule prostatique adhérente, difficile à décoller. L'extirpation de la prostate a été difficile, incomplète. Urèthre et rectum sont blessés et réparés. Drainage sus-pubien de la vessie avec sonde à demeure. Périnée cicatrisé dans la première quinzaine de mars. Le malade a, le 1er mai, des mictions faciles, le périnée souple, et il vide sa vessie.

Obs. X. — Jaboulay (Ablation de la prostate hypertrophiée par la voie transano rectale médiane. *Lyon médical*, n° 28, pp. 361-363, 15 juillet 1900). — L'auteur relate brièvement un cas d'extirpation de la prostate chez un malade atteint d'infection vésicale avec calculs ayant nécessité, antérieurement, cinq cystostomies sus-pubiennes. Au moment où Jaboulay citait son observation, son malade avait conservé une fistule vésico-rectale qui allait en se rétrécissant. Son malade avait cessé de souffrir aussitôt opéré.

Obs. XI. — (Roux de Brignoles, Prostatectomie périnéale totale. *Mémoires de la Société de chirurgie*, n° 17, séance du 8 mai 1901, page 496). — Homme de 66 ans, malade depuis 4 ans, ayant eu une attaque de rétention complète aiguë. Opéré le 15 novembre 1900, en état de rétention complète récente (datant d'un mois) avec urines claires et très bon état général. Roux de Brignoles a fait une prostatectomie périnéale extra-capsulaire, ouvert accidentellement l'urèthre, mis une sonde à demeure dans la vessie et drainé largement la plaie périnéale après fermeture incomplète. La prostate extirpée pesait 115 grammes. La plaie périnéale a été fermée le 12e jour. Actuellement (1) encore, cet opéré vide complètement sa vessie. Il a des mictions faciles, normales. Il se lève une fois ou deux chaque nuit. Les urines restent claires. Il a conservé ses érections, mais elles sont plus faibles qu'avant l'opération.

II. — Observations italiennes

Deux chirurgiens italiens, Castellana (de Palerme) et Sigurta ont publié des faits de prostatectomie périnéale avec très bons résultats.

Obs. I. — (Castellana, *Iscuria da Ipertrofia prostatica; prostatectomia perineale alla Zuckerkandl. Guarigione.* Palerme, 1899, chez Spinnato, piazza San-Onofico, 21). — Malade âgé de 62 ans. Début de la maladie il y a 8 ans. Une attaque de rétention aiguë antérieure survenue il y a 6 ans. Malade opéré en état de rétention complète. Prostatectomie de Dittel (résection cunéiforme des lobes latéraux de la prostate). Sonde à demeure. Guérison parfaite et rapide de la plaie. Ce malade n'est arrivé à évacuer complètement sa vessie que d'une manière progressive. Quand il quitte l'hôpital, il n'a pas de résidu, il pisse facilement, perd quelquefois quelques gouttes d'urine par la verge. Ce malade, qui avait des urines troubles avant l'opération, rend maintenant des urines claires. Son urèthre, franchi très facilement aujourd'hui, a diminué de 2 centimètres dans sa longueur.

(1) N. B. Je remercie M. Roux de Brignoles d'avoir bien voulu m'envoyer des nouvelles récentes de son opéré.

Obs. II à IV. — (Sigurta, Li un nuovo metodo di prostatectomia perineale extra ed endo-vescicale nella cura dell'ipertrofia prostatica. *Bulletins de l'Association sanitaire de Milan*, novembre-décembre 1900). — Sigurta rapporte plusieurs faits :

1er *cas*. — Chez un homme de 63 ans, prostatique, il a fait une cystostomie périnéale pour une cystite purulente rebelle. Par cette voie, il a extirpé le lobe médian et complété l'extirpation à la curette.

Sigurta a drainé la vessie, le malade a guéri de sa plaie périnéale, de sa cystite et de sa dysurie.

2e *cas*. — Homme de 51 ans, malade depuis un an. Rétention complète de 3 mois. Opéré le 14 décembre 1899, par prostatectomie périnéale extra et endovésicale avec drainage de la vessie par le périnée. Le drainage est laissé 8 jours, et remplacé par la sonde à demeure pendant 7 jours.

Ce malade a guéri. Il urinait toutes les 3 heures le jour et 2 fois la nuit. Le jet est prompt, gros, fort, il n'avait jamais été aussi gros ni aussi rapide, au dire du malade. Au toucher rectal, 11 mois après l'opération, on ne trouve plus trace de prostate et le malade reste guéri.

3e *cas*. — Homme de 62 ans ; malade depuis 10 ans. Depuis 8 ans, le malade a de la rétention complète. Il se sonde 4 à 5 fois par jour, 3 fois par nuit. En décembre dernier, sondages impossibles. On fait, à Rome, une boutonnière périnéale avec drainage. En mai 1899, opération, prostatectomie périnéale. Mais cette opération paraît avoir été faite en deux séances, à 12 jours d'intervalle. L'isolement de la prostate a été difficile, le tissu prostatique a été complètement extirpé et la plaie périnéale a parfaitement guéri.

Plus tard, le malade urine toutes les 3 heures le jour, une fois la nuit. Le malade a conservé une légère incontinence d'urine. Il perdait quelques gouttes d'urine, d'une façon très irrégulière, lorsqu'il avait une envie sérieuse d'uriner.

III. — Observations belges

Obs. I. — (Verhoogen, Prost. périn. pour hypertrophie de la prostate. *Annales de la Société belge de chirurgie*, juin 1900, et *Annales de Guyon*, n° 5, mai 1901, page 590.) — Verhoogen a opéré, le 7 avril 1900, un homme malade depuis 10 ans. Il était en état de rétention complète commune et ne pouvait plus se sonder. L'auteur a fait la prostatectomie périnéale sous-capsulaire sans ouverture de l'urèthre. Prostate de 75 grammes; deux mois plus tard, la plaie périnéale n'était pas encore fermée et laissait passer l'urine. Mais le malade urinait peu, sans souffrance et vidait sa vessie. Les urines étaient devenues claires.

Verhoogen dit que, dorénavant, il ouvrira franchement l'urèthre avant d'extirper la prostate.

Verhoogen a bien voulu me donner récemment des nouvelles de son opéré. La miction est devenue tout à fait normale. La vessie se vide complètement. Ce malade n'a plus ni érections, ni éjaculations. Mais il n'en avait plus depuis longtemps lorsqu'il a été opéré.

L'opération date actuellement de 20 mois.

IV. — Observations anglaises

Obs. I. — (Freyer, A new method of performing perineal prostatectomy. *British medical Journal*, March 24th 1900.) — Homme de 59 ans, malade depuis trois ans. Rétention incomplète de 120 à 130 grammes, sans calculs. Urines claires. Freyer a fait, le 18 octobre 1899, la prostatectomie périnéale sous-capsulaire avec drainage cysto-périnéal maintenu pendant six jours. L'urine ne sortait plus par le périnée après le vingtième jour. Ce malade a quitté l'hôpital le 18 décembre, deux mois après son opération, ne présentant plus aucun symptôme urinaire. La prostate était de nature adéno-fibromateuse.

Résultats éloignés (1) : Malade mort un an après son opération d'une tumeur de l'abdomen d'un caractère obscur. Jusqu'à sa mort il conserva sa miction normale et ne se plaignit d'aucun symptôme urinaire.

Obs. II à VIII. — (Bruce Clarke, Prostatectomy in two stages. *British medical Journal*, 20 oct. 1900, p. 1182.) — L'auteur rapporte 7 faits, tous opérés par la méthode de Nicoll (prostatectomie par la voie périnéale et par la voie sus-pubienne combinées). Il a obtenu 5 succès complets sur 7 cas.

V. — Observations américaines

C'est par les chirurgiens américains du Nord que l'extirpation périnéale de la prostate semble avoir été pratiquée le plus souvent dans ces dernières années. La plupart des chirurgiens ont suivi, pour opérer, la technique donnée, il y a cinq ans, par Alexander (de New-York). Fuller (de New-York) paraît être un des rares chirurgiens américains qui extirpe complètement la glande par la voie sus-pubienne, avec drainage de la vessie par le périnée. Il dit avoir opéré ainsi une centaine de cas avec mortalité de 10 p. 100.

Obs. I (Mynter, *Annals of Surgery*, vol. XXXII, page 552, 1900). —

(1) M. Freyer a bien voulu me donner ces renseignements et je lui adresse mes remerciements.

Homme de 67 ans, ayant eu une première attaque de rétention aiguë il y a 4 ans, et une seconde il y a 3 ans compliquée d'hématurie. Ce malade a subi il y a 2 ans une double vasectomie. Il fut amélioré, mais pendant peu de temps. Avant la prostatectomie, rétention incomplète évaluée à 120 grammes ; urines alcalines. Mynter a fait la prostatectomie périnéale sous-capsulaire le 15 juin 1900, avec drainage cysto-périnéal pendant 7 jours. On ne mit pas le 7e jour de sonde à demeure. Il a fallu au début continuer à sonder le malade. Le 15e jour après l'opération, mictions spontanées par la verge et par la plaie. Le 12 septembre, trois mois après l'opération, le malade dort la nuit 6 heures sans uriner. Mais il doit vider sa vessie le soir, avec une sonde. Il paraît y avoir une valvule au niveau du col vésical.

Obs. II. — (Hotchkiss, *New-York Med. Journal*, 1897). — Hotchkiss a fait, en 1896, chez un prostatique infecté, l'opération suivante : incision périnéale, ouverture de l'urèthre, extirpation des lobes prostatiques à travers la muqueuse uréthrale par énucléation progressive des lobules glandulaires. Drainage vésical.

Son malade a guéri. Il pisse bien, trois mois après l'opération, sans douleurs, comme s'il était enfant, dit-il.

Obs. III à X. — (Alexander, *Medical Record*, 1896, p. 84). — Les premières opérations d'Alexander sont rapportées entièrement dans la thèse de Proust.

Je rappelle pour mémoire que sur ses 8 premiers malades Alexander a eu 2 morts et 6 guérisons.

Obs. XI. — (Elliot, Prostatectomy by the combined method (Alexander) ; *Boston Med. and Surgical Journal*, 1901, p. 475). — Homme de 68 ans ayant une fréquence très prononcée de la miction depuis 4 ans. Venu en état de rétention.

Elliot a pu enlever toute la prostate par le périnée, sans toucher à la vessie ni à l'urèthre. Il a suivi exactement la méthode d'Alexander qui lui paraît meilleure, moins mortelle et plus complète que la voie sus-pubienne.

Obs. XII. — (Rogers, *Annals of Surgery*, 1901, p. 476). — A opéré, en 1900, un homme de 70 ans, malade depuis 10 ans, qui était en état de rétention et très difficile à sonder. Il a suivi le procédé d'Alexander. Ce malade vide sa vessie et urine bien.

Obs. XIII. — (Willy Meyer, *Annals of Surgery*, 1901, p. 476). — Cite un cas où la prostate était infectée. La résection de la prostate par le périnée amena une grande amélioration. Mais le malade succomba quelques mois après avec de la pyélonéphrite.

Obs. XIV. — (Young [de Baltimore], Results obtained in sixty operat. for prostatic hypertrophy. *Medical Record*, 1901, 30 nov., p. 869). — Dans une statistique de 60 opérations, Young dit avoir fait trois fois seulement la prostatectomie périnéale.

Obs. XVII à XXII. — (Hugh Fergusson [de Chicago], Median perineal Prostatectomy total removal of the prostate gland. *Medical Record*, 30 nov. 1901, p. 870). — Hugh Fergusson cite 6 cas de prostatectomie complète par la voie périnéale, sans ouverture systématique de l'urèthre, mais avec drainage cysto-périnéal terminal. Il recommande la manœuvre du doigt intravésical pour abaisser la vessie et agit par voie sous-capsulaire. On peut, dit-il, enlever le lobe médian par cette voie, sans difficulté.

Obs. XXIII à XXXI (Parker Syms, *J. Am. Med. Associat.*, 1901, t. I, p. 1729). — A la New-York Country Medical Association (20 mai 1901), Parker Syms a rapporté 9 cas d'hypertrophie de la prostate traités, sans aucune mort, par la prostatectomie périnéale avec incision sus-pubienne de la vessie.

Obs. XXXII. — (Johnson, *Journal of cutaneous and genito-urinary diseases*, 1900, p. 178). — Johnson a opéré par voie périnéale, en ouvrant la vessie au dessus du pubis, un homme âgé de 60 ans, en rétention incomplète (240 grammes), infecté, mais ne se sondant pas habituellement. Il dit seulement que son opéré est guéri, qu'il vide sa vessie et qu'il a un bon urèthre.

Obs. XXXIII et XXXIV. — (Bissell, The relief of prostatic enlargement. *Medical Record*, 10 novembre 1900, p. 725). — L'auteur cite, dans un long plaidoyer en faveur de la prostatectomie périnéale, 2 cas récents de malades opérés en état de rétention incomplète et qui sont guéris.

Obs. XXXV à XLII. — (Macias et Gonzalez [de Mexico]. Voyez Deffis, *Annales des maladies des organes génito-urinaires*, 1901, n° 10, p. 1153). — Deffis dit que Macias et Gonzalez ont opéré, depuis ces dernières années, une trentaine de prostatiques par prostatectomie périnéale. Deffis rapporte seulement 7 de leurs observations concernant des malades en état de rétention complète chronique ou incomplète et qui sont considérés aujourd'hui comme guéris.

Sur 30 malades opérés, Macias et Gonzalez en ont perdu 2, un qui succomba à une pneumonie quelque temps après l'opération, et l'autre, très épuisé, qui s'éteignit 3 ou 4 jours après l'intervention.

Sans doute, les faits que j'ai recueillis sont un peu disparates. Quelques-uns sont très incomplets. Tous n'en indiquent pas moins la tendance déjà ancienne et très manifeste des chirurgiens étrangers à extirper la prostate par la voie périnéale en drainant la vessie. Les quelques chirurgiens français qui ont abordé cette opération depuis 3 ans semblent aussi partager cette opinion.

Il me paraît difficile d'étudier ces observations en suivant le plan que j'ai adopté pour étudier les miennes. Je n'essaierai pas de le faire. Je serais arrêté souvent par l'insuffisance des documents. Mais une première conclusion qui se dégage de tous ces faits, c'est la bénignité de la prostatectomie périnéale. Alexander a eu 2 cas de morts sur 8 opérations, en 1896. Willy Meyer a perdu un de ses malades atteint de pyélo-néphrite, quelques mois après l'opération. Macias et Gonzalez ont perdu 2 malades sur 30. Là se bornent les décès. Je conviens que les statistiques d'ensemble manquent et qu'il est à désirer qu'on les publie. A défaut de ces statistiques, des résultats déjà anciens, et qui se maintiennent très bons pour la plupart, témoignent en faveur de la prostatectomie périnéale. Et c'est pour ce motif que j'ai voulu les rapporter.

TABLE DES MATIÈRES

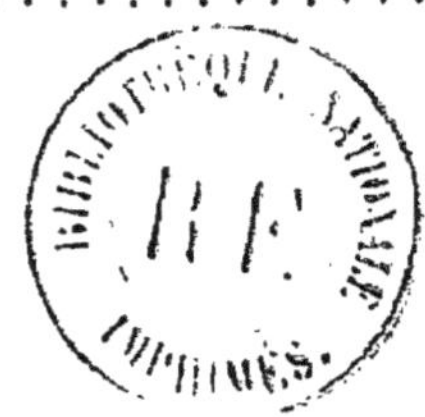

164-02. — Tours, imp. E. Arrault et Cie.

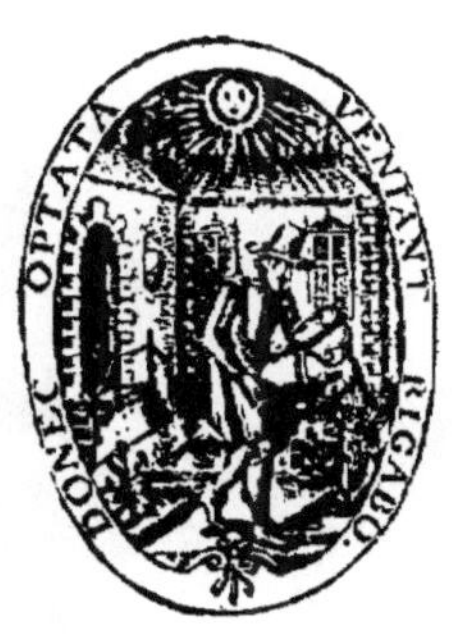

Tours. — Imp. E. Arrault et Cie.

www.ingramcontent.com/pod-product-compliance
Lightning Source LLC
Chambersburg PA
CBHW070243200326
41518CB00010B/1669

* 9 7 8 2 0 1 9 6 1 8 4 0 7 *